天下‧文化
BELIEVE IN READING

科學天地 182

大腦這樣「聽」

大腦如何處理聲音，並影響你對世界的認識

Of Sound Mind

How Our Brain
Constructs a Meaningful Sonic World

By Nina Kraus

著/妮娜・克勞斯
譯/李承宗、陸維濃

大腦這樣「聽」

大腦如何處理聲音，並影響你對世界的認識　　　　目錄

第二部

我聽故我在：
聲音如何形塑我們？

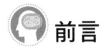 **前言**

聲音意識[*]：
聲音與大腦意識之間的關係

聲音遭到忽略，聽覺不受重視

　　沒有聲音的環境非常罕見。從字面上來看，「消音室」[†]是一個沒有聲音的空間。但是，如果有機會進入消音室，你很快就會察覺到當你將重心從一隻腳轉換到另外一隻腳時，身上的衣物會發出輕微的沙沙聲。你會聽到自己輕柔的呼吸聲、心跳聲；轉頭的時候，會聽到脖子發出咯咯聲。你還會聽到舌頭抵著門牙後方輕輕摩擦發出的聲響，也會聽到肚子裡傳來的咕嚕聲。

　　聲音無所不在，看不見，躲不開。

---

* 譯注：本書原來的英文書名為 *Of Sound Mind*。整本書也是圍繞著 sound mind 的概念，解釋其可能的作用以及對我們生活的影響。在英文中 sound mind 這個字描述的概念可以是抽象或具體的，但在中文很難找到一個字詞可以同時含有 sound mind 的抽象概念以及具體概念。因此，在此說明本書關於 sound mind 的中文翻譯原則：作者文中提到 sound mind 時，根據上下文脈絡，若是抽象的 sound mind，將一律翻為「聲音意識」。然而，若 sound mind 代表具體概念時，將會翻為「聽覺神經系統」。

† 譯注：這裡的消音室應該指的是 anechoic chamber，是一種利用建築材質隔絕外界聲音並讓內部聲音反射達到最小的聲學實驗室。

　　我們的聽覺時時處於「開啟」狀態，我們無法像閉上眼睛一樣關上耳朵。但跟其他感官比起來，我們較能忽略不重要的聲音，把它們放逐到意識的背景裡去。大家都有過這樣的經驗：一個聲音突然消失以後，我們才意識到它的存在。也許是冰箱停止運轉，或者附近有輛停著卻沒熄火的卡車關掉了引擎，抑或是樓下鄰居關掉了電視。

　　我們無法關閉耳朵逃避聲音，但卻能夠對聲音置之不理，這導致我們和聲音的關係變得很複雜。聽覺是我們主要的溝通方式，因此，對於與其他個體有著相互連結的人們來說，聽覺是證明我們存在的核心元素。然而，聽覺卻常常遭到忽略。面對聽覺和視覺二選一的難題時，大多數人會先放棄聽覺，因為我們可以想像在寂靜中探索周圍環境，但無法想像如何在黑暗裡做到同樣的事。聲音遭到忽略，聽覺不受重視。

　　我從小就對聲音感興趣。我的母親是一位鋼琴家，音樂伴隨著我的成長過程。小時候，我最喜歡在鋼琴底下玩耍，我會把玩具帶過去，在那兒玩著我的遊戲，背景音樂是巴哈、蕭邦和史克里亞賓（Scriabin）的曲子。我成長的家庭不只使用一種語言，我們家總是來回往返於紐約和母親的家鄉特里雅斯特（Trieste，義大利的港口城市）之間。我在兩個國家都有朋友和家人，對這兩種語言也都掌握得不錯。

　　這些跟音樂及語言有關的早期人生經驗，在我的大腦留下了深刻的印痕（imprint），這也就是為什麼在多年以後，當我成為神經科學家和大學教授時，最喜歡教的一堂課叫做「語言和音樂的生物學基礎」。那門課程和這本書的主題是聲音和大腦，談到了聲音的豐富性、意義和影響力，以及我們的大腦如何理解這一切，讓我們得以成

5

為我們。

從母親的鋼琴，到研究處理日常聲音既細緻又精準的聽覺神經系統，我所走的並不是一條筆直的道路：大學時期，對文字和語言的興趣帶領我投入比較文學的領域。比較文學一直是我的主修項目，直到我修了一門生物課……大概也是在那時候，我發現了列能伯格（Eric Lenneberg）所寫的《語言的生物學基礎》（*Biological Foundations of Language*，有點耳熟？）[1]，他在書中提到了人類得以發展語言其背後的生物及演化的原理。

這種結合語言學和生物學研究的觀點，在當時相當新穎，也吸引了我的注意力。我意識到這樣的研究領域是有可能發展的，也知道這就是我想要追尋的目標。但我不想把自己局限在語言的領域裡，我對聲音這個更廣泛的主題有興趣。在我們的腦外到處都是聲音，但是當我們聽到一個字、一個和弦、貓叫聲或尖叫聲時，我們的腦內發生了什麼事？聲音如何改變我們？跟聲音有關的經驗如何改變我們聆聽聲音的方式？跟處理聲音有關的生物學成了我專注研究的領域。

進入研究所之後，我發現學習也能賺錢。我每個月的生活津貼是兩百美元，而我的房租是五十美元，我不用擔心錢了！那時的我只需要弄清楚該採取什麼路線，來研究跟處理聲音有關的生物學。

很快地，我加入一間以絨鼠（chinchilla）為實驗對象、研究聽神經雙頻抑制現象（two-tone suppression，兩個聲音同時出現時，其中一個聲音對另一個聲音的影響）現象的實驗室[2]。當我興匆匆地對母親解釋這一切時，她看著我問了一句：「妮娜，你在幹嘛？」那一刻，我發現我無法跟她解釋絨鼠的聽神經雙頻抑制對她有何重要性。我為什麼想要研究這件事情？妮娜，你在幹嘛？

　　我清楚地知道，如果不能向母親解釋清楚我為什麼要花時間做這件事，那我就不想花時間在這件事情上。我意識到我所做的科學研究，必須明確地立基在人類生活的世界。我對聲音和大腦的興趣依舊無邊無際，所以我換了另一間實驗室。在這裡，我以兔子為實驗對象，進行和聽覺皮質（auditory cortex）有關的研究。

　　在這期間，我發現透過學習某種聲音具有某種意義的訓練，聽覺皮質中的個別神經元會產生行為改變[3]。當一個沒什麼意義的聲音出現時，大腦會以一般的方式回應這種聲音。但是，當同樣的聲音具備某種意義的關聯性時，比如和食物出現有關，大腦會採用另一種回應方式。聲音和大腦的合作關係於焉形成，跟現實世界有了連結。

　　當外界聲音訊號有了意義，對大腦內部的訊號處理來說也有了不一樣的重要性，這在當時是很新的發現。更重要的是，這是我能夠向母親解釋的研究，她可以看出這件事的重要性，任何人都看得出來。我想要知道當聲音有了意義以後，大腦的反應為什麼會發生變化，這樣的變化又是如何發生的。

聲音幫助我們建立與世界的連結

　　動物對聲音的感知能力在演化歷史中很早就出現了。所有脊椎動物都具備聽覺，相反地，許多脊椎動物沒有視覺，包括某些鼴鼠、兩棲類和魚類，以及許多穴居動物。

　　動物之所以演化出對聲音的感知能力，目的是為了自保。聽覺是一種可以針對捕食者或其他環境危險發出警告的系統。我們的老祖先聽到代表雪崩或動物奔逃前的噪音時的反應，可能透過演化的過程在我們二十一世紀的人類身上留下陰影，因此我們會因繁忙交通帶來的轟鳴聲而倍感壓力。

海倫‧凱勒（Helen Kelle）曾說：「失明切斷了我們和事物的連結；失聰切斷了我們和人的連結。」聲音代表著我們看不見，也無法形容的事物。想一想，當你的聲音聽起來不太對勁時，電話那頭的媽媽是如何劈頭就問：「怎麼了？」你看不見聲音，但你可以感受聲音，而且聲音蘊含著豐富的意義。

那麼，為什麼針對「最愛的感官」進行投票，「視覺」還是勇奪寶座呢[4]*？為什麼美國國家衛生院†的視覺研究所還是比聽覺研究所早了二十年成立呢？我想其中一個原因是因為我們都忘了如何聆聽。周遭持續不斷的喧鬧聲麻痺了我們對聲音的感受，也無法聽出聲音的細節。我們選擇忽略耳朵聽到的聲音，轉而注意眼睛看到的畫面。另一個原因則是，聲音是無形的，就跟地心引力以及其他對我們日常生活很重要的影響力一樣。你上一次真正注意到地心引力是什麼時候？正所謂「眼不見，心不煩」。

最後，聲音是很短暫的。如果你看見一輛曳引機在玉米田裡緩慢地行駛著，即使它從你視野的一端移動到另一端，它依舊是一輛黃色的金屬大型機具，那形象會持續存在，一邊等待著我們沉迷於觀賞它的曳引能力，一邊提供有趣的視覺形象符碼來回饋我們對它投以持久

---

* 大約兩千名美國成人回應了這份線上民調，民調要求參與者針對「可能發生在自己身上的最糟糕病痛」進行排名。結果顯示大家認為失明是最糟糕的狀況，擊敗了失聰和許多其他也相當可怕的病痛，包括阿茲海默症、癌症，和截肢。

† 譯注：美國國家衛生院（National Institutes of Health）是美國首要研究人類健康以及生物醫學的機構，每年花費約四百五十億美元的研究經費來支持美國國內的生物醫學研究。

又從容的注視。但聲音可能在剎那間結束，或隨著時間倏忽地演變成不同的聲音。而且，聲音一旦消失，就真的消失了。

讓我們從聲學的角度來考量語言的最小單位，「brink」這個單字只有一個音節，但包含了五個獨立的音素（phoneme），或說五個獨特的音。改變其中任何一個都會導致這個單字的意思改變（如「drink」），或失去意義（如「brint」）。

在連續的語言（running speech）中，我們每秒聽到的音素有25到30個之多，如果無法正確處理它們，可能會丟失語言中傳遞的訊息。但是，在大多數情況下，這麼紛亂的聲音對我們聽覺系統來說根本不是問題。想想看，如果要處理一個每秒變化25到30次的視覺物件……有顆球！現在變成長頸鹿！它又變成一朵雲了！

我們是如何辨認這些速度快到根本沒辦法慢慢細究的語言？這就得靠聽覺神經系統無與倫比的處理速度和運算能力了。各位先想想，一秒有多短？然後再想想十分之一秒有多短？再想想百分之一秒有多短？說到這裡，已經很難理解這是多短的時間了吧？這時候，把分母再加上一個零，這就是聽覺神經元運算所需的時間，只要千分之一秒。光速比音速快，但在大腦中，聽覺的反應速度比視覺、觸覺，以及其他任何感官都要快。

聽覺系統包括感官知覺、運動、思考，和情緒感受

我們不是只聆聽聲音，在我們理解聲音的同時，也被聲音深深地吸引。聽覺系統涵蓋的範圍相當廣泛。直到最近，我們才開始認知聽覺包含了感官知覺、運動、思考和情緒感受。

　　各種美麗而特化的聽覺構造連接著耳朵和腦，但一開始我們可能會認為這些構造就像一組生產線上的工人。聲音（像是產品）進入耳朵以後，漸次往下一站移動，沿途增加零件。這種階層式的、單向式的描述，是過去我們對大腦處理聲音的典型觀點。這樣的觀點依然存在，但這是一種粗糙的簡化形容，而且不足以描述整個大的格局。

　　聽覺傳導路徑（auditory pathway）並不是一條荒漠中的單向道，它像是繁忙市區裡四通八達的高速公路系統中的一個路段，這樣的高速公路系統有進出匝道、圓環和義大利麵碗式（spaghetti bowl）的交流道，為各個鄰近的腦區提供進出雙向的交通路線。當高速公路系統以最高效率運行時，簡直可謂基礎建設的奇蹟，交通順暢而快速。但就像行駛在都市的高速公路一樣，正在塞車的我並不會意識到現在之所以塞車，可能是因為一英里外有某個城鎮發生交通事故。

　　沒錯，聽覺傳導路徑中有階層、有區間，也有專責單位，但它們之所以很重要是因為它們彼此相連，並且也與其他具有影響力的單位相連。人類能達到語言、音樂之類的成就，並不是因為聽覺傳導路徑上的一個個處理中心盡責地把聲音場景（sound scape）中的資訊以單向的方式從耳朵傳達到大腦，而是因為我們的感官系統、運動網絡、驅策動機與酬賞感受相關的系統，以及支配我們如何思考的認知中樞，彼此之間深深相連的結果。聽覺的確涉及了感官知覺、運動、思考和感受（圖I.1）。

　　聽覺與運動系統的連結讓我們的嘴巴、舌頭和嘴唇做出動作，進而能夠說話、唱歌，這兩個系統的連結也讓我們的身體各個部位在演奏樂器時緊密合作。聽別人說話時，我們的舌頭和其他與發音相關的肌肉，也會無意識地產生與說話者同步的動作。

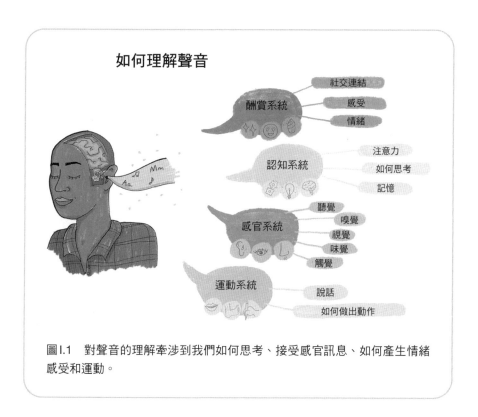

圖I.1　對聲音的理解牽涉到我們如何思考、接受感官訊息、如何產生情緒感受和運動。

聆聽和思考是相關聯的，我們可能會有某些本能的發聲（這時我腦中浮現當榔頭敲到手指時我會發出的聲音）。但除了本能的發聲之外，就算是要說一句最簡單的話，或演奏最基本的樂曲，都需要大量的認知能力和心智能力，而且這是一條雙向的路徑*——聽力損失的人失智風險明顯比較高，老人家顯得格格不入，除了因為聽力損失難以跟上對話，還因為聽力損失會傷害人的思考能力[5]。

語言的聲音和音樂的聲音擁有特權，可以進入大腦酬賞網絡或掌

---

* 譯注：作者的意思是指不僅僅只是說話、演奏樂器這種跟聽覺相關的行為需要大量的認知和心智能力，良好的認知能力也建立在聽覺能力上。

管情緒網絡。若非人們能在這些社群共同的活動中產生深刻的情感連結，人類的演化史上可能不會發展出語言和音樂。說真的，聲音有助於我們在世界上找到歸屬感，讓每個人各自找到家的感覺。

如今，大家已經廣泛地接受聽覺傳導路徑並不是一條孤立而單向的路線，但這件事背後的思維轉變還算是相對近期的事，可以說發生在我的職業生涯的這些年之中。聽覺系統和腦部其他區域的連結，大大地影響了我們處理聲音的方式，在我們面對聲音、面對他人及面對自己所獲得的經驗中，這樣的連結占據了核心地位。

經驗塑造了聽覺神經系統

對於家中恆溫器的溫度設定值，我和我先生經常達不到共識，因為我們在面對相同的溫度時有不同感受。感官系統不是科學儀器，無法客觀地測量質量或溫度等物理屬性，而是透過大腦對構成自然世界的訊號進行格式化處理，讓這些訊號對我們產生意義。我們對聲音的理解有很大一部分取決於我們感受、思考、看待事物和運動的方式。反過來，聽覺也會影響我們如何感受、思考、看待事物和運動。

我可以肯定地說，我聽到「妮娜」時產生的反應，跟各位很不一樣。像華語這樣的聲調語言（tonal language），同個音節音高平平的說、跟音高從高往低、或從低往高發聲，會產生不同的意義。因此，比起英語使用者，華語使用者要運用更多腦部的資源來處理音高線索（pitch cues）[6]。

隨著時間推移，聲音和大腦的合作關係會改變大腦對聲音的回應方式。這種因為經驗而重新建立連結的方式，就像媽媽即使不在寶寶的視線範圍裡，但媽媽的聲音對寶寶來說依然是很特別的聲音一樣。說來有趣，我的實驗室裡有個叫做黛娜（Dayna）的孩子，在我們進行的一項實驗中，她聽到「day」這個音節時，腦部產生的反應比她聽到「doo」「doh」「dah」和「dee」這些音節時來得大上許多，這同樣也是大腦對聲音建立了新連結的例子（圖I.2）。

無邊界限制的跨領域研究

我五歲時，鄰居的孩子告訴我：「等你六歲了才能跟我們玩。」這樣的互動和其他類似的互動，再加上身處兩種文化之間的事實（覺得自己既不是真正的義大利人，也不是真正的美國人）讓我一直想要

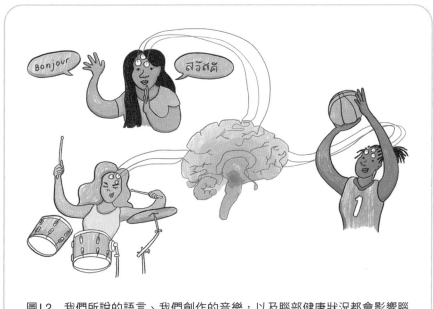

圖I.2　我們所說的語言、我們創作的音樂，以及腦部健康狀況都會影響腦部處理聲音的方式。

找到我的歸屬。身為科學家，我的歸屬又在哪裡？比起明確地待在某個學科正中間的位子做研究，跨不同領域在學科跟學科之間的交集處總是最能讓我感到自在的地方，所以，我成立了自己的「Brainvolts」實驗室。

在Brainvolts的網站上，可以看到音樂、腦震盪、老化、閱讀和雙語都是我們的研究範圍。各位可能想問：「Brainvolts實驗室到底在研究什麼？」聲音與大腦合作關係是最簡明、最具統一性的主題。聲音貫穿了我們生活的許多層面，並藉此塑造我們的大腦。

我先生把Brainvolts實驗室比擬成「熱狗攤」。我的工作就是盡力去提供販賣熱狗所需的基礎設備。科學家除了需要專業設備，最重要的是，科學家需要對的人。我的研究興趣很少觸及大多數經費來源所感興趣的專業範圍，這叫人很苦惱。我常覺得自己又回到五歲那年，聽到別人說：「我們只資助六歲的孩子。」這就是跨領域帶來的苦惱，但幸好，我還是想出辦法讓熱狗攤繼續生產熱狗。

令人欣喜的是，這門科學帶著我進入研究和學術圈以外的領域，因而認識了許多傑出人士。這門科學最重要的基礎，就是Brainvolts實驗室的人們，帶著他們獨特觀點進入我們的共同目標。我們實驗室從事的科學研究，有賴在教育界、音樂界、生物界、運動界、醫藥界和企業界的合作夥伴幫忙，這些人在實驗室以外的世界工作著，而我希望我們的科學研究能夠進入這樣的世界。正如神經科學家溫伯格（Norm Weinberger）所說：「自然界不在意學科的分界。」

Brainvolts實驗室就像人腦一樣，是一種經過整合，會產生回饋的系統性網絡，由獨特且專業的零件（也就是團隊成員）組合而成。實驗室成立至今已有三十多年，我一直格外有幸地能與許多傑出人士合作，他們把自己的興趣、觀點和技術帶來實驗室，每一位都對聲音和大腦之間的連結有著長久的興趣。在這本書接下來的內容中，我們會探索這些位於大腦之中，以及位於 Brainvolts 實驗室中的網絡。

聲音意識

這本書稍具雛形之後，我把早期的草稿分送給朋友和家人，徵求大家的意見回饋。我想要知道大家是否能理解我寫的東西，以及這些主題是否能夠讓不同領域的讀者感到有趣。我的直系親屬裡恰巧有一位主廚、一位律師、一位木匠、一位音樂家，和一位藝術家，他們分擔這項任務的主要部分。在很早期的時候，我的律師女婿就問過我，這是一本跟聲音有關的書？還是一本跟大腦有關的書？

關於這個問題，我想要很明確地回答：兩者都有。這本書跟聲音有關，跟我們的大腦如何處理聲音有關，也跟聲音處理對我們的影響有關——這就是聲音意識（sound mind）。

從另一個角度來說，我認為聲音意識可以視為擁有時間連續體的性質，其形成與過去、現在、未來有關。我們一生中接觸到的聲音，塑造了我們現在的大腦，而我們現在的大腦，又會進一步決定我們如何塑造未來世界的聲音，不僅是我們個人的未來，還包括孩子的未來，以及整個社會的未來。

如果用這種方式思考，聲音意識驅動了一個我們有控制能力的回饋迴路，這個很重要：對於聲音，我們有能力做出好與壞的選擇。我們能做出正確的決定，讓這個回饋迴路形成良性循環嗎？還是我們會做出不好的決定造成惡性循環？

身為生物學家，我想要知道我們所接觸過的聲音，是如何讓我們發展出個人特質中與聽覺和聲音的相關部分（our sonic personality），幫助我們得以與世界產生連結。我的目標是以我過去在記錄個別神經元時所講求的精確度，來瞭解聽覺神經系統如何處理聲音。

這本書會檢視腦外的訊號（聲波）以及腦內的訊號（腦波）。我們會帶各位看看各種可以讓聲音處理過程變得更豐富的方法，以及哪些機制對聲音處理會產生負面影響。我們也會關心音樂的治療能力，以及噪音對神經系統的破壞能力。在過程中，我還會討論到當我們說另一種語言、罹患語言障礙、感受到音樂的節奏、聽到鳥鳴，或當腦震盪發生時，聲音意識發生了哪些事。

對腦部健康而言，看不見的聲音可能是我們的夥伴，也可能是我們大腦健康的敵人。我們與聲音的牽扯在我們身上留下了重要的印記，決定了我們是怎樣的人。[7]生活中接觸到的聲音塑造了我們的腦，可以是好的影響，也可以有壞的影響。而我們的聲音意識又會反過來影響我們接觸到的聲音世界，同樣地，結果可以是好的影響，也可以有壞的影響。我們會成為聆聽高手還是很糟糕的聽眾？我們所重視的聲音品質，又會如何建構我們所生活的聲音世界呢？我們的生活環繞在不同聲音中，一旦有了生物學觀點的通盤瞭解，將使我們為自己、為孩子，以及為這個社會做出更好的選擇。

我想，我的母親會很享受閱讀這本書的樂趣。

第一部

我們是如何
聽到聲音的？

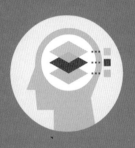

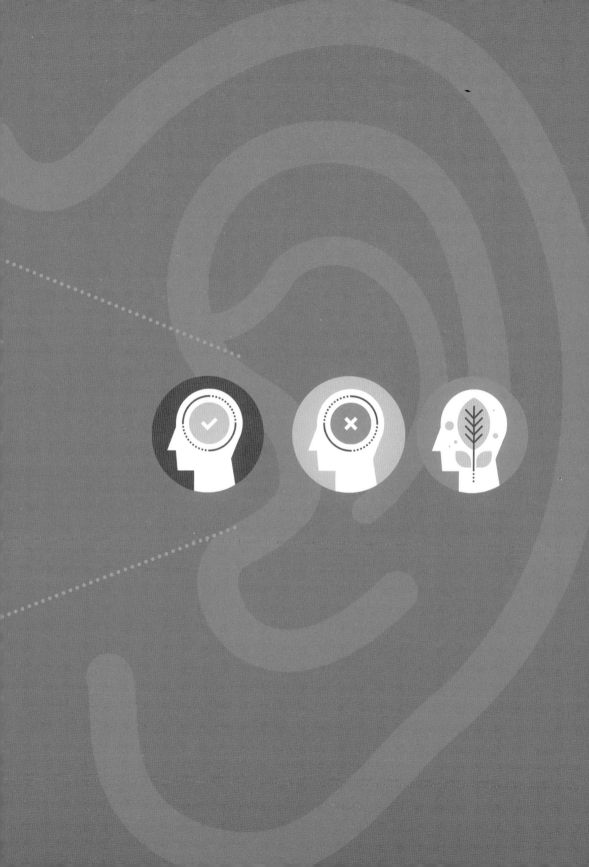

第一章　聲音：進入大腦前的訊號

　　開篇第一章要談談聲音在進入大腦之前的訊號。聲音其實是來回振動的空氣分子所產生的，如此簡單的機制就可以產生無窮無盡的聲音變化，想想真是不可思議：從巴哈的樂曲到煎培根發出的滋滋聲；從披頭四的〈無情浣熊〉（Rocky Raccoon），到真正的浣熊翻動垃圾桶覓食所發出的聲響。

　　聲音可以是響亮或柔和的、高亢或低沉的、和諧或不和諧的、快或慢的，可以是粗糙的、尖細的、雜亂的、有許多聲部交融的，可以是嘶嘶聲，也可以是靜電干擾的雜音。我邀請各位細細品味聲音各種性質的美妙之處，在我們探索聲音與意識的過程中，會不斷提到這些構成聲音的元素。

　　聲音是一種運動。當你撥弄吉他弦，吉他弦會使周遭空氣分子產生運動。

　　從圖1.1可以看到吉他弦在撥動後所呈現的不同狀態。最左邊是吉他弦靜止時的狀態，弦的右邊有十幾顆小小的空氣分子。吉他弦靜止時，局部大氣壓力大約是每平方英寸14.7磅，相當於海平面上方的氣壓。當吉他弦被撥動時，它短暫地往右移動，受到擠壓的空氣分子變得更靠近，也就是說，空氣分子被壓縮了，因此壓力變得比較高*。

　　接著，經過非常短的時間（幾百分之一或幾千分之一秒，取決於聲音的音高），吉他弦往回彈，通過原先靜止時所在的位置，直到稍微偏左為止。這時，吉他弦右側的空氣分子再度分散，壓力降低了，但它們不會立刻回到吉他弦在撥動前的分布狀態，這時它們有點分散過頭了，空氣分子之間隔得更遠，也就是處於壓力較低的狀態，不像吉他弦在撥動前排列得那麼緊密。

　　接下來，空氣分子周而復始地聚集、分散……每經過一次，運動程度就少一點，直到最後完全靜止下來，吉他弦不再振動，聲音消失。這種空氣分子的運動就是聲音，運動停止，聲音就結束。†

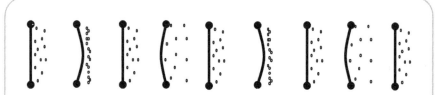

圖1.1　撥動吉他弦造成周圍的空氣分子產生運動。

---

* 這種壓力變化是無窮小的，如果我的計算和單位轉換沒出錯，撥動一條普通的吉他弦會造成局部大氣壓力從14.7psi上升到14.700003psi。（psi為壓力單位，磅每平方英寸）

† 譯注：這種空氣分子因為發聲體的振動產生的簡諧運動就是聲波，聲波會向不同的方向擴散（類似在水中投一顆石頭，會產生向外擴散的水波的概念），最終傳遞到耳膜，我們因此聽到聲音。

聲音的基本元素

　　大多數的聲音，用少數幾種聲音的基本元素就能加以形容（圖
1.2），就像對於一個可見物體，我們可以用形狀、顏色、質地和大小
來為它分類。因為聲音是看不見的，所以聲音的基本元素也沒有那
麼明顯，但這些元素是我們得以理解聲音的重要關鍵。用組成元素的
角度去看待聲音，認識這些運動中的空氣分子有多麼豐富的變化性，
對我而言，更覺得大腦處理聲音的過程真是不得了。為了密切注意
這些奇妙的聲音元素，我找出一個有用的條理原則，那就是從音高

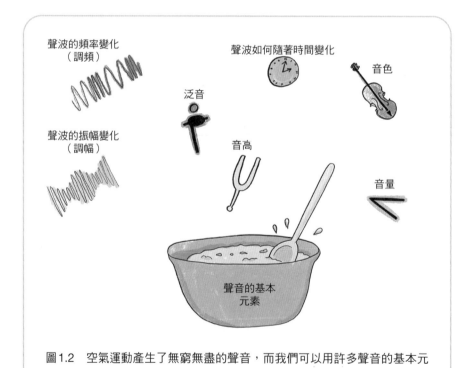

圖1.2　空氣運動產生了無窮無盡的聲音，而我們可以用許多聲音的基本元
素來描述聲音。

（pitch）、聲波如何隨著時間變化的訊息（timing）和音色（timbre，發音為tamber）來看待聲音。

音高

音高讓我們感知聲音的「高」與「低」。我們會形容長笛的聲音是高，低音號的聲音是低，是頻率這種物理性質造成我們聆聽時感覺到聲音的「高」與「低」。當因為空氣分子振動產生的氣壓高低差異變化非常快，或者說，變化頻率非常高的時候，我們就會聽到高音。低音則是空氣分子振動氣壓變化速率較慢，也就是變化頻率低產生的（圖1.3）。音高是一種感知的結果＊，頻率是一種可測量的物理性質，但兩者並非總是代表一樣的意思，所以我們應該謹慎地區分音高

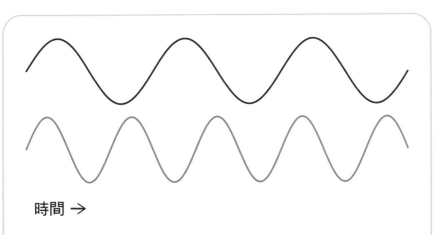

時間 →

圖1.3　聲波比較：比起黑色波形，灰色波形的週期數比較多（每單位時間振動頻率較高的意思），所以音高聽起來會比較高。

＊　譯注：可以說是不同頻率的聲音被大腦處理之後產生音高的感受。如果把大腦想像成廚房，某個程度上，不同頻率的聲音像是不同食材，音高的感受是大腦將食材處理成佳餚的結果。

和頻率。

以字面的意思，而不是以聲音的科學測量來看待「頻率」的話，頻率指的是「在一段固定的時間內，某個事件發生的次數」。好比你可能每個月會收到兩次薪水支票、佛羅里達州的坦帕（Tampa）每年平均發生七十八次大雷雨、我每週會收到二十二封垃圾郵件，這些都是頻率。

長笛和低音號的音高之所以不一樣，就在於空氣壓力每秒振動的次數不一樣。要形容某個事件在一秒鐘內發生的次數，會用到赫茲（hertz，縮寫為 Hz）這個單位。人耳能夠偵測到的空氣壓力波動頻率範圍，介於20至2萬赫茲之間。高音的長笛能吹奏的音符，頻率大約在250至2,500赫茲之間；低音的低音號能吹奏的音符，頻率介於30赫茲到380赫茲之間。說來意外，兩者頻率範圍竟有些微重疊！我想我該來寫首長笛和低音號的協奏曲，讓低音號負責比較高音的部分。

但頻率和我們聽到的音高之間，未必總是一致。如果我們聽到一個聲音是有音高的感覺，也就是這個聲音是可以「哼唱」的，那麼我們哼唱它的頻率稱之為基本頻率或基頻（fundamental frequency）。在圖1.4中，兩種波形都有約35個波峰和波谷，所以表面上兩者有一樣的頻率。然而，兩者相較其各個波峰到波谷的振幅變化並不同，也就是調變率（modulation rate）不同。我們聽到的音高會與調變率相符，而不是聲波的頻率。

人聲就是這樣的例子。人類語音的音高（基本頻率）介於50到300赫茲之間。我們說話時的基本頻率與呼吸帶動聲帶開啟和關閉的速度有關。男性聲帶運動的速度最慢，所以男性的聲音低沉；小孩聲帶運動的速度最快，所以小孩的聲音高亢。

　　說來有趣，人聲音高的差異除了出現在個體和性別之間，還出現在其他令人驚訝的層面：平均而言，在使用不同語言的人身上，可以觀察到他們說話時的基本頻率不一樣[1]，即使在使用同一種語言的不同人群之間，語音的基本頻率也會不同[2]。而且，我們可能還會發現雙語使用者說某一種語言的時候，他的聲音通常會比說另一種語言時來得高[3]。

音色

　　在音樂中，當兩種樂器演奏相同的音符時，我們主要是靠著音色

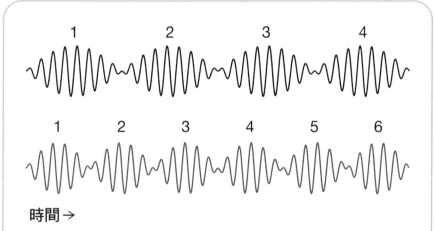

時間 →

圖1.4　黑色和灰色的聲波有相同的頻率。但兩者的調變率不同。在灰色波形中，聲波的振幅變化的速率比較快，所以音高聽起來會比黑色波形高*。女性的調變率較快，因為聲帶振動得比較快。所以不同人說著相同字詞的時候，女性的聲音會比較高。

---

* 譯注：上面聲波的波形調變率較低，產生四個包絡。下方的有六個包絡。兩者基頻相同，表示每秒鐘發聲體振動的「次數」相同，但是兩者每次振動「幅度」不同。亦即可以把調變率想像成每次振動振幅變化的速率。

來區分不同樂器。對人類發出的語言來說，音色是我們用來區分不同語音（子音和母音）所使用的主要線索。當一名男性和一名女性說出相同的字詞時，基本頻率（音高）可以幫助我們區分誰是誰。當一名女性說出兩個不同的字詞時，音色幫助我們區分她說的是「so」還是「sue」。就像我們對音高的感知對應著聲波的基本頻率這樣的物理性質，我們對音色的感知則是由泛音組合（harmonics，物理學上常稱為「諧波」）決定，也就是基本頻率之上的其他頻率。

知道某個特定聲音由哪些頻率所組成是很有用的，這也就是所謂的頻譜（sound's spectrum）。音叉的頻譜組成只有一種頻率，所以它的頻譜只會有單一條細瘦的垂直線，就像圖1.5的最上面一格那樣。音叉沒有其他泛音，只有基本頻率。以長號或單簧管吹奏像中央C這樣的自然音（natural sound）時，頻譜中除了在中央C的基本頻率（262赫茲）會出現高峰外，在其他倍數頻率也會出現高峰（如524赫茲、786赫茲……），這些就是泛音。

在圖1.5的第二格和第三格可以看出，並非所有泛音都有相同能量。兩者相對能量強度的不同，就是長號和單簧管的音色特徵，也是我們能聽出兩者差異的原因。樂器各自產生不同能量強度的泛音，是每個樂器的特色，由樂器的形狀和結構所決定；同樣的，我們舌頭、嘴巴和鼻子的形狀以及位置，也會產生不同強度的泛音，因此可以產生不同的語音。

根據嘴唇和舌頭的位置，以及通過鼻子和嘴巴的空氣量，我們可以改變語音的頻譜模式（使特定泛音的能量得到強化），如圖1.6所示。兩個母音（ee和oo）的頻譜雖然都是每隔100赫茲就會出現高峰（因為這個例子中發聲體的基本頻率是100赫茲），但每個高峰的峰值相對高低則非常不同（由灰色線條可以看出），這種語音中母音的差異，就跟上面提到的長號及單簧管吹奏同一個音高聽起來音色有差是類似的。

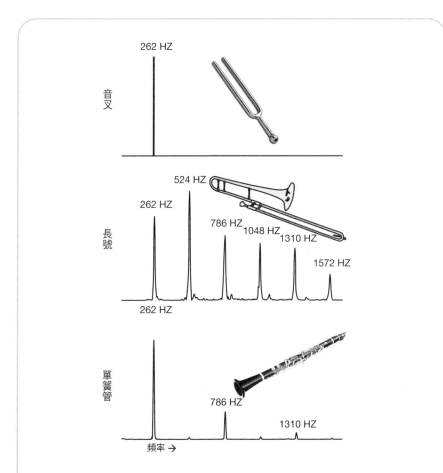

圖 1.5 音叉只有單一個頻率，即 262 赫茲（或鋼琴中央 C），所以頻譜只有單一條垂直線。其他演奏中央 C 的樂器則會在 262 赫茲之外，還會在多個泛音（皆為 262 倍數）的頻率上出現高峰。長號或單簧管所吹奏的中央 C 之所以有不同的泛音組合，與樂器可能產生的共振（Resonance）特性有關。頻譜可以幫助我們瞭解為什麼不同樂器所演奏的中央 C 聽起來會不一樣（橫軸為頻率，縱軸為能量）。

　　發出「ee」的聲音時，灰色線條所示的兩個高峰出現在300赫茲及2,300赫茲（譯注：表示這兩個泛音的能力最強）；發出「oo」的聲音時，兩個高峰出現在400赫茲和1,000赫茲。語音的頻譜出現高峰的地方，就是最大能量聚集的區域〔稱為共振峰（formant）〕。有趣的是，不同說話者的聲波頻譜的共振峰會很相似。說話聲音聽起來比較高的人和聲音低的人，發出「oo」的聲音時，頻譜的高峰都會聚集出現在400赫茲和1,000赫茲附近。

　　所以，我們是從聲音的泛音組成（harmonic content）中感受到音色。泛音是組成聲音的物理元素，我們之所以透過音色質地的差別來

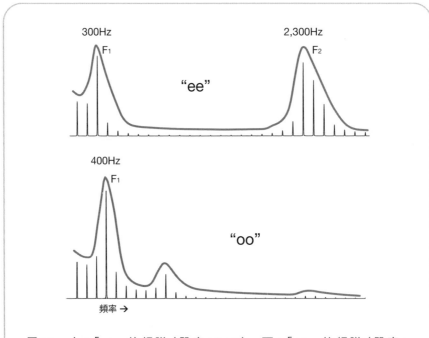

圖1.6　上：「ee」的頻譜（單字：beet）。下：「oo」的頻譜（單字：boot）。這兩個聲音的基本頻率是一樣的，但泛音能量集中的地方不一樣（橫軸為頻率，縱軸為能量）。

區分兩種不同的樂器或語音，主要是由於不同樂器或語音其頻譜中泛音出現的位置，以及各個泛音彼此之間的相對強度關係都不同。以語言為例子，特定的字或音節，其語音之所以獨特，取決於其頻譜中那些特別突出的泛音，也就是能量較強的泛音。從圖1.7可以看出幾項樂器和人聲中基本頻率及泛音所涵蓋的完整頻率範圍。

聲波如何隨著時間變化（Timing）

目前為止，我們已經討論過音叉、單一音符和母音，這些都是在

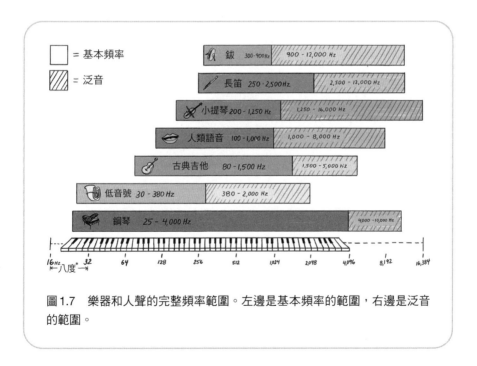

圖1.7　樂器和人聲的完整頻率範圍。左邊是基本頻率的範圍，右邊是泛音的範圍。

---

* 譯注：鋼琴上的音高每增加八度，基頻恰巧增加一倍，比如說標準音是指將鋼琴中央C以上的A，訂為440赫茲，再高八度的A照理說基頻就會是880赫茲。

一段時間內呈現穩定狀態的聲音。但是，有一類聲音本身的明確特徵在於聲音訊號如何隨著時間改變，這跟聲音何時開始何時結束無關，而是像音節及音樂中的音符，是與聲音本身隨著時間在哪個時間點、發生了哪種變化有關。子音就是如此，在發出某些子音時，聲音如何隨時間變化是最核心的特徵。

先請各位大聲唸出「bill」，然後再唸看看「gill」。你能描述唸這兩個單字時，嘴巴裡面發聲的機制實際上有什麼不一樣嗎？這題太簡單了，唸「bill」的時候，你的嘴唇會先閉起來，舌頭則是位在口腔中間的位置；唸「gill」的時候，你的嘴唇微開，然後你會壓住舌根，讓舌根抵住上顎。

現在，再唸唸看「bill」和「pill」，這題就比較難了，兩者究竟哪裡不一樣？各位可能無法立刻察覺到「b」和「p」之間的實際差異，發出這兩個音時，你的舌頭和嘴唇幾乎都在相同的位置上。兩者最主要的差異其實是母音發聲的時間點，也就是聲帶開始發出「i」這個母音的時間點。唸出「bill」的時候，你可以立刻發出母音。但換成「pill」時，雙唇分開後到發出母音之間，隔了一段很短的時間。

圖 1.8 的上半部是「bill」的波形，而我在下方的波形加入了一段二十分之一秒的無聲期（silence），除此之外，這兩個波形是一模一樣的。這一小段在發出母音「i」之前的無聲期，就足以讓這個聲音聽起來很清楚地像「pill」。在語言中，幾分之一秒時間變化的線索就可以造成很大的差異，我們之所以需要一個運算速度超快的聽覺神經系統，這是其中一個原因，有了處理速度極快的聽覺神經系統才能處理如此細微的聲音變化。

隨時間變化的頻率

　　從圖1.8可以很容易地分辨出「bill」和「pill」在發聲時間點上的差異。從圖1.6這樣的頻譜圖則可以輕易地分辨出「ee」和「oo」在頻率上的差別。然而，這兩張圖都沒有辦法表示出「b」和「g」在聲學上有哪裡不一樣，因為其中牽涉到隨著時間變化的頻率，這時候我們需要第三種，也是最後一種圖——聲譜圖（spectrogram）*。

　　圖1.9的上半部是個簡單的範例，顯示一個音隨著時間由低頻變成高頻，再變回低頻的過程，就像典型的挑逗口哨聲（wolf whistle）

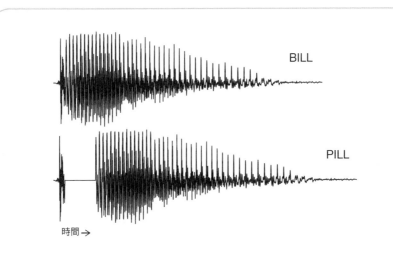

BILL

PILL

時間→

圖1.8　在發出母音前加入一段二十分之一秒的無聲期，就可以把「bill」變成「pill」（橫軸為時間，縱軸為能量）。

---

* 譯注：聲譜圖通常是三維的圖，可以表示頻譜是如何隨著時間這個維度（第三維度）改變的。二維圖呈現的是單位時間內聲音的頻率組成以及各頻率的能量，如圖1.6。

那樣。各位可以想像汽笛聲，或是手指掃過鋼琴鍵盤時的聲音。

像「ba」和「ga」這樣的子音，差別在於隨著時間所掃過（sweeping across）的聲能頻譜（圖1.9下半部）不一樣。在圖1.9下半部，先看位於上方的高頻帶，可以看到「ba」和「ga」大略是一樣的，泛音頻譜隨著時間由低變高，到發出「a」的聲音時，頻率不再變化。但是位於下方的低頻帶就不同了，在頻率不再變化之前，「ba」低頻帶的頻率是由低至高，而「ga」的低頻帶的頻率則是由高至低。所謂的調頻掃頻（FM sweep）指的就是這類其頻率會隨時間變化的聲音，是一種重要的聲音元素。

在「b」、「p」以及「b」、「g」這兩組子音的例子中，聲音如何隨著時間的變化是我們能夠區分它們差異的重要元素。在「bi」/「pi」的例子裡，發聲的時間差是必要的關鍵，而且光靠這一點就足以使兩者顯得不同。在「ba」/「ga」的例子裡，是頻率如何隨著時間變化而改變讓我們可以區辨兩者*。

雖然透過放慢聲音的速度我們可以使用儀器測量聲波，捕捉這些聲音的差異並獨立出來，但在實際上，這些差異發生得太快，我們雖然能感覺到兩者的不同，但我們的意識無法感知到，究竟是聲學上多小的時間差異造成它們的不同。

各位想想，倘若我沒有公布答案，你知道「ba」和「ga」在聲音元素上有何差別嗎？你能知道幾個快如閃電的調頻掃頻（FM sweeps）可讓「muddy dog」變成「muggy bog」嗎？光是用聽的，我當然也無

---

* 譯注：意思是要區分「ba」/「ga」兩個音的差異，聽覺系統需要同時注意頻率的變化以及時間的變化這兩個聲音元素，不像「bi」/「pi」這組只要注意時間的變化就足以區分。

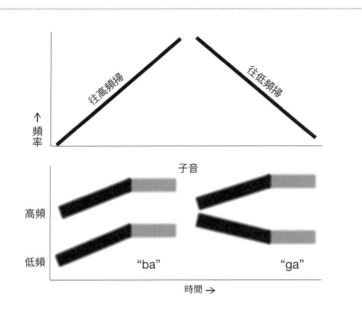

圖1.9　聲譜圖（指隨時間發生的頻率變化）。上：先往上、後往下的掃頻音。下：「ba」和「ga」的聲譜圖：兩者的聲音頻譜帶都會隨著時間變化，直到發出母音「a」時頻率變得穩定。

法分辨出「ba」的某段頻譜帶（band of acoutic energy）是升高的，而「ga」的某段頻譜帶是下降的。變化速度之快和差異之細微讓感知子音這件事變得比較不容易，所以我們必須靠音標字母（phonetic alphabets，如alpha、bravo、charlie、delta……）來幫忙*。接下來我們將會看到，這些差異是如此的細微與複雜，某些人處理它們時所遇到的困難，會在使用語言甚至是閱讀時，帶來一些耐人尋味的結果。

　　有關聲音如何隨著時間變化相關的討論，我們一直聚焦在語音

---

*　譯注：英文使用者某些時候在溝通某個字的拼法時，比如說Snack，常常會需要說S是Summer的S，N是Nancy的N，A是Apple的A……類似這樣使用音標字母的方式溝通，就是因為子音常常會讓人搞混，尤其在電話中。

上，這並非偶然。比起包括音樂在內的其他聲音，語言處理的速度快多了。各位想想，音樂中快板（allegro）的速度介於每分鐘120至170拍。為了運算方便並且避免出現分數，且讓我們把快板的速度設定為每分鐘150拍，相當於每秒鐘2.5拍（以四分音符為一拍）。那麼，每一個四分音符可以從容地持續400毫秒（一秒等於1,000毫秒），八分音符持續200毫秒，十六分音符則是持續100毫秒。

一般來說，兩個音符之間要相隔完整的100毫秒，我們才能分辨出來有兩個音符存在，針對這一點，速度更快的急板樂曲〈大黃蜂的飛行〉（The Flight of the Bumblebee）做了很好的說明，林姆斯基—高沙可夫（Rimsky-Korsakov）明確地在〈大黃蜂的飛行〉主旋律的部分讓每個十六分音符以持續80至85毫秒的時間匆匆滑過，把音符變成了像蜂鳴一樣的嗡嗡聲。然而，語言是另一回事。語言中的子音速度通常就是這麼快，或者更快，每個子音持續20至40毫秒，而且我們幾乎可以無止境地一直說出充滿子音的話語。幸好，〈大黃蜂的飛行〉曲子很短，這讓所有演奏過它的音樂家都鬆了一口氣。

其他聲音元素

聲音強度（intensity）就是空氣壓力變化的程度*，在我們的感知裡，這就是聲音的響度或音量（loudness）。圖1.1中的吉他弦讓多少空氣分子產生運動？在圖1.3波形圖，這些空氣分子的運動會產生多

---

* 譯注：也就是空氣分子在發聲體振動後的位移程度，音量愈大，空氣分子位移的程度愈大。

高的波峰？事實上，些微的空氣壓力變化就能產生聲音，但在我們能感知的範圍裡，最安靜跟最大聲的聲音之間氣壓變化的範圍非常大，實際上可高達十兆倍之多。因此，為了把我們對聲音音量的感知塞進一個合理的數字範圍裡，我們透過對數轉換（logarithmic conversion）的方式，把這樣的差距變成大家熟知的聲音強度單位，也就是分貝（decibel，dB），把十兆倍的差距範圍用0到140分貝來表示。0分貝是我們能聽見聲音最微弱的音量，可以說是我們的聽力閾值（threshold of hearing），是最敏感的麥克風可以收音的下限，140分貝則是我們能忍受的最大聲音強度。

　　振幅調變（amplitude modulation，調幅AM）和頻率調變（frequency modulation，調頻FM），是各位可能只有在打開收音機時才會想到的名詞。但對於我們所接觸到的聲音場景（auditory landscape）*而言，調幅和調頻至關重要，對語言來說尤其如此。調幅代表聲音強度或音量的波動，也就是振幅（amplitude），如大聲—小聲—大聲—小聲。許多車子的警報器響起時，就是這種大聲—小聲的模式。我們的聲帶在開啟或關閉時產生的振動，就是在對我們以自身音高（基本頻率）說出來的語音進行振幅調變。圖1.4就是一種振幅調變的基本形式，以兩種不同速率對同一種訊號進行振幅調變。

　　頻率調變則是指頻率隨時間的變化。當我們說出的語音從子音變成母音，又變回子音時，頻譜中具有較高能量的區域會在頻率範圍內上下掃動，這就是頻率調變，也就是圖1.9所示的調頻掃頻。

　　相位（phase）也是值得一提的聲音元素。在本章一開始，我簡

---

* 譯注：聲音場景指我們身處環境周遭所有聲音的構成。

單地展示了在吉他弦右側的空氣分子壓力如何變化。但圖1.1並沒有畫出吉他弦左側的空氣分子，當吉他弦右側的空氣分子被壓縮時，左側的空氣分子會擴散，反之亦然。

在任何一個時刻，吉他弦的運動都會同時使鄰近的空氣分子壓縮及擴散。分別坐在吉他兩側的兩個人，他們所聽到的音樂，就訊號及空氣壓力變化而言，相位差有180度，也就是說，這兩人所聽到的吉他聲，波形圖是上下顛倒的。依據你所坐的位置不同，吉他聲傳到你耳裡的時間也不同，也可以說，吉他聲波的相位不同。

聲音的不同相位，對於音源定位（sound localization）來說很重要。在有空間殘響（reverberant，即回音）和雜音很多的空間裡，我們之所以能夠區分不同的聲音，則是跟相位的相加（addition）及相消（cancellation）有關。

最後，還有濾音（filtering）。所謂濾音就是選擇性地降低或增強聲音訊號中的某些頻率。有意也好，無意也罷，我們每天會經歷百萬次的濾音現象。你最喜歡的那首歌透過家裡的立體聲系統、車上的音響系統、電腦的喇叭、耳塞式耳機或手機的喇叭播放，聽起來都會不一樣。不管是音訊工程師精心的設計，或是在尺寸、生產成本及其他權宜之計考量下的意外結果，每一種放聲系統都有自己的濾音器。

當你和朋友從街上走進咖啡廳，你們倆說話的聲音聽起來會變得不一樣。牆壁、地板和浴缸等堅硬表面引起的濾音現象，就是我們喜歡享受在淋浴時唱歌的原因。同樣地，哥德式大教堂裡用造型石塊打造的牆面，會讓較高頻率的聲音產生多重反射，使得在這樣的空間裡演講或演奏，會產生具有獨特特色的聲音。

各位可以試著在進出不同房間時，聽聽手機喇叭發出的聲音有何不同。撇開外部空間製造的濾音效果不談，就說我們用嘴巴、舌頭和嘴唇發出的聲音吧，當聲波通過這些部位以及這些部位的附近時，我們會刻意地進行濾音，讓我們可以說出能夠傳達訊息的詞語。

大腦內部以及外部的訊號

我們的大腦透過腦內訊號（神經脈衝產生的電流）讓我們理解來自腦外的訊號，也就是聲音。

所有科學家都會為自己的研究興趣選擇不同的策略。有些人透過調查，有些人利用基因表現，還有些人會利用血液的生物標記，身為科學家的我選擇了訊號。我發現訊號無論是在腦內或腦外都很可靠，因為它們很明確，在某些方面甚至比轉瞬即逝的聲音更明確。

我們可以很有把握地測量訊號，用廣為大眾接受且強而有力的方法視覺化這些訊號，並對訊號進行分析。我發現腦內外的訊號有著極高的相似性，這一點最讓我心滿意足，這是一件美事，可以說是一種奇蹟。這種明確的性質使我可以建立自己的研究領域，讓我在研究重要的想法時（如音樂訓練對聲音意識的影響、跟上拍子對讀寫能力的影響，或腦震盪如何影響聲音訊息處理）有了可以立足的地方。我依賴這些訊號引領我的思考，從中找出真相。

由於我們的聲音意識與我們如何接受感官訊息、如何思考、感受和運動互相交織，想要瞭解為什麼世上的聲音在每個人耳裡聽起來都不一樣？個人的聆聽經驗如何往更好或更壞的方向改變？關鍵就在理解聲音的基本元素。

身為神經科學家，我能夠應用這種腦內與腦外訊息的相似性來幫助我去理解聲音，以及大腦如何處理聲音。我可以分開研究大腦如何處理音高、理解聲音如何隨時間變化和音色，也可以把聽覺視為一個整體來研究，看看在聆聽的高手和在聽覺處理有困難的人身上，究竟是哪裡對了，哪裡錯了。

　　就人腦處理聲音元素並將它們轉換為感知的層面而言，是可以分開看待這些聲音元素的。舉例來說，有些人在區分音高的時候發生問題，但在分辨音色的質地上卻沒問題，反之亦然，有些人只在處理聲音如何隨時間變化的訊息時遇到困難。音樂家和雙語使用者都是聆聽高手，但他們對聲音訊號處理的實力發揮在不同的聲音元素上。

　　現在就讓我們來看看，當腦外的聲波引起腦內產生神經訊號時（也就是吉他弦造成的空氣分子運動一路傳入耳道之後）究竟發生了什麼事吧！

第二章　大腦內部的訊號

大腦外的聲音元素，如何轉換為大腦內的訊號？

在人類演化過程中，某個久遠的時間點，天擇的壓力促使我們獲得一項能力，那就是用耳朵偵測空氣分子細微運動所造成的壓力變化。因此，人類發展出一系列相關的身體構造，透過幾個驚人的步驟，把吉他弦振動或說話造成的空氣分子運動，轉換成幾種聲音元素（音高、音色，和聲學時間訊息）的混合體，讓我們能感知振動原本是來自吉他或人聲。

所謂「轉換」，代表從某一種狀態變成另一種狀態。神經系統中流通的是電流。如果我們想要理解聲音並做出反應，就需要把空氣分子的運動轉換成大腦裡的電流。這過程該怎麼做？首先從耳朵開始，接著發生一系列精細的事件：包括聽小骨的物理運動、液體的擾動，以及化學物質的釋放。然後，訊息傳到腦部，大腦接受耳朵產生的電脈衝，進行下一步的處理，好讓我們的聲音意識得以充分利用來自外界的聲音。

我喜歡把大腦處理聲音的過程比喻成混音。就像錄音室裡的音訊工程師上下滑動混音器的推桿讓吉他聲和人聲達到平衡一樣，我們的大腦也會對某些聲音元素進行強化，並且弱化其他聲音元素（圖2.1）。

　　一旦訊號轉換完成，我們就能在舒服地在電子訊號的環境裡工作，我們可以將電子訊號視覺化，如同我們對待聲音訊號一樣，以圖示方法來呈現時間、頻率（頻譜）和隨時間變化的頻率（聲譜圖）。腦內的訊號就跟腦外的訊號一樣，也包含頻率、時間變化和泛音等元素，而我們的大腦也能明確地處理這些元素，就像使用混音器上的旋鈕或推桿一樣。由於每個人的經驗、專業能力、聽力的耗損或衰退的程度各不相同，所以在每個人的大腦裡，這些推桿的設定都不一樣。每個人的聲音意識都是獨一無二的。

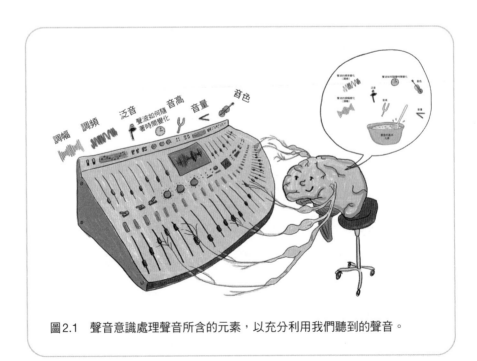

圖2.1　聲音意識處理聲音所含的元素，以充分利用我們聽到的聲音。

訊息向上與向下的傳遞

聲音意識的範圍很廣闊。當我們聽到聲音時，電子訊號會在整個大腦裡向上以及向下傳遞，跟我們的其他感官，像是如何運動、如何思維、如何感受做整合。是這樣完整的大腦網絡讓我們可以理解聲音，在我們的聲音世界裡創造出意義（圖2.2）。

傳出（efferent）和傳入（afferent）*是用來描述傳遞方向的詞彙，顧名思義，它們分別代表離開和進入。離開哪裡？又進入哪裡？在血液循環中，這題的答案是心臟，帶著血液離開心臟的血管是傳出血管；帶著血液進入心臟的血管是傳入血管。

在淋巴系統中，淋巴液的流動也有傳出和傳入，由對應的淋巴管負責帶著淋巴液離開及進入淋巴結。在神經科學的世界，答案是腦。傳入系統把資訊從耳朵傳送到腦，傳出系統則把資訊從腦再傳回耳朵，這過程就是我們學習的基礎——學習如何建構聲音的現實世界，進而發展出自我的聲音意識。

訊號如何往上傳遞（傳入）

本章的主要重點是討論電子訊號由耳朵往上傳遞到腦的過程。在Google的圖片搜尋輸入「聽覺傳導路徑」，可以發現許多都強調聽覺訊息是按照階層傳遞的——用一個接著一個圖框表示從耳朵到大腦的

---

* 字典告訴我們efferent和afferent這兩個字是發短母音，但實際上，為了避免誤會，科學家通常煞費苦心地在發音時特別強調一開始的音節，並且發長母音，如AYE-ferrent和EEE-ferrent。

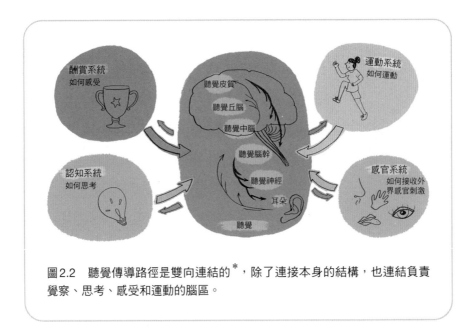

圖2.2　聽覺傳導路徑是雙向連結的*，除了連接本身的結構，也連結負責覺察、思考、感受和運動的腦區。

單向、往上傳遞的路徑，如圖2.3這種傳統觀點的圖片。

　　這樣的呈現並沒有錯，聽覺腦幹（auditory brainstem）確實界在聽覺神經和聽覺中腦（auditory midbrain）之間，而聽覺丘腦（auditory thalamus）則在聽覺中腦和聽覺皮質之間。但這並非全貌，而只是其中的一部分。資訊的流動絕對是雙向的，而且通常不是階層式的流動。雖然我反對用這種階層式觀點來看待聽覺系統，但我得承認，在概略描述聽覺系統的時候，這種單向模型占有一席之地。現

---

* 譯注：這裡的雙向連結是指各個聽覺及其他神經結構之間的溝通並非是單向的。訊息有向上游傳遞，也向下游傳遞的可能。不同神經結構之間也因此可以藉由雙向的溝通而相互影響。例如聲音訊息按照神經傳遞的先後順序，應該事先抵達較接近內耳的耳蝸神經核再抵達大腦初級聽覺皮層，但初級聽覺皮層可以藉由雙向溝通影響耳蝸神經核的活性。

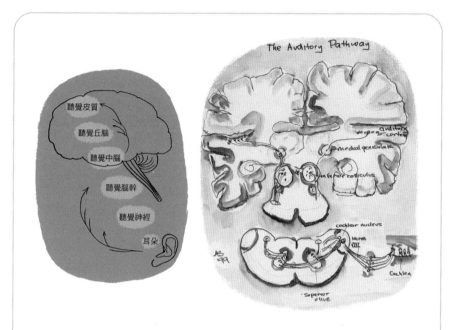

圖2.3　左側的圖框式階層圖是呈現聽覺訊息的傳導路徑。右圖是史塔（Arnold Starr）醫生畫的水彩畫，他是利用腦部對聲音的反應來評估神經健康程度的先驅。翻攝經許可，攝影者為蘭姆（Tom Lamb）。

在，我們先跟著傳入路徑（進入腦部）的向上箭頭前進吧。本章結尾時，我會略提向下傳遞的影響，當作序幕，之後我會對聽覺訊息如何向下傳遞有更詳細的討論。

耳

外耳

　　外耳是我們能看到的構造，透過耳道將聲音往中耳傳送。

中耳

當空氣分子運動引起的壓力波進入耳朵，通過外耳，進入耳道，接下來會遇到鼓膜（eardrum 或 tympanic membrane）。

在解剖學上，某些構造常見的俗稱未必符合構造的功能，像是手肘的後端又稱「有趣的骨頭」（funny bone）*，肚臍又稱「肚子的鈕扣」（belly button）。不過，鼓膜的「鼓」字倒是精準地描述了這個通向中耳的起點。

鼓膜就像鼓皮一樣，是一層受到音壓（sonic pressure）衝擊時可以延展的膜。當這一片微小的鼓皮位移時，會先推動聽小骨（ossicles）†，聽小骨也是人體三塊最小的骨頭。先推動第一塊鎚骨（malleus），接著推動第二塊砧骨（incus），再推動最後一塊小骨，也就是鐙骨（stape）。然後，鐙骨與卵圓窗（oval window）相連結，這是另一個在人體解剖學上作用有如鼓的構造，比鼓膜更小，它是通往內耳的入口。

為什麼這三塊骨頭需要用兩片如鼓皮一樣的膜來隔開呢？這是因為卵圓窗的另一側是內耳，而內耳裡面是有液體的。光靠空氣分子的運動，力道不足以直接推動卵圓窗，因為另一側的液體密度太高，空氣分子的位移沒辦法推動這些液體。三塊相連的聽小骨作用就像槓桿，可以把空氣分子運動的力道放大二十倍左右‡，也因此讓鼓膜上的小小觸擊轉成為強烈撞擊，力量足以推動卵圓窗。目前為止，我們還在如何將聲波轉換成物理的機械運動部分，但主角已經從空氣的運

---

* 譯注：上臂的肱骨與前臂的尺骨交接處，此處的尺神經（ulnar nerve）被撞擊時會產生一種又痛又癢的感受。

† 它們不只是人體最小的骨頭，還是人體唯一在出生後不會繼續生長的骨頭。

動變成了液體的流動，接下來，轉換成電訊號的重頭戲即將登場。

內耳（耳蝸，cochlea）

現在，當微小的鐙骨有了足夠的壓力去推動卵圓窗，以及位在卵圓窗另一側的液體，這些液體會快速地衝過柯蒂氏器（organ of Corti）上面的毛細胞（hair cell）。柯蒂氏器位於有如蝸牛螺旋外殼的耳蝸裡，呈現縱向分布。在人體最小器官的保衛爭奪戰上，它輸給了松果腺（pineal gland）。

從圖2.4可以看出，整個耳蝸裡都是毛細胞，訊號轉換的魔術就在這裡發生§。毛細胞成列排列：一列內毛細胞（inner hair cell），三列外毛細胞（outer hair cell）。每一個毛細胞的頂端還有若干更細小的靜纖毛（stereocilia），靜纖毛在液體裡輕輕地來回擺動，就像泳客的髮絲在水裡漂動。

這些毛細胞介於基底膜（basilar membrane）和覆膜（tectorial membrane）之間，這兩片膜的英文名稱是有建築結構意義的，「basilar」和地下室「basement」有關，而「tectorial」源自拉丁文的「tectum」，有屋頂的意思：basilar membrane指的是毛細胞的底部深植在地下室。靜纖毛並不是隨意自由地擺動，它們的上端跟屋頂——也就是覆膜，是相連的。

---

‡ 中耳採用兩種機械工程原理來放大鼓膜和卵圓窗之間的壓力。第一種是槓桿原理：這三塊小骨聯合起來就像翹翹板，支點位置比較靠近卵圓窗的末端。所以，鼓膜端的小量壓力會轉換成卵圓窗端的較大壓力，就像在翹翹板上，只要支點的位置正確，小孩也能把大人舉到空中。第二種機械工程原理源自鼓膜和卵圓窗的大小差異，卵圓窗比鼓膜小多了。壓力是力除以面積所得到的數值（p = F/A），鼓膜和卵圓窗之間的力不會改變，因此面積較小的卵圓窗承受較大的壓力。

§ 我第一次接觸到聽覺科學，是透過一份在相位差顯微鏡下觀察耳蝸毛細胞的工作。常常在安靜的夜晚裡工作的我發現這些微小細緻的結構很迷人。

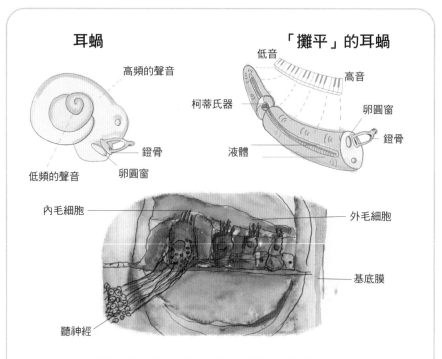

圖2.4　上：螺旋狀的耳蝸及攤平的耳蝸。螺旋狀的耳蝸底部就是鐙骨和卵圓窗接觸的地方，負責接收高頻的聲音。耳蝸的頂端，也就是螺旋狀構造的中心位置，則偏好接收低頻的聲音。至於右上方「攤平」的耳蝸，則是示意圖，以鋼琴鍵盤來說明耳蝸接收的音頻如何由高音到低音的排列，從橫切面可以看到耳蝸內的柯蒂氏器。
下：柯蒂氏器。從這張圖可以看到一個內毛細胞（左）和三個外毛細胞（右）（被上面的覆膜，跟下面的基底膜如三明治一樣的夾著），以及毛細胞與聽覺神經的連結。翻攝經史塔同意，攝影者為蘭姆。

　　當卵圓窗被推動造成液體流動時，有些毛細胞會跟著垂直移動，導致靜纖毛去拉扯覆膜。這個拉扯的動作有效地「打開」了內毛細胞，讓帶電的化學物質，特別是鈣離子和鉀離子，可以衝進去。這些離子會引發連鎖反應，引發重頭戲的高潮是把神經傳導物質（neurotransmitter）釋放到突觸（synapse），也就是毛細胞和聽神經的會合處，導致聽神經的電壓在短時間內發生變化。到這個地步，訊號轉換完成了，大腦外的空氣分子運動至此已轉換成大腦內的電流。

耳蝸一共約有三萬個毛細胞，當聲音進到耳朵時，毛細胞並不會隨著每個聲音不分青紅皂白地擺動。毛細胞生長在基底膜上，基底膜寬度和硬度都會隨著自身的長度而變化。最靠近卵圓窗那一端的基底膜最窄也最硬，沿著耳蝸底端往頂端的方向基底膜變得愈來愈寬，也愈來愈鬆軟（就像馬尾一樣）。這些物理性的差異使得位在基底膜窄硬端的毛細胞，會對頻率（音高）最高的聲音產生反應。頻率愈低的聲音，愈能有效地擾動靠近耳蝸頂端鬆軟基底膜上的毛細胞。

這種系統性的排列方式稱為音調拓撲地圖（tonotopy），可以把它想像成頻率反應的地形圖（tonal topography）*。這種音調拓撲地圖首先出現在耳蝸，就像一組小小的鋼琴鍵盤。接著，從耳蝸到聽覺皮質，這種音調拓撲地圖一次又一次地出現在聽覺系統裡。腦內的拓撲圖是適用於各種感官的基本組織原則。

大腦的聽覺系統

我們用大腦來聽聲音，對於這句話，我有個最喜歡的詮釋方式，來自華勒斯（Robin Wallace）所寫的《聽見貝多芬》[1]（*Hearing Beethoven*，暫譯）一書。失去聽力以後的貝多芬，如何還能創作出

---

*譯注：可以想像成我們對於聲音頻率的反應，從高頻到低頻，在神經系統內恰好依序排列。可能高頻到低頻是左到右、右到左、上到下，或下到上這樣的排列；意味著對於頻率相近的聲音有類似反應的神經元，在神經系統內也在鄰近的位子，所在位置距離較遠的神經元，對音頻的反應也較不同。

經典曲目？其實就跟他平常作曲的方法是一樣的：

> 他即興創作，編寫曲目草稿，再進行修改。失去聽力前後，
> 他的作曲方式沒有什麼太大變化。唯一的變化只有他和鋼琴
> 的關係不斷地趨近完善。與其把失去聽力的貝多芬形容成失
> 去翅膀的鳥，或是離開水中的魚，倒不如把他想成一名不用
> 導航系統也知道如何安全飛行的駕駛員，憑著深埋在身體裡
> 的記憶與知識來操縱飛機。

　　當外耳、中耳和內耳都完成了分內工作以後，距離讓大腦產生聽覺，到我們能夠理解聲音，還有漫漫長路要走。接下來，訊號要進入腦部了，這趟順著聽覺傳導路徑的旅程，沿途還有許多中繼站。

　　所謂的「大腦」，通常是指大腦皮質（cerebral cortex），也就是腦部最外圍那分為左右半球，有著深溝、多葉構造的部位。在皮質之下有些不那麼出名的區域，但我認為它們同樣值得關注。在聽覺神經和皮質之間還有耳蝸神經核（cochlear nucleus）、位於腦幹的上橄欖體（superior olivary complex）、位於中腦的下丘（inferior colliculus），和位於丘腦的內側膝狀體（medial geniculate）。聲音經轉換成為電子訊號以後，往大腦繼續傳遞的路途中會經過這些構造，這趟路程所經過的構造，比其他所有感官系統還多。

　　我們先來看看電子訊號如何從聽神經送往聽覺皮質的這趟旅程：每當訊號通過不同的聽覺神經構造時，聲音處理的過程會發生變化。曾是Brainvolts實驗室同仁的康寧漢（Jenna Cunningham）向我們直接展示的，如果沿著聽覺傳導路徑同時記錄中腦、丘腦和皮質的神經

元,我們可以發現各自不同的神經反應。透過她的實驗,我們可以清楚地看到,不同構造對相同的聲音會產生不同的反應[2]。

聽神經

聽神經就是一束神經纖維,一隻耳朵裡約有3萬束聽神經,根據各自與耳蝸基底膜交會的位置,個別聽神經會對應到特定的頻率。音調拓撲地圖(如鋼琴鍵盤排列)的現象首先出現在耳蝸,接下來出現在聽神經。神經元在音調拓撲地圖上的位置會決定它對聲音的特定頻率進行編碼。隨著訊號往大腦移動,會出現愈來愈多音調拓撲地圖。

隨著訊號從耳朵往大腦移動,還有另一種組織原則:訊號愈往大腦前進,神經元產生電子訊號的速度會變慢*,也就是說,訊號從耳朵移動到大腦的過程中,神經元能夠和聲音產生即時同步反應的速度會逐漸下降。聽神經與聲音產生同步變化的速度是最快的。

耳蝸神經核

聲音一旦在耳蝸和聽神經的交會處轉換成電訊號,訊號在送往聽覺皮質的路途中,第一個遇到的構造就是耳蝸神經核。耳蝸神經核裡有許多名稱相當特殊的細胞類型,像是多毛細胞(bushy cell)、車輪細胞(cartwheel cell),還有章魚細胞(octopus cell)[3]!具有不同特質的細胞都藉著不同的回應[4]來完成分內工作。我之所以在圖2.5展示了這些細胞的模樣,只是因為我覺得它們很美[5]!

沿著耳朵到大腦的上傳路徑,透過抑制機制,神經元對聲音的反應會變得愈來愈專一。沒有聲音的時候,神經元並非完全失去

---

* 神經元的反應會與聲波的週期有著相位鎖定(phaselocking)的現象,這是聽覺神經系統用來記錄聲音組成頻率的另一種方式。別忘了,聲音的頻率愈高,波形完成一個週期的時間就愈短,所以聲音的頻率愈高,神經元反應的速率必須愈快。

活性，它們還是會自發性地放電。神經元對聲音的反應包括興奮型（excitation，高於自發放電率）和抑制型（inhibition，低於自發放電率）。當某個具有特定頻率的聲音被聽見時，對應該頻率的神經元放電率會提升到高於自發放電率，也就是興奮型的神經元。同時，對應特定頻率之外的其他頻率的神經元，放電率則會下降到低於自發放電率，也就是抑制型神經元。透過這樣的抑制，可以使某些聲音元素變得「突出」，進而提升處理時的精確度以及對特定頻率的靈敏度（tuning）。

耳蝸神經核有項專長跟振幅調變（聲音振幅隨時間的變化）有關[6]。這裡的神經細胞針對特定振幅調變頻率有偏好。振幅調變決定我們說話語調的音高，我們說話時，聲帶的振動（即聲帶的開啟和關閉）會對我們的語音進行振幅調變。

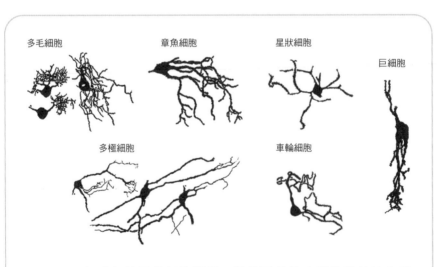

圖2.5　耳蝸神經核裡的細胞類型。對此圖的修改經施普林格自然（Springer Nature）公司旗下的《哺乳動物聽覺傳導路徑：神經解剖學》（The Mammalian Auditory Pathway: Neuroanatomy，暫譯）期刊同意。

一旦耳蝸神經核完成了這些細微處理，神經脈衝就會前往聽覺傳導路徑的下一個構造，但這段旅程會比較長，因為分別來自兩耳的神經電訊號開始同時進入腦部的左右兩側[*]。

上橄欖體

聽覺系統真正亮眼的地方，就是精確處理聲波隨時間變化的訊息，把視覺系統遠遠甩在後頭。神經系統必須以微秒等級的精確度，來處理聲音中隨時間以微秒等級發生的變化。這種處理聲波時間訊息的魔法就發生在上橄欖體裡，因為在上橄欖體裡開始進行來自雙耳的音訊處理、聽音辨位，在此也開始處理如何在聲音場景中選出某些我們感興趣的聲音。

聲音只要不是來自我們的正前方，那麼聲音抵達兩耳的時間點和響度就會有差別。如果聲音來自左邊，那麼聲音抵達左耳的時間會比抵達右耳的時間早幾分之一秒。如果音源位置只是略微偏左，那麼聲音抵達兩耳的時間差可以小到十萬分之一秒（也就是10微秒）。左耳聽到的聲音也會比右耳聽到的聲音音量略大，因為聲音傳到左耳的路徑稍短，沒有被我們的頭給擋住。

聲音抵達兩耳的時間差和響度差，會因聲波頻率的高低有不同的影響。低頻音因為波長較長，可以繞過頭部，響度幾乎不會減少；然而，低頻音抵達兩耳的時間差就足以讓我們偵測到這些微秒等級的差異。相對地，高頻音會被頭部擋住，因此在抵達兩耳時，就存在著可偵測的響度差異。左右兩側的上橄欖體會同時收到來自左右耳的聲音

---

[*] 譯注：原先左耳的訊號在左邊內耳處理完畢之後，經聽神經送往左邊的耳蝸神經核。耳蝸神經核處理完之後的訊號，除了繼續往左腦聽覺皮層送外，也會開始往右腦送。同樣的情形也發生在右耳的訊號處理上。

資訊，因此我們能夠比較出聲音抵達兩耳的時間和響度[7]。這有助於我們判斷聲音從空間的哪個方向來。大腦，我需要你計算一下，看看這聲音是來自於真實世界的哪個方位？這方位導致兩耳體驗到的聲音抵達時間與響度有如此的差異。

除了確定聲音在空間中的位置以外，這種能力還能幫助我們把某些聲音歸納成一個「聽覺目標」（auditory object），像是同伴的聲音；如此一來，即使聲音場景中存在著其他競爭的聲音，我們還是可以把注意力放在聽覺目標上。

假設在一間嘈雜的餐廳裡，朋友坐在你的左手邊，右邊那桌坐了

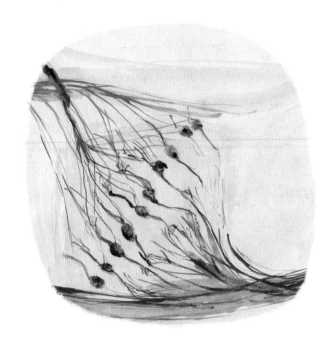

圖2.6　來自雙耳的聲音訊息在上橄欖體匯集，由上橄欖體對聲音抵達雙耳的時間和響度進行分析。翻攝經史塔同意，攝影者為蘭姆。

一個聲音和你朋友很相似的女人，這時候，忽略鄰桌女士聲音的能力就顯得非常有用。由於上橄欖體可以同時處理來自雙耳的聲音訊息，得以讓我們在這種情況下還能夠理解朋友在說什麼。

聽覺中腦 —— 下丘

在聽覺訊息往上傳遞（傳入）路線中，下一站是位於中腦的一個凸起結構，也就是下丘。（inferior colliculus是拉丁文，相當於「低處的丘」*）。下丘這個名稱也描述了其位置，是相對於「上丘」（superior colliculus，意為「上方的丘」）之下；這個名稱跟大小無關，因為它是聽覺皮質下最大的結構，也沒有暗示這個結構比較不重要，因為它正是聽覺訊息處理其中重要的一站。

這個新陳代謝很活躍、要消耗很多能量的構造既是聽覺訊息傳入的處理中繼站，也是聽覺訊息傳出路徑、多感官和非感官神經活動匯集的主要十字路口，稱之為中腦可謂名副其實。聽覺神經科學家對中腦的功能非常感興趣，因為這裡就像整體聽覺功能的代理伺服器（proxy）。

目前為止，所有來自聽覺構造的訊號，會從雙耳匯集至聽覺中腦，來自腦中其他部位的輸入訊號也是如此。因此，中腦勢必參與了音頻選擇能力（tuning selectivity）、聽音辨位，以及產生聽覺目標有關的計算[8]。在聽覺處理過程中，中腦有著組裝中心般的關鍵地位，同時這裡也是許多大腦訊號的會合點，因此對於理解聲音而言，中腦扮演著至關重要的角色。

---

* 譯注：inferior有比較小、比較次等的含義，所以作者特別解釋說inferior colliculus是因所在位置得名，名子沒有暗示其較不重要的意思。

幸好，儘管位在腦部中央深處，但中腦產生的電子訊號夠強，從頭皮就能偵測得到。Brainvolts 實驗室有許多研究致力於以「頻率跟隨反應」（frequency following response，FFR）這種方式來測量中腦的電訊號，並以此為出發點，進一步研究和音樂、閱讀、自閉症、衰老等情形有關的腦部機制。

聽覺丘腦（內側膝狀體）

訊號抵達聽覺皮質前的最後一站就是形狀有如彎曲膝蓋的內側膝狀體。內側膝狀體位於丘腦內，就在外側膝狀體（lateral geniculate）的旁邊，外側膝狀體是視覺系統的皮質下處理中樞。

考慮到視覺系統的皮質下處理程序遠少於聽覺系統，值得我們先暫時岔開原本的話題來聊一下這件事。

視神經大概就是直接把訊號從視網膜傳到丘腦，在我們的視覺系統中，沒有什麼結構可以比擬聽覺處理中的耳蝸神經核、上橄欖體或下丘等中繼站。視覺訊號的傳遞就是從視網膜到丘腦，再到大腦皮質，這樣就沒了*！嗅覺系統也差不多，訊號從鼻子裡的嗅覺接受器（olfactory receptor）到嗅球†（olfactory bulb），再到大腦皮質，這樣就沒了[9]！

除此之外，值得注意的是，聽覺系統的各個工作站，像是聽神經、耳蝸神經核、上橄欖體、下丘、內側膝狀體，都各自包含許多更

---

* 儘管視覺傳導路徑的中繼站比較少，但視覺傳導需要的時間比較長。在腦中，將聲音的壓力波轉換成電子訊號，其實是一個很簡單的步驟；但視網膜必須先把光轉換成化學物質，由化學物質觸發後續轉換成電子訊號的過程。一旦突破這個傳導前段的瓶頸，聽覺神經訊號和視覺神經訊號就能以相同的速度進行傳導。

† 嗅覺是唯一一種可以繞過丘腦的感官系統。

小型的工作站。聽覺的皮質下處理系統可說是異常豐富。

　　丘腦接棒把來自聽覺中腦的輸入訊號傳到聽覺皮質，為聲音的長短進行編碼，完成複雜聲音的額外處理過程，並整合來自不同腦區的大量資訊。丘腦可以調控意識（consciousness），包括警戒（alertness）、醒覺（arousal）、感知（awareness）。可以把丘腦想像成一盞探照燈（話說丘腦的形狀還真的像燈泡），在腦部各處尋找活動跡象。

聽覺皮質

　　聽覺皮質的位置恰如其分地坐落在耳朵上方的顳葉（temporal lobe）裡，左右兩側半腦各有一個聽覺皮質區。聽覺皮質裡有好幾份音調拓撲地圖，這裡是訊息傳入處理的最後一站，雙耳音訊處理在這裡進行得更完善，許多特化的神經元會依據訊號來自單耳或雙耳而做出最佳反應[10]。聽覺皮質負責理解泛音[11]、和諧與不和諧音程[12]，以及調幅和調頻訊號[13]。

　　聽覺皮質擅長偵測聲音中特定的型態（sound pattern）[14]。聽覺皮質的神經元通常會選擇性地對聲音起始的時間點做出反應[15]，因此我們可以知道聲音何時開始，何時停止。聽覺皮質神經元的專一性各有不同，有些只針對音調拓撲地圖裡的特定頻率做出反應，但大部分的神經元基本上會針對聲音元素的某些組合做出反應（如子音轉換至母音時的調頻掃頻音）[16]。

　　總而言之，聽覺皮質的多種能力幫助我們從正在變化的聲音場景選出重要的元素，藉以形成獨立的聲音畫面[17]。

　　除了肩負範圍廣泛的各種聲音處理專責之外，聽覺皮質還負責實際的聲音辨識工作，以「樹在森林裡倒下」這種哲學問題的形式展現*：
就算有一副完整的耳朵和功能健全的皮質下神經元盡責地發出電脈衝
來回應聲音，但是如果沒有聽覺皮質，我們無法感知聲音[18]。

聲音訊息處理的側化現象

　　大腦分成左右半腦的概念是我們大多數人熟悉的一種概念。在神
經系統的演化史上，不同的任務分配左邊或右邊的腦來執行是一項古
老的特徵[19]。

　　從聲音訊息處理的觀點來看，處理聲音元素的工作也會分配到左
邊和右邊。以語言為例，右腦傾向處理基本頻率（音高），而聲波如
何隨時間變化和泛音這兩項蘊含語音線索的聲音元素，則傾向由左腦
處理[20]。

　　聲音，以及大腦對聲音的回應，在時間上會有不同的尺度，介
於微秒至秒之間。不同時間尺度的處理可能只出現在大腦某一邊；腦
部的左右兩邊都會處理語言和音樂，但處理的方式不一樣[21]；而且在
皮質下，聲音的處理（音高／音色／長時間尺度／短時間尺度）也存
在著兩側的差異[22]。因此，在整個聽覺傳導路徑裡都存在著大腦側化
（brain laterality）這個基本原則，再度證明分散、整合和互相呼應是

---

* 譯注：「樹在森林裡倒下」是由十八世紀的哲學家柏克萊（George Berkeley）提出
的疑問，之後成為認知科學中著名的哲學問題。概念之一在討論：一個事件的發
生如果沒有任何人在事件現場，觀察、感知、目擊、接收，那樣的話，這個事件
對我們人類而言是存在的嗎？比如說在一個無人、無動物的森林裡，一棵樹倒下
了，有任何聲音因此而產生嗎？聲音必須被聽見才有意義，聲波必須透過耳膜的
振動加上聽覺神經系統的完整處理才能被「感知」，如果一棵樹在樹林倒下沒有任
何有聽覺的生物在現場，那我們能說樹倒下有聲音嗎？作者在這裡提出這個問題
是想強調，聲波的振動就算產生了神經系統中的電脈衝，如果沒有經過聽覺皮質
處理，我們還是無法感受聲音的存在。

聲音訊息處理的本質。

聽覺的魔法要能發生，得要整個處理系統一起合作。很快地，我們就會在遇見佩姬、大衛和蘇珊時瞭解這一點。

無法理解聲音 ── 當腦內訊號遇上路障

在 Brainvolts 實驗室，我們有機會直接看到當聲音處理過程的某個特定階段發生問題時，會在現實生活中產生什麼結果。聽力有疑難雜症的民眾通常會找上我們。

現在就來會一會佩姬這位年輕女性吧！她的聽覺皮質受傷了，造成所謂的皮質性聽障（cortical deafness）。她曾接受積極療法來治療癌症，雖然拯救了她的性命，卻導致兩邊的聽覺皮質都受到傷害。佩姬的耳朵和皮質下結構功能都正常，然而皮質受傷導致佩姬知道有聲音，但無法理解聲音。

另一方面，大衛這個孩子的問題則發生在聲音的皮質下處理過程。大衛的父母和老師知道他的聽力不太對勁。遇到嘈雜的環境時，大衛特別難聽到任何事，比如說在教室裡。他不交作業的原因是因為他根本沒聽到老師交代作業。在家裡，他對聲音的回應也不穩定，父母因此懷疑他有聽力損失的情形。

然而，檢查結果卻指出大衛的耳朵沒問題，他也通過測試，可以聽出各種不同音高的嗶嗶聲，即使這些聲音的音量很小。結果問題出在大衛皮質下結構的神經元無法同步放電。他的神經活動可以從耳朵傳到聽覺傳導路徑中的每個中繼站，直到聽覺皮質，但訊號卻無法同步。所有聲音處理中的時間訊息都錯了。

　　大衛的聽力綜合症狀，現在已經是一種眾所周知的疾病，稱為聽神經病變（auditory neuropathy）[23]。這種疾病最明顯的特徵就是，只要背景環境中稍有一點噪音，患者的聽力就會變得很糟糕，可以說他們在噪音環境下就是個聾子。在安靜的環境裡，患者通常可以理解別人說的話。這跟皮質性聽障不一樣，聽神經病變的患者通常一開始就無法得知有聲音存在。

　　另一位聽神經發生病變的女性，我們且稱呼她蘇珊吧！Brainvolts實驗室追蹤她的狀況已長達二十幾年。蘇珊會在工作時戴耳機，這讓同事以為她在聽音樂，但事實上她並沒有；戴著耳機可以讓想要引起她注意的同事改用拍她肩膀的方式叫她，因為她無法聽到有人在叫她。現在，每當有人找上門，或是電話響起的時候，蘇珊的小女兒會負責提醒媽媽。

　　像蘇珊、大衛和佩姬這樣的民眾，其實是我們的老師。是他們讓我們知道，我們需要聽覺皮質才能理解聲音；是他們讓我們知道，皮質下聽覺系統，以及其中敏銳、快速、同步且一致的神經元放電，是我們能夠意識到有聲音，並在聽見噪音的狀況下還能維持訊號清晰度的必要條件，也就是在聲音場景中為我們指引方向。

　　大衛和蘇珊幫助我們瞭解聽覺何以是反應速度最快的感官，以及聽覺如何依賴神經系統中時間訊息精巧的同步，最輕微的延遲都會造成嚴重後果。來到Brainvolts實驗室的民眾是來尋找答案的，在某些情況下，我們能夠看出他們的大腦回應聲音的方式有些狀況，然後用「這個嘛……難怪你的聽力有問題」之類的話語來安慰他們。但事實上，是他們教會Brainvolts實驗室全部人關於聽覺可能發生的情況，是他們讓我們看見，我們的聲音訊息處理可能會出現哪些問題，也讓我們知道當一切都正常的時候，成功地聽見聲音需要什麼條件。

問與答：從耳朵到大腦的訊號轉換

發現這麼多我們不知道的事情，一方面令人興奮，一方面也提醒我們要更謙遜。舉例來說，一個特定的神經構造有很多份相鄰的音調拓撲地圖，其實滿常見的[24]。為什麼會有這麼多份地圖？它們的功能有何不同？

再舉個例子，上橄欖體和聽覺皮質在雙耳音訊處理過程中都占有重要地位，但我們並不知道它們各自扮演的明確角色。聽覺中腦也給我們帶來另一個謎題：從聽覺傳導路徑中繼站（如耳蝸神經核和上橄欖體）傳來的資訊，全都匯集至聽覺中腦，我們可能會認為，這些構造都完成它們特定的分內工作之後，輸出的資訊就不會再回送到前面的中繼站一起處理，但它們其實會。跟其他感官系統相比，為什麼處理聽覺的皮質下網絡如此廣泛又複雜？我相信還有許多更細緻的解釋有待我們去發現。

我們確實知道的是，從耳朵到聽覺皮質的傳入路徑中，聲音訊號轉換的原則。沿著聽覺傳導路徑上行，逐站傳遞的神經資訊並不是忠實傳遞、保持不變，神經元會表現出愈來愈多元的放電模式，而且會更有選擇性地對聲音做出回應。神經元會逐漸對聲音開始和結束的時間「感興趣」。

所謂的抑制作用（就是壓抑某些神經元的放電，讓聲音處理過程變得更集中，處理目標變得更一致）也會隨著訊息傳到路徑上行而變得更常發生。神經元的處理能力也會隨著經驗增加而提升。這些原則

（多元的神經元放電模式、抑制作用、針對特定聲音處理的選擇性、透過學習而改變）是我們的聽覺處理從聽神經傳導至聽覺皮質的過程中得以變得更專一的原因。

此外，當我們沿著聽覺傳導路徑繼續走，會發現各個聽覺中樞彼此之間、聽覺跟其他感官系統及運動系統之間、聽覺跟我們所知的事物、我們對聲音的感覺之間，相互連結的程度都會提升[25]。

另一項有用的原則就是：最靠近耳朵時，神經元的反應跟聲音同步的速度最快，隨著訊號往聽覺皮質移動，同步的速度會逐漸變慢。如果一個聲音以很快的速率重複（如rat-a-tat-tat），每秒重複三十次，皮質下神經元可以毫無問題地跟上，但皮質的神經元只能以比這慢很多的速率反應。皮質下神經元大概可以跟上2,000赫茲這麼快的頻率，但皮質神經元能處理的頻率大概只有100赫茲。聲音相關的訊息並不會在訊號上傳的過程中丟失，但編碼的方式會改變，因為訊號愈往上傳，要整合所花費的時間尺度就愈大。

發生在皮質下結構的聽覺訊息處理有著微秒等級（microsecond）的計時精確度，說明了聽覺訊息處理的強大性能，這其中包括快速計算聲音抵達兩耳的時間差，讓我們在空間中能夠找出聲音的來源並辨別聲音。皮質下的聽覺構造是大腦中的計時高手。另一方面，皮質的能力則是可以利用較長的時間，來對聲音場景進行整合，這是我們聽懂語句和樂句的必要條件。

總而言之，皮質下和皮質的網絡透過合作來進行聲音的訊息處理。從功能的角度來看，皮質下系統讓我們可以在複雜的聲音場景中聽見訊號，也讓我們在嘈雜的空間裡聽見朋友的聲音，這是對於聲音有所覺察的第一步。但我們還必須要有聽覺皮質的幫忙，才能從聲音中汲取意義，以理解朋友說的話。

訊號如何往下傳遞（傳出）

直到相對近期，我們才認知到在如何感受世界這件事上，訊息傳出系統扮演著重要角色。聽覺傳出系統具有廣泛從大腦延伸至耳朵的網絡，可以沿著耳朵至大腦的傳入路徑建立回饋交流管道（back-channel communication）*。

傳出系統之間的連結比傳入系統還要多，而且傳出系統比較不像一列沿途每站都會停靠的火車。簡言之，傳出系統中的每個單位都與其他單位互相聯繫。但為什麼要這樣？物種的演化程度愈高，傳出系統的連結程度也會提高[26]，而且在人類和其他高度演化的物種身上，傳出系統的重要性更加明顯，它會影響我們的心智可塑性（mental flexibility）和學習偏好。當我們透過學習知道某些聲音很重要時，傳出系統會選擇性地強調這些聲音[27]。

在這一章，我廣泛地用到「傳出」這兩個字，它所指的不只是聽覺系統內的資訊傳出移動，還包括資訊如何從聽覺系統到其他非聽覺腦部中樞的移動。

我們究竟聽到什麼，是依據聽覺訊息往下傳遞處理過程的導引結果[28]。我們對聲音的內隱知覺（implicit perception）†，始於特定聲音

---

* 譯注：「回饋交流管道」是語言學家英維（Victor Yngve）在1970年代提出的概念。講述在兩人對話中，輪到某一方講話時，聆聽者會適時發出回饋，如「對呀、嗯嗯、是呀」，提高雙方的參與感。這個概念也延伸到開會時，除了主講者的演講之外，台下的觀眾透過網路進行即時的意見交換，或是給予建議、提問。

† 譯注：內隱知覺指還沒進入意識前，潛意識對刺激的接收與感知。

的全面性的掌握資訊。接著，來自聽覺皮質的回饋，加上來自認知、運動和酬賞中樞所輸入的資訊，觸發對聲音重要細節進行仔細檢查，同時刪除不重要的資訊，讓我們對聲音有詳細的感知。也就是說，傳入系統傳遞的訊息，是通過傳出系統才能搭配我們過去在聲音生活中得到的經驗來進行聲音處理。

我們的聽覺神經系統會對來自腦外的真實訊號，也就是我們感知為聲音的訊號進行格式化。每一個聽覺傳導中繼站，如聽神經、耳蝸神經核、上橄欖體等等，除了彼此溝通，還會跟我們的其他感官，例如動作、認知、感受等互相溝通。正因為聽覺上／下傳系統有這樣的互動，我們才能從中學習並打造我們的聲音意識。

聽覺與其他感官的互動

視覺會影響聽覺，反之亦然。看著馬林巴木琴（marimba）演奏者敲擊木琴的姿勢，會影響我們對聽見的音符長度的感受。當影片上的演奏者敲擊了一個長音，但卻配音配上一個短音，受試者表示聽到了長音[29]。同樣地，面對弦樂器時，我們對顫音的判斷也會受到視覺影響。顫音是指當琴弓劃過琴弦時，演奏者用手指在琴弦上下移動所造成音高跟著顫動的聲音。以小提琴演奏的音符為例，我們聽到聲音時是否有看到演奏者手指上下移動製造顫音的手勢，會影響我們感知顫音的程度[30]。

再以大提琴為例，如果我們在影片中看到演奏者撥奏的畫面，但畫面配上拉奏的聲音（反之亦然），這時候就連明顯不同的撥奏音和弓奏音也變得難以分辨[31]。

　　麥格克效應（McGurk effect）是一個跟語言有關，很知名的視覺影響聽覺的互動實例[32]：如果把影片中呈現「fa」嘴型的人物配上「ba」的發音，我們會覺得聽到了「fa」。要發出「f」的音，門牙必須碰到下唇，看到了這樣的動作，暗示我們影片中的人物發出「f」（有時是「v」）的聲音；視覺提供線索給我們的大腦，讓我們認為聽到了「fa」。觸覺和嗅覺同樣也會影響我們聽到了什麼。

聽覺與動作之間的相互影響

　　我的鋼琴老師斯班納（Salvatore Spina），同時也是一位鋼琴調音師，他在幫客戶的鋼琴調完音之後，經常聽到客戶這麼說：「你對鋼琴做了什麼？變得好好彈喔！」鋼琴變得更好彈了，意思就是彈起來比較不費力。我推測這是因為彈奏者彈琴時，放鬆的感覺增加了。

　　聽到走音鋼琴傳來的不和諧琴聲會讓人不安，導致肌肉變得緊繃。一架音準準確的鋼琴，會讓鋼琴家在演奏時感到內心平靜。不管如何，這是我的推測，根據的是我們目前對聽覺及運動系統如何溝通的瞭解。

　　聽覺系統和運動系統之間有廣泛的連結，這兩者有著共同的演化起源：耳朵的起源是一種可以感知重力的器官，讓個體知道自己所在的空間位置，進而產生運動。光是聽到語言（沒有身體動作）就可以活化腦部的運動皮質以及我們說話時要用到的肌肉。光是聽到節奏（rhythm pattern）[33]或鋼琴旋律[34]，就可以活化腦部的運動系統，音樂家尤其如此。

　　反過來也是一樣，當鋼琴家看著某人彈鋼琴但沒聽到聲音，或是從事無聲讀唇工作的人，他們腦部的聽覺中樞都會活化[35]。除此之外，音樂家演奏時展現的動作，會影響聽眾對音樂中的情感衝擊或樂曲張力的感知，甚至影響自律神經的生理層面[36]。

當你執行某個動作，或是看／聽見別人執行這個動作，鏡像神經元都會有回應（圖2.7）[37]。這些神經元幫助我們透過觀察他人行為來瞭解他人意圖或情感狀態。鏡像神經元可能也和我們的同理心和語言學習有關。一直以來，鏡像神經元系統的缺失被認為和自閉症有關，雖然這種解釋方式目前還有爭議[38]，但鏡像神經元系統的缺失可能是自閉症患者難以站在他人角度來看待世界的原因。

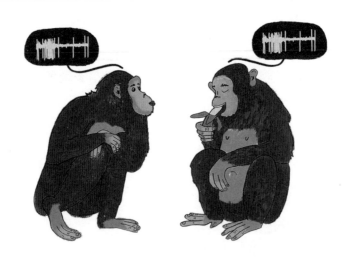

圖2.7　不管是自己展現某個動作，或是看著他人執行同個動作，鏡像神經元都會產生相似的反應。

聽覺如何受到我們已知的事物影響

在語言和音樂的生物基礎課堂上，有一項我最喜歡做的示範：把述說某個句子的聲音片段進行大量的後製，讓它聽起來就像幾秒模糊的靜電噪音——你可以想像《星際大戰》裡的黑武士忍著牙痛在暴風雨中模仿餅乾怪獸說話。

我玩過這個把戲幾次，要求能聽出這段話內容的同學舉手，如我所料沒人舉手，甚至沒人聽出這是一段語音。接著，我再播放未經後製處理的聲音片段，學生全都恍然大悟，大家突然聽懂了那一團混亂的靜電噪音。每個人回想起來都不禁訝異：這段經過模糊處理的語音其實很明顯，不敢相信自己竟然聽不出來。這說明我們已知的事物會大大地影響我們聽到了什麼。

聽覺與我們的感受

「聽到你的聲音真好！」我們一生從我們關心的人身上建立起這種聲音和情緒感受的連結。負責情緒感受、動機，和酬賞的邊緣系統，包含了許多位在皮質、腦幹、丘腦和小腦的構造，其中有些是大腦演化史中最古老的構造。這也就是為什麼聲音可說是通往記憶的重要入口——想要活下去，你得記住什麼聲音代表危險，什麼聲音代表食物。

不管你是人類、猴子、鳥兒、烏龜、章魚或蚌蛤，伴隨著深刻情緒感受而來的生理變化似乎都一樣。跟欲望、恐懼、愛、喜悅、悲傷有關的荷爾蒙和神經傳導物質，在不同物種身上都是類似的化學物。幾乎所有種類的動物都具有動情素（estrogen）、黃體酮（progesterone）、睪固酮（testosterone）和皮質酮（corticosterone，一種壓力荷爾蒙）[39]。

　　無論哪種動物其在進食或交配的過程中產生的愉悅感，都跟多巴胺（dopamine）有關。藥物的成癮現象以及疼痛反應的降低，也跟多巴胺的釋放有關。多巴胺也跟深夜在外散步時聽到突如其來的聲響而驚嚇恐懼的感受有關。邊緣系統具有特權，可以透過快速且低解析度（譯注：指聲音沒有經過太多的分析處理）的途徑影響聽覺中樞。

　　這就是當在深夜聽到聲響時，在大腦分析理解之前，我們可能就會立刻做出本能反應的原因。我們可能要等一會兒才發現那只是遠處垃圾桶蓋砰砰作響罷了。如此快速的聽覺處理速度，跟情緒在皮質下和潛意識裡處理的本質有關[40]。

　　中腦對聲音的反應會受到血清素（serotonin）的影響，這是另一種跟認知及酬賞有關的神經傳導物質[41]。邊緣酬賞系統會在母鼠回應幼鼠的叫聲時發揮作用。離巢在外迷路的幼鼠會發出叫聲，母鼠把幼鼠帶回巢穴的這種社會行為，會導致催產素（oxytocin）的釋放，這是一種和母子連結有關的荷爾蒙。聽覺皮質對聲音元素所做的處理會受到催產素的影響，有生育經驗的母鼠和沒有生育經驗的母鼠，在聽到同樣的幼鼠叫聲時，大腦聽覺區的反應大不相同[42]。

　　雖然視覺、動作、思維和感受都會影響我們的聽覺神經元，然而，對聽覺處理的過程來說，最大的影響因子還是處理聲音的本身。我們生命中出現的聲音，也就是我們的聲音經驗，會在每個執行聽覺任務，以及把聲音轉化為意義的神經元上，留下無法磨滅的印痕。

　　我們之所以能夠學習，是因為神經元有了改變，反之亦然。不斷重複地做同一件事，最後就會變成那方面的專家，到時我們會說「這件事我在夢裡也能做」。當面對要萃取出某些聲音衍生出來的意義時，只要有足夠的經驗，聽覺系統處理這些聲音的方式就會自動改變，即便在睡夢中也一樣。

這是因為傳出系統所做的調整，驅使傳入系統改變了處理聲音的方式。在包括耳蝸在內的整個聽覺傳導路徑中，神經元的反應都是有可塑性的。神經元會隨著經驗累積改變放電行為，使得每個人對聲音產生獨一無二的反應，在後續的章節我們就會討論這種情形。

第三章　學習：當大腦外的訊號遇上大腦內的訊號

日常生活中的聲音塑造了我們的腦。

　　我的鋼琴老師兼調音師斯班納最近剛當上爺爺，他的女兒是世界一流的法國號演奏家。上個禮拜的某一天，他抱著三個月大的孫女，背景音樂播放的是雷夫・威廉斯（Ralph Vaughan Williams）的〈田園交響曲〉。當樂曲進入第二樂章，傳來一陣緩慢、溫和，縈繞不去的法國號聲時，原本睡得沉穩的女嬰醒了過來，她睜開眼睛四處張望，直到30秒後弦樂聲取代了法國號的聲音，她才又重新入睡。人類的聽覺學習（auditory learning）很早就開始了。

　　當兔子把某個聲音賦予了意義以後（也就是兔子經過學習得知某個特定聲音跟牠的身體健康以及生活福祉有關）這個聲音所引起的神經放電模式就會改變（圖3.1）*。看著聽覺皮質中的個別神經元改變放電模式，實在是很令人興奮的一件事，我覺得自己像是推開了一扇原先鎖住的門。親眼目睹大腦的基本建構單位，也就是個別神經元，

---

* 就算在最好的狀況下，以微電極探刺神經元的活性仍然不是簡單的事，而且這樣的實驗還需要讓兔子學會執行任務，這可能需要一段時間。由於實驗室位在繁忙的街道上，所以我通常選在來往車輛較少的半夜時段做實驗，這時候刺入神經元的電極比較不容易因為車子行駛造成地面震動而脫落。

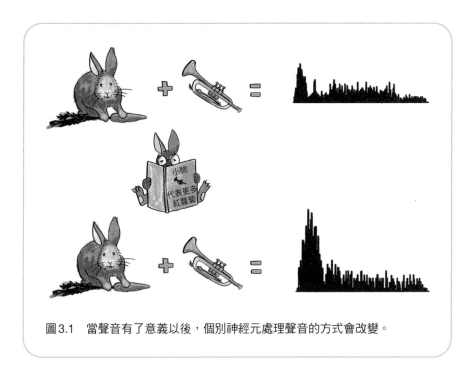

圖3.1 當聲音有了意義以後，個別神經元處理聲音的方式會改變。

正在學習，這讓我留下非常深刻的印象。

　　我們對這個世界的感知，極大部分是在我們沒有意識到的情況下發生。經過訓練的兔子並非有意識地讓神經元放電變得更活躍，就像會說義大利語的我在聽到義大利語時，並非有意識地讓我的大腦變得活躍。這一章，我希望透過生物學的角度，來解釋聲音意識通常如何以一些我們不會意識到的方式成為經驗的產物。

　　經驗所造成的腦部變化統稱為神經可塑性（neural plasticity）。如果硬要鑄造一個詞彙來總結我的職業生涯，我想「神經可塑性」應該是不錯的選擇，儘管我會因為沒把「聲音」兩個字擠進去而後悔。

　　雖然我非常關心聲音在神經系統中的處理原理，也就是哪些神經元會以放電的方式來回應聲音，但我最感興趣的地方在於：這些放電模式究竟為何產生？並延伸到下一個問題：當聲音在我們的世界裡被賦予意義以後，這些模式又是如何改變？如果要用一句話（一個詞彙有點不夠）來囊括我在職業生涯中所學到的事情，那就是這一章開頭的引言：「日常生活中的聲音塑造了我們的腦。」

我們的腦是怎麼塑造的？其實是在皮質、皮質下和雙耳之間形成迴圈的傳出系統讓聽覺學習成為可能。這種大腦至耳朵的網絡在規模和複雜程度上隨著演化過程而提升，傳出神經系統投射範圍甚至比大眾熟知的傳入系統（耳朵至大腦）還要廣泛。

多虧傳出系統的神經傳導路徑，我們腦中最精密、最靈活的部分，才能不斷跟我們身上神經解剖學上穩固連結的結構（hardwired structures）進行對話。這些離開腦部下行傳遞至感覺受器（像是耳蝸、視網膜等等）的訊息，就是學習得以發生的秘密*。

那些因為空氣分子壓力變化而產生的聲音，經過耳朵轉換後，以電流的形式進到傳入系統的處理流程（耳朵至大腦）中。根據不同的聲音元素（音高、聲波如何隨時間變化的訊息、音色），在耳蝸神經核、上橄欖體等構造中會有某群特定的神經元開始放電；之後，如果同樣的聲音再次出現，將會在傳入路徑上引起一模一樣的骨牌效應。不過，如果這個聲音有了新的意義，那麼隨時間推移，它可能會招募

---

* 譯注：所謂傳入系統穩固連結的結構與傳出系統之間的互動，可以想像成：傳入系統像是地景中經過長久時間自然形成的河流，水流動的方向是上游到下游入海。而傳出系統可以想像成人類為了生活的需求而建造出來的水道、運河、水庫、跟攔水閘門。這些因為人類生活需求而建造出來的結構可以讓水從下游往上游方向流動，也可能改變原來自然河流的流量、流速跟方向。我們神經的可塑性以及傳出系統與傳入系統間的互動，讓傳出系統有機會改變傳入系統的結構與訊息傳遞的方式。

另一群不同的神經元，或提升神經元的放電速率，或是在音調拓撲地圖中占據新的位置。這結果就如我幾十年前做的兔子實驗那樣。

感覺、認知、運動，和酬賞系統之間的相互作用，透過傳入和傳出系統的相互影響，改變了神經元處理重要聲音的預設方式。當聲音的意義發生變化，大腦向下游傳遞的訊號會讓傳入系統傳入的訊號有了新的設定，就生物學的角度來說，這代表已經產生學習和記憶的發生。這樣的模式像預設好跑道讓傳入耳中的聲音知道在哪裡降落，透過這種機制，我們可以知道什麼聲音是重要的。我們當下的聲音意識如何回應聲音的方式，取決於目前為止我們得到哪些跟聲音有關的生活經驗。

感官地圖

聽覺傳導路徑沿途都有像鋼琴鍵盤般的音調拓撲地圖，代表聽覺傳導路徑中的特定區域只會對特定的音高最為敏感。其他感官的神經傳導路徑上也有相似的地圖（圖3.2）：視覺系統有視網膜的視覺地圖，視覺腦區特定的區塊只會在可見物體出現在視野中的特定位置時有所反應。體感覺系統（somatosensory system，或觸覺）和運動系統也是如此，兩種系統各自有井然有序的系統地圖，對應著身體的不同部位。

在體感覺皮質區，我們的十根手指頭所對應的範圍很大；舌頭和嘴唇等觸覺占有重要性的身體部位，也對應著較大面積的腦部區塊；至於手肘、肩膀和腿所對應的腦部區塊則較小。

這種體感覺地圖分布不均的現象，我們自己就能觀察得到：閉上眼睛，請別人用兩根牙籤之類的尖銳物體輕輕觸碰你，如果對方選擇觸碰你的任何一根手指，那麼只要這兩根牙籤相距超過3公釐，你就能分辨出有兩根牙籤。然而，如果對方選擇觸碰你的背部或大腿，那麼這兩根牙籤相距必須3到5公分，你才能分辨得出有兩根牙籤，若牙籤相距小於3到5公分，你會覺得只有一根牙籤。體感覺皮質附近的運動皮質也有類似這樣的安排，需要做出精細、準確動作的身體部位，如手、手指、嘴唇和舌頭，在運動皮質區中的對應範圍比較大。

　　關於感官系統有學習能力的早期發現，有一些來自於科學家們觀

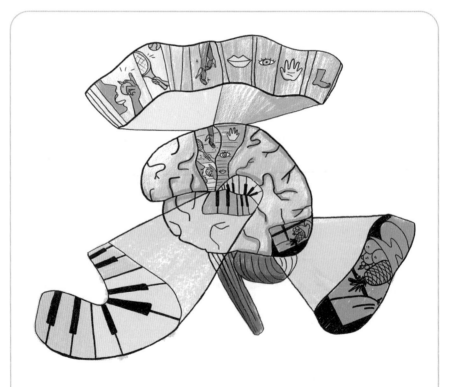

圖3.2　拓撲地圖並非聽覺系統的專利。視覺、觸覺和運動系統也和聽覺系統一樣，具備這種相當精準的基礎結構編排。

察到的感官地圖的變化。

1930年代，潘菲爾德（Wilder Penfield）、伍爾西（C. N. Woolsey）等人發現體感覺地圖和運動地圖以後[1]，一般認為這種身體部位和腦區的一對一對應關係，說明了大腦和身體之間在解剖學上的神經連結是穩定不變的（hardwired）。

但默澤尼克（Michael Merzenich）顛覆這個觀點，他證明一隻猴子以同樣兩根手指反覆執行同一項任務後，這兩根手指對應的大腦皮質區會擴大（譯注：有點類似「用進廢退」的概念）。同樣地，當猴子手上有條神經受傷了，這條神經對應的皮質區並不會因此沉寂，而是手的其他部位會進而取代而產生新的對應連結[2]。

也就是說，如果你的小指受傷了，小指所對應的皮質區並不會因此失去用武之地，而是被其他手指給徵用。在1970年代，默澤尼克對聽覺皮質的拓撲地圖也有一些初步發現[3]，後來他還發現多個地圖可以和諧地重疊共存，因此拓展了我們對皮質地圖的瞭解：聽覺皮質裡同時存在著對應各種聲音元素的地圖[4]，除了像鋼琴鍵盤般對應音高的高／低地圖之外，還有對應音量大聲／小聲程度的地圖，或是對應聲音空間位置的地圖。有關聽覺皮質可塑性的研究證實聽覺地圖相當有彈性[5]。

科學家還發現這樣的地圖可塑性能夠跨越不同感官的藩籬：鋼琴調音師可謂典型的「盲人職業」，是因為盲人通常具備極高的聲音敏感度，他們的視覺皮質可能被聽覺系統[6]和體感覺系統[7]徵召來使用；相反地，用手語溝通的聾人，他們的聽覺皮質則是被視覺系統占用來分析視覺的手語訊息[8]。這些例子說明了神經重組的強大能力，而這正是聽覺學習不可缺少的特性。

倉鴞的故事

　　要解釋聽覺學習是怎麼回事，我最喜歡用倉鴞和迷幻眼鏡的故事說明。倉鴞是一種夜行性的捕食者，因此無法享受有陽光幫忙照亮獵物的奢侈待遇，牠們得靠聲音定位來打獵。牠們的音源定位能力大概比我們好上一倍，從水平面及垂直面解析聲音的空間位置，精準程度大約可達1度角[9]。

　　音源定位精準可達1度角該怎麼想像？這麼說吧，假設我雙手平舉站在足球場某一邊的球門線上，然後打了個響指，在另一邊球門線上的倉鴞光憑聲音就能判斷我打響的是左手手指還是右手手指。對倉鴞來說，由於牠們兩耳之間存在著高度差和方向差（一耳朝上，一耳朝下！），牠們可以判斷出空間場域中任何一個聲音的位置，牠們還能精準定位出聲音的高度，這對人類來說是非常困難的事。

　　倉鴞跟人類一樣，都是利用聲音抵達兩耳的時間差和音量的差別來判定聲音的位置。

　　人類根據聲音的頻率以決定使用哪種線索來進行音源定位 —— 面對高頻的聲音我們主要用音量差異的線索來判斷音源位置，低頻的聲音則是使用時間差來判斷。至於倉鴞，不管聲音的頻率如何，牠們都能同時利用這兩種線索來進行音源定位：用時間差判斷聲音來自左邊或右邊，用音量差判斷聲音所在的空間高度[10]。如此一來，倉鴞便有足夠的資訊，得以像在方格紙上定位標出聲音的位置。

　　那麼，迷幻眼鏡何時才要出場呢？靠著視覺和聽覺之間的神經整合，倉鴞建立的空間聲音地圖會和空間視覺地圖緊密配合。然而，這種緊密配合狀態需要透過學習才能達到。

對年輕的倉鴞來說，老鼠吱吱叫的聲音抵達右耳比抵達左耳的時間稍早一點、音量稍大一點，這並沒有任何空間上的意義；直到牠學會將雙耳時間差和音量差這樣的線索，以及空間中右上方的刺灌叢（而非左下方的野草叢）裡有午餐這兩件事建立起關聯。如此一來，在聽覺中腦形成的聽覺空間地圖，就能和在視覺中腦形成的視覺空間圖接合起來，再加上傳出系統居中協調和記憶的幫忙，經過持續發展和經驗累積，這兩張在中腦所形成的地圖就能夠互相配合。

這時候，假設老鼠叫聲抵達倉鴞左耳的時間比抵達右耳早了50微秒，這會促使倉鴞以迅雷不及掩耳的速度把頭往左轉，精準地鎖定左邊視野中對應著這項聽覺雙耳時間差線索的地方——大約偏離視覺中心20度——也就是這隻倒楣老鼠所在的位置。

接下來有請神經科學家出場。

在倉鴞眼前放置稜鏡是可以辦到的，就像讓牠們戴上護目鏡（圖3.3），這會讓倉鴞視野中的空間位置發生位移。先假設倉鴞已經知道當聲音抵達兩耳的時間點有某種差別時，代表著發聲物體所在的位置稍微偏向牠的左側。但是現在，多虧了變形護目鏡的幫忙，我們可以讓倉鴞把來自同樣位置的同一個聲音，和牠視野中右邊的物體建立起關聯。

戴著護目鏡過了幾週之後，倉鴞會建立一張新的聽覺—視覺空間地圖，讓牠知道聽見某個特定聲音時要把頭往右轉。如果倉鴞得以成功完成打獵，把老鼠吃進了肚子裡，這就成了完美例子來說明傳出系統如何從中媒介而完成新的學習行為[11]。以打獵的成敗為動機，加上傳出系統居中調節並推動，倉鴞學習建立起新的聽覺—視覺地圖，導致聽覺中腦中神經元的接收域（receptive field）發生質變（如果你們

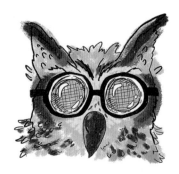

圖3.3 戴上護目鏡的倉鴞。

好奇的話，待稜鏡誘發的地圖重組完成後，再將稜鏡移除，倉鴞的空間地圖終會回復正常，但不是馬上）。

聽覺學習有年齡限制嗎？

我們都知道，年輕的大腦很適合學習。科學家曾經認為，聽覺—視覺空間地圖重組只會發生在年輕的倉鴞身上。一開始，他們在比較年長的倉鴞身上並沒有觀察到稜鏡誘發的空間地圖重組現象[12]，表示過了青春期這段敏感時期以後，皮質下的神經重組也許不可能。

然而，事實證明，不同年紀的倉鴞原來擁有不同的學習策略。科學家透過按部就班的方法得到了不同的實驗結果：如果讓較年長的倉鴞先戴上只會使視覺地圖偏移六度的稜鏡，而不是像年輕倉鴞一樣直接戴上使視覺地圖偏移二十三度的稜鏡。這麼一來，年長倉鴞就能順利學習，之後若能以偏移程度較小的稜鏡循序漸進改變偏移角度，年長倉鴞地圖重組的程度最終可以跟年輕倉鴞不相上下[13]。倉鴞實驗以及其他類似實驗的結果，都帶來了令人樂觀的發現：只要有正確的方法和適當的設計，任何年齡都可以學習。

跟倉鴞有關的研究還有另一項意義特別重大的發現：無論任何年齡，生活在豐富環境中（一個讓倉鴞有機會接受刺激、進行探索，並與其他倉鴞互動的大型鳥舍）的倉鴞，學習速度比獨自關在籠子裡的倉鴞來得快[14]。後續我們將一再看到豐富的（以及貧瘠的）環境對聲音意識所產生的影響。

聽覺神經系統的學習

倉鴞的故事揭露了一項關鍵的生物機制，這項機制是我們學習感知這個世界的基礎，讓我們看見傳出系統多麼強大，透過經驗的累積就能讓聽覺神經系統的基本線路重組。這個機制讓我們知道，感官之間會進行大量的交叉對話，還證明了只要有適當的環境，這樣的神經重組在個體一生中隨時都能發生，同時還特別強調了時間（我個人最喜歡的聲音元素）有多重要。

當聲音和意義有了連結之後，我們的腦中究竟發生什麼變化？整個聽覺傳導路徑，包括皮質區、皮質下區域、聽神經，和耳朵本身都是學習行為發生的地方。在各種我們視為理所當然的聽覺的偉大行為中，傳出系統有絕對的重要性。

聽覺皮質區的學習

因為聽覺皮質具有音調拓撲地圖的特質，聽覺皮質中的任何一個神經元都有偏好的音高（即聲音的頻率），也就是對某個音高會產生最好的回應，其他頻率的聲音對於特定神經元的放電可能不會產生影響，或影響的程度很小，甚至有些頻率可能會抑制神經元的放電[*]。

皮質地圖非常適合用來說明當我們學著在聲音和意義之間建立關聯時，腦中究竟發生了什麼事。舉例來說，雪貂的聽覺皮質中有個神經元偏好的頻率大概是8,000赫茲，在這個偏好頻率之外的抑制頻帶，頻率約集中在6,000赫茲[†]。接著，透過學習，雪貂知道有個6,000赫茲的聲音代表著某樣牠關心的東西，可以說是某種獎勵。經過訓練之後，先前這個只會對8,000赫茲產生回應的神經元，把6,000赫茲也納入了它的回應範圍內，並且在聽到原本偏好的8,000赫茲時，它的放電程度也變得沒那麼活躍（圖3.4）。

在這裡我們只討論單一個神經元，但其實附近（例如原先喜歡7,000赫茲）的神經元也會加入這樣的行列，開始對6,000赫茲產生回應。這說明了動機可以驅策神經元對新出現的重要聲音元素進行進一步解析[15]。

聽覺皮質下區域的學習

雪貂跟倉鴞、人類一樣，利用兩耳之間聲音的時間差和音量差

---

[*] 譯注：會抑制聽覺皮質特定神經元放電活性的音頻，當然不是其偏好頻率，而是「接近」偏好頻率的頻率，可能比偏好頻率高一些或低一些。這種機制可以增加特定神經元對於其偏好頻率的選擇性或專一程度，進而增強聽覺皮質對聲音音頻的解析度。

[†] 譯注：亦即8,000赫茲的聲音會讓此神經元產生興奮的放電反應，6,000赫茲會抑制這個神經元的反應。

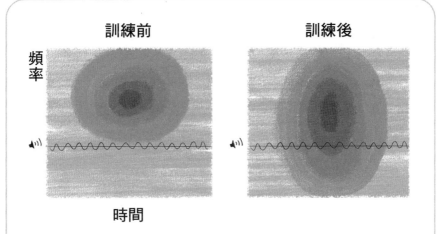

圖3.4 神經元會隨著學習而改變。深灰色的區塊變大代表神經放電對應的頻率範圍增加。接受訓練前（左圖），神經元最大的活躍程度集中在某個特定頻率，如8,000赫茲。當雪貂知道一個頻率較低的6,000赫茲的聲音（圖中的波形線）很重要時，神經元會產生反應的頻率範圍便納入了6,000赫茲（右圖）。

來判斷音源的空間位置所在。當感官輸入（sensory input）發生變化（如塞住其中一隻耳朵）在度過一開始的衝擊之後，個體還是可以重新習得音源定位的能力[16]。

一旦建立了聽覺空間地圖（或者透過訓練重新建立了聽覺空間地圖），就算利用化學藥物讓聽覺皮質到聽覺中腦之間的傳出系統的線路失去活性，已經習得的音源定位能力幾乎不會受到任何直接的影響。

然而，如果失去傳出系統的線路與連結，個體就無法建立新的地圖，也無法學習[17]。反之亦然，無論何種原因使聲音失去意義，聽覺空間地圖會恢復原樣，但若沒有完整的傳出系統，這種改變也不可能發生[18]。聽覺皮質和聽覺中腦之間必須要有完整的連結，學習或反學習（unlearning）才能發生*。

關於傳出系統如何造成大腦對於聲音刺激的反應產生變化，其實還有另一種看法，那就是藉由模擬傳出系統的活動來觀察發生什麼事。利用電流直接刺激聽覺皮質某個特定區域的神經元，可以發現在傳出路徑中與聽覺皮質那個特定區域有連結的聽覺中腦[19]和聽覺丘腦[20]區域，其中的神經元也會發生相應的變化，聽覺中腦和聽覺丘腦透過招募額外的神經元或觸發抑制作用[21]，因而有更敏銳的反應。這種聽覺皮質造成的影響，還會從聽覺中腦擴及至遠在聽覺皮質好幾站之外的耳蝸神經核[22]。

在人類的聲音意識中，由訓練所引起的改變是由上而下產生影響，就像倉鴞和雪貂在學會新的聲音意義時，聽覺中腦會改變處理聲音的方式一樣。

我們可以藉此推測，一個患有多種中耳炎症的孩子可能無法正常的學習。這些孩子就跟耳朵被塞住的雪貂一樣，他們的聽覺系統接收到比較安靜的訊號（訊號只來自一隻耳朵），因此不難想像在聽覺發展的敏感期，他們的聽覺學習可能會受到阻礙[23]。

在接下來的章節，我們會繼續探索聽覺學習，看看我們對聲音的意識如何隨著我們生活中的聲音而變得更好或更壞。

---

* 譯注：作者在此想討論的是，當聲音出現新的意義時，聽覺皮質下的構造如何因為學習處理這個新的意義而產生不一樣的反應。
至於聲音如何產生新的意義，作者可能認為這過程應該先在皮質發生。然而，在皮質發生的改變，必須透過傳出系統才能夠傳到皮質底下的聽覺構造，所以作者在這段會特別強調傳出系統的重要。

聽覺學習造成的改變，可以延伸到耳朵嗎？

有沒有任何證據指出耳朵會因為經過訓練，或以其他形式受到傳出系統的影響而改變本身的運作方式？在我回答這個問題之前，先告訴各位一件驚人的事：耳朵本身可以發出聲音（想像一下你的眼球會發光！）。

內耳（耳蝸）裡有內毛細胞和外毛細胞，聲波造成耳膜的振動之所以能夠轉換成聽神經傳導的電流，要歸功於內毛細胞。至於數量是內毛細胞三倍之多的外毛細胞有什麼作用呢？

這些超級受器是大腦至耳朵傳出路線最終的接收端，是一種非常複雜而且本身能夠運動的構造[24]，而且，透過外毛細胞的運動，可以修改內毛細胞和大腦之間的溝通，像是讓安靜的聲音變得大聲點，讓很吵的聲音變得小聲點，如此一來可以增加我們所能聽到的最大與最小的音量範圍。可以說，藉此我們的耳朵也在認真聆聽我們大腦傳來的訊息。

外毛細胞的運動會產生可以聽見的聲音（audible sound），我們可以用置入耳道的微型麥克風錄下這些聲音。這種聲音的正式名稱挺無趣的，叫做「耳聲傳射」（otoacoustic emission，OAE），是一種由聲音所誘發的聲音[25]。

只有在你的耳朵能夠「聽見」誘發音的頻率時，才會產生耳聲傳射。新生兒的聽力篩檢也因此有了重大革新，現在只需要幾秒鐘的時間，就能夠判斷受試者的耳朵是否能針對一系列對人類溝通而言很重要的聲音頻率產生回應。

耳朵可以製造聲音，而且是透過傳出系統所控制的耳朵構造（即外毛細胞）來發出聲音，這件事除了彰顯大腦至耳朵傳出系統的重要性之外，還提供了一個便利的窗口，讓我們窺看大腦如何跟耳朵進行溝通。

事情是這樣的：首先，在受試者的右耳播放聲音以誘發耳聲傳射，回傳的聲音代表耳蝸活動的基準值。接著，在重複這個過程的同時朝受試者的左耳播放一個大音量的噪音，聽起來像茲茲聲的白噪音就很好。當大腦部接收到左耳聽到噪音的消息後，會透過傳出系統開始對雙耳施加影響，要耳蝸裡的外毛細胞冷靜下來，把訊號放大的機制關小一點，以保護聽到噪音的那隻耳朵[26]，這時候可以看到耳聲傳射的量因此變小。由此可知，大腦對聽覺的控制一直延伸到聲音處理的第一階段。

大腦還可以透過其他幾種方法來影響耳朵。

首先，當聽覺皮質受損，或是受到電流刺激時，耳聲傳射的音量會降低[27]。

其次，當一個人被要求必須注意聽某個聲音，而不是單純呈現放鬆狀態時，耳聲傳射的音量大小也會受到影響，這也再次說明耳蝸受到傳出系統的控制[28]。

第三，音樂家一生都在累積對聲音的專業分析，他們的耳聲傳射有獨到之處，而且他們的耳蝸可能比一般人更精密[29]。第四，聆聽時同時觀看有人說話的影片，或者只是單純聽聲音而沒有觀看影片，也會影響耳聲傳射的音量大小[30]。由此可知，我們的大腦，甚至是初步用來感覺聲音的上皮組織，也就是耳蝸，在處理聲音時，都受到完整的傳出系統牢牢地控制著。

注意力之所在，學習之所在

我是一位吉他手，我先生是一位吉他演奏家。有一天，我正在研究險峻海峽樂團（Dire Straits）〈搖擺樂之王〉（Sultans of Swing）的獨奏。諾弗勒（Mark Knopfler）的獨奏中有段很特別的旋律讓我百思不得其解：迪迪迪、迪迪迪、迪迪迪，我根本沒辦法這麼快地連續撥奏三次。

這時，我先生走過來告訴我：「妮娜，注意聽，你會聽出來他是用左手撥弦的。」（在右手撥弦一次的過程中，改變左手的指法，透過左手勾弦彈奏出多個音符。）勾弦音聽起來很獨特，透過勾弦不只可以提升彈奏的速度，還可以改變聲音的音色（泛音組成）。

過了一會兒，我聽出來了，我可以辨認出不同的音色。我猜，我腦中那個混音器的泛音推桿已經往上調了。但是，一開始我得先學習該注意什麼東西。唯有當我全心全意傾聽勾弦音形成的泛音時，我才能真正聽到它。唯有經過時間、努力和集中注意力的訓練，聽覺才能變成無意識的自動反應，也就是建立了預設的回應機制。

在感官知覺—思考—運動—情緒感受組成的聲音意識網絡中，注意力屬於思考的範疇。有了注意力，感官地圖就會重新組織[31]，而其重新組織的程度和長期穩定性則是跟投入多少集中注意力有直接關係[32]。注意力所驅動的學習會因為相應的多巴胺[33]釋放而變得更加鞏固。多巴胺是一種由中腦產生的神經傳導物質，可以調節我們的注意力，也跟酬賞及動機有關。

儘管我們的腦中有數十億個神經元，儘管我們的感覺系統如此精密複雜，但我們就是無法處理每秒所經歷的每個影像、聲音、動作、氣味以及每一陣溫暖的微風。面對如此大量的感官訊息輸入（據估計每秒至少有1,000萬位元），我們必須建立訊息處理的優先順序。不管你是在打獵、躲避捕食者、聽演講、閱讀、安全地在這個世界到處探索，或是享受一段吉他樂曲，我們都得濾除非必要的感官資訊，專注於當下重要的訊息。

要做到這一點，必須靠注意力來幫忙。我們一生都在學習什麼是重要的，透過這樣的學習教會了我們的大腦哪些聲音、景象及氣味是需要我們注意的，哪些是該忽略的。猶他大學的心理學家斯綴爾（David Strayer）曾說：「注意力就像個聖杯，你所意識到的一切，進入你世界的一切，你所記得和遺忘的一切，都取決於它。」[34]

注意當下

我們每天都會面臨的狀況，就是要在同時有他人交談的嘈雜空間裡聽朋友說話，這就是所謂的「雞尾酒會問題」（cocktail party problem）：我們必須把聽覺專注力放在朋友的聲音上，而忽略其他人的聲音。

透過腦中的網狀活化系統（reticular activating system），我們可以專注於我們想要的，而忽略我們不想要的。這個連結皮質和皮質下的系統可以直接作用在整個聽覺傳導路徑，使得神經元回應聲音的方式可以因集中注意力而改變。

先前我們已經看到當雪貂學會去注意新的聲音頻率時，聽覺皮質中的個別神經元會改變其反應的頻率範圍，納入這個重要的新頻率[35]。如果雪貂學會將兩個不同的聲音之間連結到兩個不一樣的結果

（學會忽略其中一個聲音，注意另一個聲音）那麼單一神經元會針對這兩個頻率同時做出相應變化[36]。學習引發神經元反應的變化並不局限於頻率，如果學習任務的設計方式是使得另一種聲音元素（如聲波如何隨時間變化的訊息）變得有意義，那麼神經元產生回應的時序模式也會有相應的改變[37]。

丈夫聽不見的原因

因為注意力造成大腦對聲音元素的頻率或時間訊息的反應有所改變時，這樣的改變也會發生在包括中腦[38]以及聽神經[39]在內的整個聽覺傳導路徑之中。這個機制透過傳出系統可能讓外毛細胞所提供的聲音放大作用因此降低，這也許是我的丈夫在看書時聽不見我發出聲音的原因。

當受試者接受訓練，學習在聽見兩個同時發出來的句子時，只注意其中一句，我們記錄他的神經元活動會發現，大腦對於同時發出來那兩句的神經反應，比較接近受注意語句的聲波波形。換句話說，對第一個語句所投注的集中注意力抑制了神經元對第二個語句同樣明顯但文意不重要的處理[40]。所以，我們所處的情境以及所得到的資訊脈絡很重要。

聲音意識會跟邊緣、認知、感覺及運動系統共同合作，來強調當前的聽覺目標。今天的聽覺目標也許跟明天不同，能有這樣的彈性是很重要的。然而，有些人必須對聲音細節持續投入注意力，透過這些聲音專家，我們可以深入瞭解不斷需要在當下投入聽覺注意力如何讓聲音意識發生轉變，形成 種全新、持久且強化的預設狀態。

專家的持續性注意力

我不太看運動比賽，就拿籃球比賽來說吧，我對於籃球規則只有最基本的瞭解，場上所發生的事情多數我都不懂得欣賞，只懂得看球有沒有投進籃框。然而，如果我聽了評論員（大部分是退役球員）的講述，他所說的一切會讓我感到驚異。評論員彷彿看到了完全不同的景象，他描述並分析有關進攻戰術、防守區域、時間管理、犯規策略的細節，以及許多我看不出來的細微差異，這是因為我不知道該把注意力放在哪裡，而評論員知道該注意哪些地方，所以他確實看到了不同的景象。

另一方面，我演奏音樂，這使得我很熟悉我所彈奏的樂器聲音，因此我懂得欣賞表演者演奏時呈現的細微差異，就跟籃球評論員一樣，我知道該注意什麼地方。

一位聽覺專家可能是音樂家、雙語使用者、運動員、音訊工程師或設計師，甚至可能是一位愛好賞鳥或冥想的人。就我們所使用的語言而言，我們都是專家。對各式各樣的聽覺專家來說，是腦外的訊號（聲音）打造了腦內的訊號（電流）。作用在聽覺專家身上的機制適用於我們每一個人，只不過在專家身上比較容易觀察到這些機制而已。正因如此，研究聽覺專家讓我們可以更瞭解自己的大腦。

在你閱讀這本書的當下、在你一個小時之後出門遛狗的那會兒、在你一週後窩在長途巴士上準備參加表親的婚禮時，你的大腦處理聲音的方式是你過去所關注的聲音造成的結果。在我們的一生中，任何形式的聽覺學習累積起來會逐漸地形塑我們的大腦。聲音經驗的積累除了幫助我們轉移當下的注意力來完成單次性質的任務之外，還會改變我們的大腦。當我們愈是明確關注某件事情，關注它的時間愈長，聲音意識中的聲音編碼系統愈是會據此發生改變。

關心之所在，學習之所在

我們可能記不得英文老師上的第五節英文課那數不清的句子圖解，因為那實在太無聊了*。在大部分的狀況下，我們會學習關心的事物。當我們試著學習某件事時，唯有對這件事有強烈的感受才能產生最大的動機。不管你是學習找獵物的倉鴞，或是第一次拾起電吉他的青少年，當這些聲音對你而言有了意義時，就會活化腦中的酬賞中心。倉鴞在乎自己的捕獵能力，這攸關牠能否生存下去；剛萌芽的音樂家則是在創作自己的音樂時投入了情感。

邊緣系統對學習行為有極大的助益，可以誘發更快速、更持久的學習效果[41]。事實上，少了邊緣系統，聲音意識可能無法更新或重組[42]。直接以電流刺激邊緣系統，甚至不需要經過訓練就可以讓大腦中的音調拓撲地圖進行重組：只要將一個單音和邊緣系統接受到的刺激配對起來，聽覺皮質中的音調拓撲地圖就會發生改變，使得對應這個音的區塊變大[43]。

此外，當動物關心某個事件時，光是預示那個事件的聲音就能對他的邊緣系統造成刺激[44]，其效果就如直接刺激邊緣系統所造成聽覺系統的改變。很顯然地，感受和聲音意識之間存在著一條互相影響的雙向道路。

---

* 說真的，我超愛句子圖解。

從有意識的聲音處理，到無意識的聲音處理

前陣子我換了手機鈴聲。一開始，當有電話打來時，我沒辦法馬上聽見手機在響。但過了幾天之後，即使手機在另一個房間，我也能聽見它在響。

這個看似平常的例子可以說明「無意識學習」（unconscious learning）。讓我再舉個更戲劇性的例子吧，就是著名的HM案例。HM這名年輕男子是一位癲癇患者，為了緩解癲癇症狀，他接受了腦部手術，切除的部位包括了海馬迴（hippocampus），也就是主要的記憶儲存位置。

雖然HM的癲癇症狀因此緩解了，但他再也無法形成新的記憶。他記不得才見過面的人，也記不得剛發生過的事。然而，如果要求他執行鏡像繪圖之類的任務時，即使到隔天他不記得自己曾做過這樣的事，但他的表現還是一天比一天好[45]。這對他來說就是無意識學習。

我們曾需要刻意集中注意力，來控制滑溜溜的踏板和搖來晃去的手把，而今，我們可以不自覺地、無意識地、毫不費力地騎乘腳踏車。對我們而言有重要意義的聲音也可以發生這種轉變。不管是在當下，或是經過一段很長的時間，聽覺神經系統都對聲音意識進行調整與校正。首先是最具可塑性的聽覺構造，也就是聽覺皮質，產生改變幫助我們完成手邊當下的任務。

但隨著注意力的持續關注和事件的重複發生，最後整個聽覺傳導路徑上的構造都會發生改變，形成新的預設狀態。這時候，具有重要性的聲音訊號，例如心愛樂器發出的聲音、我們母語的語音、教練在場邊大喊的指令、籃球在場上運球的聲音、我們名字的聲音或新設的

手機鈴聲，都會成為聽覺系統優先編碼的對象。

跟聲音有關的經驗在我們的聲音意識中留下了影響，對於過去那些好不容易學會的，關於特定聲音與意義的連結，你再也不用投入注意力；現在，你的大腦會自發地、無意識地以一種更新、更快、更有效的新方式來處理這些聲音。打從我們住在子宮起，聽覺神經系統就默默地從我們的生活中接收各種聲音模式[46]。

你做某件事情的次數愈多，聲音意識的學習效果就愈強。雪貂經過幾小時學習所產生的變化，對聽覺意識的影響力不如一生從事音樂活動或使用第二語言來得久遠。

內在與外在的聲音經驗如何轉變成記憶？藉著神經傳出系統改變大腦處理聲音的方式，學習得以發生，但不同構造受到影響的方式不盡相同。一般而言，愈靠外面的結構（也就是愈靠近耳朵，愈靠近聽覺傳導路徑階層圖底部的構造），發生改變所需的時間就愈長，需要的訓練、練習和注意力也愈多。學習完成後，因為學習而發生擴張情形的皮質地圖也可以恢復到未經訓練前的狀態，例如當新的學習策略出現，不再需要皮質付出努力時，就會產生這種轉變[47]。不過，對較外圍、皮質下結構來說，訓練所產生的結果（轉變為新的預設狀態，即記憶）往往是持久的。

因此，雖然皮質重組有助於形成短期記憶，但長期聽覺記憶的形成需要重新設定整個聲音意識形成系統的預設狀態，這樣的重置牽涉到耳朵至大腦聽覺傳導路徑沿途中所有跟聲音有關的反應。也就是說，在聽覺訊息傳入途徑中經過學習而改變的活動已成為記憶的本身。從這個觀點出發，整個聽覺神經系統都保存著我們的聲音經驗。

通常我們不會意識到這些發生在大腦裡的奇蹟。然而，生物學原理讓我們進一步瞭解大腦如何形塑我們對聲音的獨特反應。就像籃球播報員和我看到的是兩種不同的籃球賽一樣,每個人經歷的聲音場景也都不同。透過過往的聆聽經驗和對聲音投入的注意力,像是我們所說的語言、我們創造的音樂等,那些對我們的生活而言很重要的聲音,形塑了我們大腦中獨特且可以自動處理聲音的基礎設施[48]。

聲音改變了我們。

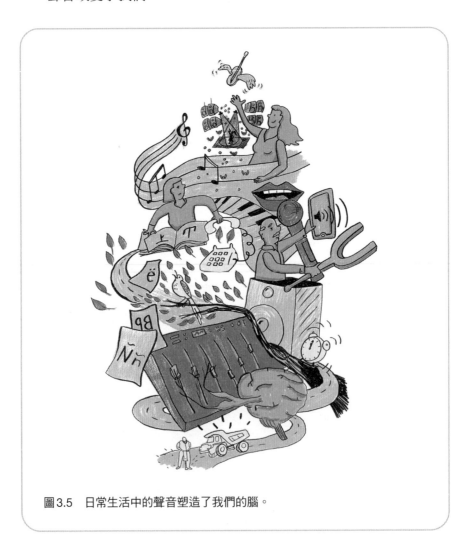

圖3.5　日常生活中的聲音塑造了我們的腦。

第四章　大腦怎麼聽？

科學是人類深刻努力的成果。

「大腦裡究竟發生什麼事？」是人類不斷討論的問題，也是我所有研究的主旨。如果無法測量大腦裡發生了什麼事，就很難判斷處理語言、音樂，及身體健康相關聲音背後的生物學基礎。多年來我一直在尋找令人滿意的方式探索大腦，藉此瞭解聽覺系統處理聲音的能耐有哪些細微之處。

科學家就像站在一塊狹窄的混凝土板上，經過幾十年或幾個世代的發展，試著把這塊狹窄的混凝土板拓展成一片能夠支撐我們體重的地板。某塊混凝土板在初期看起來可能很有展望，但要是它變得不牢固，就有可能被拋棄，並由其他更符合已知事實的路徑取代。

科學是人類深刻努力的成果，是種謙卑的嘗試，想在如一片遼闊黑暗的未知中投入一點光亮。我的研究旅程（那塊我打算貢獻的混凝土板）就是找出一扇窗，窺看大腦處理聲音的過程。

科學進展並不是把所有事實集合起來呈現而已，而是依賴著事情的來龍去脈和人。

科學通常以片段且去脈絡的媒體金句或頭條標題形式呈現給大眾，例如看到「科學家表示培根有益人體健康」的標題時，人們个是以為去年出現「培根不利人體健康」的標題已經失效，或是早就忘了曾有過這樣的標題。

「真正的」科學發展並非如此，而是由各種禁得起反覆驗證的想法緩慢累積而成。那兩個有關培根的研究，以及在此前後的大量研究會提供愈來愈多的證據。證據累積起來，才能闡明這種用鹽醃製的豬腹肉對人類的健康和營養有何價值可言。

我們不應單憑一項獨立研究就宣布某件事情「結案」，雖然偶有記者或希望獲得贊助、名聲的科學家會如此宣稱。儘管「做出結論」可能令人滿意，但發表不夠謹慎的科學報導，導致民眾忽略不合己意的科學事實，就會造成很大傷害。

尋找最適合的研究方法

過去，聽覺研究的領域一直聚焦在耳朵至大腦的傳導路徑，這麼做是合理的，因為總要從起點（耳朵）開始，然後以此為基礎逐漸發展，慢慢地把一塊一塊混凝土板拼湊起來，以瞭解聲音究竟如何進入我們的腦，在腦中又是如何傳遞。隨著這個領域的演變（Brainvolts也為這樣的變化貢獻了一己之力），我們開始意識到耳朵至大腦的傳導路徑並非聽覺的全貌，這背後還有一個更深層的系統，涉及大部分其他的腦區。

我一直急切地想知道「大腦裡究竟發生了什麼事」，以瞭解生活中的聲音讓聲音意識產生哪些變化。我想知道我們是如何塑造聲音意識，使我們成為更厲害的音樂家及運動員，使我們更進一步聆聽周遭所有動靜，如鳥兒的鳴唱和愛人的低語。

1. 我需要一種生物學研究方法，以揭露那些細微到我們甚至沒有意識到的聲音處理過程。

一項針對海馬迴（對新記憶的形成很重要的腦部構造）進行研究的實驗給了我靈感：加州大學洛杉磯分校神經外科教授弗萊德（Itzhak Fried）和他的同事讓受試者看一組圖片，同時直接記錄受試者海馬迴的神經活動。他們發現，當受試者看到他們曾經看過，但卻不記得的圖片時，海馬迴神經元會做出回應[1]。

顯然，大腦「知道」的事比我們意識到的還多。我想要在聲音意識中尋找相似的情況。

2. 我需要去記錄聽覺系統如何處理音高、聲波中的時間變化和音色等聲音元素。

3. 我需要在聆聽者無須主動參與的情況下就能得到這些資訊。

探究聲音意識的方法必須也能夠用在難以執行任務、年紀太小、因病無法坐著，或是語言障礙的受試者身上。我想找到不靠賭注或運氣、適用於所有人的方法來探索聲音意識。

4. 這個方法要能反映經驗如何塑造聲音意識，這些經驗可能來自於學習其他語言、音樂創作、成為運動員的過程、閱讀困難面對的苦惱，或腦部損傷等等。

5. 最重要的，我需要用這樣的研究方法來揭示個別大腦中的聲音處理，可以看出每個人如何以獨一無二的方式聆聽這個世界。

如今，我知道頻率跟隨反應（FFR）這種方法可以記錄大腦對聲音的反應，進而讓我們理解上述關於聲音意識的好奇。

接下來要聊聊我如何開發這種方法來回答各種問題，途中有出師不利的時候，也有走進死巷的時候；故事內容包括了原先未知的事情如何變成現在已知的事情，而我們又能根據現在所知提出哪些問題。

由腦外測量腦內訊號

如果我正在跟你說話，那你的聽覺神經系統會產生電流。這種由聲音引起的電子訊號傳達到頭皮表面的程度很微弱，不過，我們可以用頭皮電極加以測量。

但這麼做難度很高，因為不是只有聲音會讓大腦產生電子訊號，我們眼睛所見的景象、我們坐直時候的動作、我們的心跳等等，都會使大腦產生電子訊號。此外，房間裡的電腦、牆壁上的插座、我們的手機等等都會產生電場，我們必須在充滿了電子訊號的大環境中，擷取聲音所引起的微小電子訊號。而大部分的電子訊號，無論是腦內及腦外，都不是我們研究關心的對象。

有辦法讓其他不屬於聽覺範疇的電子雜訊全都消失嗎？可以的，透過訊號平均化（signal averaging）至少可以得到第一近似值（first approximation）。

平均化的概念是：當某個聲音重複地出現許多次時，大腦每次產生的電反應可以平均化。至於電子雜訊，不論是來自個人或其他外在因素，都是隨機發生的，不管是呼呼運轉的電腦，或者是受試者因為感到鼻子癢而去抓撓，還是他的心跳所引發的電反應皆如此。這些雜訊會在平均化的過程中逐漸消失；因為給受試者聽的聲音是持續播放的，負責播放聲音的電腦會精準地標定聲音播放的時間點，並把每次聲音播放後收集到大腦的電反應都堆疊在一起。

透過這種方法，任何跟受試者所聽到的聲音同步的腦部活動，會對最終平均值產生具有建設性的貢獻。與此同時，混雜其中的非同步雜訊，如咳嗽聲、關節發出的喀喀聲、螢光燈發出的閃爍，則會給平均值帶來破壞性的影響。如果給受試者聽的聲音重複播放的次數夠多，這些雜訊終會被排除在平均值之外並趨近於零。一旦雜訊造成的干擾變得夠小，剩下的就是聲音所引起的腦部活動*。

推論訊號來源

不需在頭皮上移動電極，藉由改變聲音，我們就能夠記錄到從聽神經到聽覺皮質之間不同聽覺傳導中繼站的訊號。等等！如果電極不是直接放置在聽覺神經系統的構造中，我們如何得知記錄到的活動是來自腦幹、中腦、丘腦、皮質，還是其他地方？

可以根據記錄這些腦區活動時所發現的聽覺傳導原則來進行推論 —— 多數時候跟速度有關：隨著訊號由耳朵傳至大腦的途徑中，神經元跟訊號同步（即神經元針對特定聲音元素的訊號時同步放電）的速度會下降。有些聽覺構造專門處理數十秒的時間規模，有些負責處理數秒、毫秒或微秒等級的時間規模。簡言之，皮質處理訊號的速度慢，皮質下構造處理訊號的速度快†。

---

* 譯注：要收集大腦對於特定聲音的頻率跟隨反應，可能要重複播放同一個聲音至少300到800次以上才能得到雜訊小的訊號。

† 聽神經放電速度相當快，如果你播放一個頻率為好幾千赫茲的聲音（也就是每秒有好幾千個正弦波週期），聽神經每個週期都會跟著放電。狀況好的時候，丘腦的放電速率為幾百赫茲，聽覺皮質約為100赫茲，中腦的放電速率則是介於兩者之間。因此，如果受試者頭上的電極針對一個語音明確記錄到700赫茲的反應（700赫茲是「啊」這個聲音重要的泛音頻率），那麼你可以很有自信地排除這是來自丘腦或皮質的放電訊號。丘腦和皮質還是會處理這些頻率較高的訊息，但它們並不像中腦會鎖定聲波訊號的每個週期放電，也就是鎖定相位的方式來處理訊號。

第一步：察覺聲音的變化

　　無論是聽覺、視覺或體感覺系統，我們的大腦會以一種可預期的模式來回應刺激的變化，科學家善加利用了這個事實。

　　想要測試人腦如何偵測到聲音發生變化，你可以重複播放一個聲音，然後在十次裡面有一次，你改播另一種聲音，像這樣：嗶－嗶－嗶－嗶－嗶－嗶－啵－嗶－嗶－嗶。在「啵」聲之後，你會在頭皮電極所記錄到的電波圖裡看到一次波形擾動，表示受試者的大腦偵測到嗶－啵這樣的變化。

　　我們之所以演化出這種重要且實用的生存技能，很可能是因為我們的遠祖需要偵測當下聲音場景中的變化，提醒自己注意潛藏的危險（如蟋蟀唧唧叫的時候有條蛇突然動了一下）。因此，偵測聲音的變化是一種根深柢固的能力，十分值得研究。

　　大腦對於刺激改變而引起的反應中，最為人熟知的一種，是犯罪偵查時用來尋找線索的方法。假設現在發生了一起謀殺案，幾個可疑的嫌犯會接受測試，嫌犯的頭皮會接上電極，接著讓他們看一系列武器的圖片，一次一張：手槍、步槍、卸胎棒、一瓶劇毒的番木鱉鹼、獵刀、剁肉的菜刀、榔頭……無辜的嫌犯對這起凶案一無所知，他們在看到每張圖片時都會產生一樣的腦部活動。但真正的罪犯在看到犯案凶器時，大腦會產生不同的反應[2]。

　　1980年代晚期，我參加了一場在匈牙利舉辦的研討會，芬蘭的神經科學家納塔能（Risto Näätänen）引起了我的注意。啟發我跳入拉普蘭（Lapland，芬蘭北部行政區）那些冰冷湖中游泳的人也是他，當時我穿著羽絨大衣戴著帽子獨自一人站在湖邊，二十分鐘後，我看見他活力滿滿地從湖裡冒了出來。最後，我終於想辦法跳進湖裡，但我只待了幾秒鐘，而且已經事先想好撤退到附近三溫暖的完善計畫。

納塔能發現，在聲音發生改變時，即使我們並沒有注意到這樣的變化，還是可以看到大腦因此產生的回應。他稱這種回應為「不匹配負向波」（mismatch negativity）[3]。在一系列的聲音中，當出現一個與其他聲音不符（不匹配）的聲音時，記錄到的腦波就會出現一個向下（負向）的波形[4]。

有趣的是，這是一種自發性的反應，也就是說，它不需要聆聽者主動聆聽——在過往的研究，受試者常常需要認真聆聽，才能符合我們對大腦面對變化所產生的反應的研究需求。然而，納塔能的受試者接受試驗時，可以正在閱讀、觀賞有字幕的影片、睡覺、做白日夢……他們可以做著各種忽略聲音的事情。不匹配負向波這種大腦回應刺激變化的方式符合了我先前提出的條件，它是一種被動的反應，不需要聆聽者的主動參與。

如果你對聲音投注了注意力，那麼很容易可以察覺聲音的改變。但我在想的是，我們能不能更進一步，在聲音變化未被察覺的情況下對大腦的反應進行偵測呢？會不會有一種變化程度非常細微，就算我們試著注意還是幾乎察覺不到的聲音變化呢？

我們已經知道的是，有語言學習問題的兒童在處理聲音這件事上有困難，我懷疑他們在處理聲音細微差異時遇到挑戰，如某些語音之間的些微變化。你要如何讓一個蹣跚學步的孩子說出他能區分以及不能區分的聲音是哪些？就算聲音的差異很明顯，但要讓小孩子說出他們聽到了什麼，本身就是一件難事，更別說是語音中那些細微到毫秒等級聲波變化的時間差異。如果，我們不需要孩子直接回答，就能從生物學的角度上看見他們聽得出或聽不出哪些聲音差異呢？

　　另一位芬蘭的神經科學家薩姆斯（Mikko Sams，也許是芬蘭那些超長的冬季黑夜提高了芬蘭人對聲音的意識和興趣）研究腦部對細微的聲音變化（一個頻率為 1,002 赫茲的聲音和一個頻率為 1,000 赫茲的聲音）所做出的回應[5]，不匹配負向波的出現說明了腦部能夠分辨這0.2%的差異。

　　不過，透過努力和專注，還是有人能察覺到這種細微差異。所以，接下來，Brainvolts 實驗室要讓聲音差異變得更有挑戰性。就算人們嘗試去注意極其細微的差異，意識上也無法察覺聲波的物理性差異，如此的情況下，大腦的聽覺系統有辦法做出回應嗎？

　　這一次我們讓受試者聆聽的是一對一對的音節，這些成對音節之間的差異細微到受試者無法分辨。但即使受試者在意識層面上無法區分這些音節，但就跟海馬迴會「記得」受試者曾經看過的圖片一樣，受試者的聽覺系統還是可以分辨這些差異[6]！現在，我們找到了滿足第二項條件的大腦反應，它反映出大腦對那些細微到我們在意識上無法察覺的差異是有所感知的。

　　透過不匹配負向波，我們發現有語言障礙的兒童不像一般兒童，他們的腦部無法區別兩個很接近、差別很小的語音，表示這些孩子面臨著生物學方面的瓶頸。我們推測，他們在使用語言上之所以遇到困難，可能是因為他們無法在細微的語音差異和它們所代表的意義之間建立起連結。如果這個想法是對的，那麼透過加強聽覺系統的聲音處理，也許可以幫助他們的語言發展。

　　我們的大腦對於聽覺刺激的差異可否區分的界線並非固定不變。透過訓練，任何感官系統都能突破極限。假設，有一對聲音的差異是我們原先無法分辨的，但經過訓練後，我們變得可以分辨它們了，那會發生什麼事呢？不匹配負向波會隨著學習而出現或增長嗎？

Brainvolts實驗室的研究生川布雷（Kelly Tremblay）針對這個問題進行試驗，她先教導受試者聆聽不存在於他們母語中的聲音——這些聲音對於英語母語者來說起初無法分辨，但其他語言的受試者能夠分辨。果不其然，經過訓練之後，英語母語者在尚未意識到自己能夠分辨這些聲音之前，他們腦中已經開始出現能夠分辨的跡象[7]。

這讓我開始思考，面對有語言障礙的兒童，是否可能用類似的方法來處理呢？我想到可以用客觀的方式來監測這類兒童的語言發展，探查他們的聽覺神經系統——即使孩子的行為還沒有明顯變化——判斷神經傳導線路是否有發生重新布線的現象。每天早上彈鋼琴的時候，我喜歡想像我的大腦正在學習，即使我彈奏的音符聽起來並沒有比昨天更好聽，但我會因此受到鼓舞，認為終有一天我的手指可以跟上我的腦袋。

雖然不匹配負向波這種研究方法促使我對研究大腦如何處理聲音有了進一步的想法，但到頭來，這個方法還是不夠讓人滿意。

首先，跟眨眼、肌肉緊張或清喉嚨所引起的電流活動相比，我們有興趣的電流活動很容易變得微不足道。看著負向波的波形，有時候我實在難以說服自己，這是實驗播放的聲音引起的反應音而不是吸氣聲，因為起伏緩慢的不匹配負向波實在是太容易跟其他電訊號融合在一起了。Brainvolts實驗室甚至發表了一篇名為〈這真的是不匹配負向波嗎？〉的文章，專心討論從背景雜訊中提取對聲音刺激真實的反應訊號的策略[8]。

第二，用不匹配負向波來進行研究速度太慢了，這個方法只能對時間占比很小的刺激反應做推測，如果每十個聲音中只有一個會引起腦部反應，那麼要記錄到這個反應勢必要花很長時間。在受試對象是兒童的情況下，以及在我所設想的臨床狀況中，這個方法並不實用，而且是個問題。

第三，由於不匹配負向波主要是來自皮質的反應，由比較慢的腦波所組成，所以它無法反映出許多變化速度極快的聲音元素。我們所得到的只是一個負向波的神經電訊號，說明大腦偵測到聲音場景中有變化，但這並未告訴我們大腦如何回應組成大部分聲音的元素，以及回應速度是快是慢。是時候該邁開腳步往前走了。

第二步：不同聲音元素的處理

在二十世紀和二十一世紀相交之際，我稍微修正了Brainvolts的前進路線，這條路線將成為我們的研究核心。一直以來，我們用頭皮電極偵測受試者對聲音的腦部反應；但在同步進行的天竺鼠實驗中，我們偵測的是大腦中不同聽覺構造的活動*，跟多年前我初次進行兔子學習所用的實驗的方法差不多。是該把過去和現在結合起來了。

博士生康寧漢、金恩（Cindy King）、威柏（Brad Wible）、艾布蘭斯（Dan Abrams）負責記錄天竺鼠皮質和皮質下聽覺構造的活動。透過使用語音做為刺激，他們在天竺鼠的中腦、丘腦，和聽覺皮質記錄到漂亮且清晰的反應訊號，在每個聽覺構造中都看到了對刺激反應

---

* 譯注：這裡指的應該是以傳統電生理技術，以深入腦區的電極直接記錄不同聽覺
  構造神經元對聲音的反應。

快和慢的訊號活動模式。

但我們注意到另外一件事：在記錄這些腦內深層活動的同時，我們總會在天竺鼠的腦外放上一個電極，藉此可以把我們在腦內觀察到的神經活動和腦外測量到的連結起來。這個電極跟人類所用的頭皮電極差不多，我們竟然可以很清楚地從腦外電極中觀察到對複雜聲波中聲音元素的反應！

就跟我們從中腦和丘腦所記錄到的腦內神經元反應一樣，這種在腦部表面記錄到的腦波蘊含豐富的資訊，足供我們進行分析並判斷試驗音是「ba」還是「pa」，光是看著腦波，我們就能分辨「a」和「oo」。這種方法快速又實用，由頭皮電極記錄大腦對單一個語音音節所產生的單一回應，可以揭露關於聲音處理的生物學機制。部分是因為所有對我們而言很重要的聲音元素（音高、調頻掃頻，和泛音）都能在腦外頭皮電極記錄到的反應中呈現，我們可利用這些反應來解釋聲音處理的機制。

我們團隊展開相關討論，包括我的長期合作對象麥吉（Therese McGee）。我們認為這種方式可能滿足我的另一項條件，那就是透過大腦中豐富的解剖和生理構造，來探索聽覺神經系統如何處理組成聲音的聲音元素。這種方法讓我渾身來勁，它讓我的研究回到腦部訊號，而我深受腦部訊號吸引，因為腦部訊號總是可以消除我的疑慮並提供新的見解。

這種腦部訊號稱為「頻率跟隨反應」。雖然不是什麼新鮮事（科學家在1960年代就發現它的存在）[9]，但科學家直到後來才發現它所代表的意義不只是腦部偵測到聲音（通常是單音）而已。即使在1990年代，當科學家開始用更複雜的聲音來做實驗[10]，頻率跟隨反應也只用來探究大腦如何處理聲音的基本頻率。然而，聲音世界是由更多隨著時間變化快或慢的聲音元素所組成，基本頻率只是其中之一而已。

　　Brainvolts實驗室的想法是：頻率跟隨反應可以反映腦部處理聲音的許多細節，這些細節幫助我們理解聲音的意義。事實上，大腦的反應十分精確，以至於從物理角度來看，腦波跟引發腦波的聲波其實有著相似的波形。也因此你可以從大腦的反應看出聲波中不同聲音元素的細節（圖4.1）。

　　大腦對聲音的反應，大都無法提供太多關於大腦如何處理聲音元素的訊息。就像血脂檢測一樣，在統計學上雖然可以用膽固醇含量來預測動脈粥狀硬化的發生，但是，膽固醇含量並不是動脈壁到底有多窄的實際測量結果。雖然我們能夠根據功能性核磁共振造影

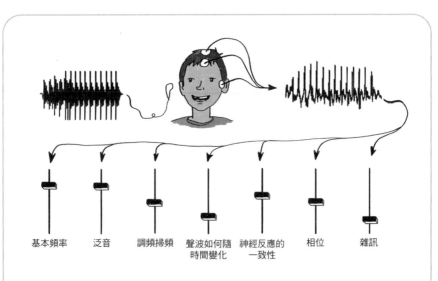

基本頻率　　泛音　　調頻掃頻　　聲波如何隨　神經反應的　　相位　　　雜訊
　　　　　　　　　　　　　　　　時間變化　　一致性

圖4.1　透過耳塞式耳機把聲音傳入耳朵。頭皮電極可以接收腦部針對聲音所產生的電反應。腦波就像是聲波，腦波可以告訴我們大腦處理不同聲音元素的能力。圖中用混音器來說明每種聲音元素都經過不同的處理。

（functional magnetic resonance imaging，fMRI）和其他神經生理反應的結果來推測人體內的情況，但跟我們測量膽固醇含量時的狀況一樣，這些神經生理的測量是有極限的，正如同膽固醇的含量並不能明確地告訴我們動脈硬化斑塊有多大。

大多數跟聲音有關的生理反應，無法呈現音高、音色、響度和聲波的時間變化等聲音元素之間如何合作。生理反應只是……高低起伏的抽象波形而已。

想像一下，有沒有某種大腦反應其實跟聲音很像？再想像，如果能直接測量每個人處理聲音元素的方式，還可以反映對聲音的處理如何讓每個人與眾不同？這就是頻率跟隨反應所能做到的。透過頻率跟隨反應，我們可以對這些生物學檢測方法所產生的抽象波形進行抽絲剝繭。我想不出有哪種生物反應可以如此一五一十地呈現腦部處理程序，這是前所未聞的事情。

為了研究聽覺神經系統如何理解聲音，我很明確地使用了一些有趣的聲音，像是語音、音樂、掌聲、狗叫聲，和嬰兒哭聲……來做實驗，而不再只是用頻率跟隨反應來擷取聲音的基本頻率——現在，這些聲音都受到公平的對待。大腦的頻率跟隨反應是很明確的訊號，可以讓我們清楚地理解是語音、狗叫聲或是嬰兒哭聲引起了這些反應，並且精準呈現腦部如何對這些聲音進行編碼。

藉此，我們可以看到大腦如何善加處理每種聲音元素，大腦處理聲音元素的方式並非都像使用音量旋鈕那樣*。想像聽覺神經系統是一台混音器，對每種聲音元素的處理都會影響整體。這個混音器有處

---

* 譯注：亦即大腦處理各個聲音元素不像是調整音量旋鈕一般，只是轉大或轉小。

理各聲音元素所用的推桿，這些推桿有特定的強化功能或限制瓶頸，象徵著某些族群和某些個體與生俱來的本質，以及他們在聲音裡的生活樣貌。

藝術和科學如何感動大腦？

正因為頻率跟隨反應跟引起腦波的聲波很相似，我們其實可以把大腦對聲音的反應播放出來，聽聽看我們的腦聽到了什麼（圖4.2）。Brainvolts實驗室針對許多聲音記錄了相關的腦部反應，其中包括橫跨幾個八度的音符。我們可以把大腦對每個音的反應轉換到所謂的「大腦琴鍵」上，當我們「播放大腦聽到的聲音」時，可以很輕易地聽出每個人如何用自己獨有的方式處理相同的聲音。

各位若有興趣，歡迎造訪Brainvolts的網站，聽聽腦波聲音化（sonification）的例子。偶爾，我有機會跟音樂家同時登台演出，能聽到鋼琴大師演繹他的「大腦琴鍵」，那感覺真是太美妙了。

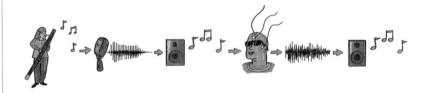

圖4.2　麥克風可以把聲波轉換成電子訊號，再透過喇叭播放出來。同樣地，聽到聲音後會引起神經元放電，在腦中產生電流，這樣的電流也可以透過喇叭播放。果不其然，頻率跟隨反應轉換成聲波聽起來就跟原先引發反應的聲音很像，只不過稍微悶了一點。

　　另一個藝術和科學相互影響的例子發生在我有幸和歌劇名伶弗萊明（Renée Fleming）共同登台的那次。當弗萊明用特別動人的嗓音唱出德弗札克（Dvorak）《魯莎卡》（Rusalka）一劇中的〈月之頌〉（Song to the Moon）時，我就坐在她身旁的鋼琴椅上聽得如癡如醉。她唱完後，我得強作鎮定才能站起身來走到舞台中央，我有好一會兒說不出話來，這說明了音樂的力量有多麼強大。正好，那天晚上我的工作就是向大家解釋，當我們被音樂感動時，大腦裡發生了什麼事。

　　我努力地從科學的角度頌揚藝術。教課和演講時，我喜歡使用圖像來傳達科學觀念，強化科學之美，並讓我們能夠多感受一些自身所

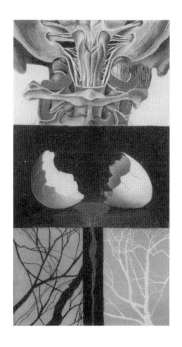

圖4.3　科學與藝術，約創作於1997年。我兒子在中學時以此呈現「媽媽的工作」。

處的世界是如此的浩瀚。

華語使用者的啟發

正當我們思索該如何從頻率跟隨反應中擷取大腦對聲音元素的反應，以研究有語言障礙的兒童如何處理聲音時，克希南（Ravi Krishnan）的一篇報告給我一記當頭棒喝。

根據研究頻率跟隨反應得到的結果，克希南發現華語使用者的大腦特別擅長追蹤音高，英語使用者的大腦在這方面則表現得不太好[11]。華語使用者的聲音意識把追蹤音高的推桿往上調以適應華語的聲調變化，而英語並沒有類似聲調語言的音高變化現象[*]。這種精確的、語言特定的聲音處理能力是根深柢固的，華語使用者在夢裡也能做到。

顯然華語使用者因為得一輩子在母語中建立聲音和意義之間的連結，因此磨練了他們大腦出色的音高追蹤能力。重點是，這些實驗揭露了一種作用機制 —— 經驗如何改變大腦聲音處理的過程。

克希南的報告裡並沒有以模稜兩可的方式提到哪個腦區如何被改變，他並沒有觀察大腦中哪裡有血氧濃度的變化[†]、波形是否出現大範圍負向偏斜（譯注：意指上面所提到的不匹配負向波），或者聲音開始後神經元如何產生瞬間的反應，而是直接描述大腦如何對獨立的

---

[*] 譯注：華語是屬於聲調語言，同一個語音改變音高，如一聲、二聲、三聲、四聲會表達不同的意思，英文則沒有這種差別。

[†] 譯注：這是可用功能性核磁共振造影偵測到的大腦反應，用來觀察大腦在處理某項任務時，哪一個腦區會消耗掉比較多的血氧。

聲音元素進行編碼 —— 在音高變化的追蹤能力上，兩組受試者的差異可以被明確地呈現出來。換句話說，頻率跟隨反應很明確地反映出聽覺神經系統所發生的事，聲音元素就呈現在神經反應裡。

雖然華語使用者在一個音節的持續時間內（約200毫秒，在語言處理中算是很長的時間）展現出色的音高變化追蹤能力，但有語言障礙的兒童無法處理短時間內變化很快的聲音線索，如子音轉換為母音（這種子音轉換為母音時出現的調頻掃頻音持續的時間僅占了200毫秒的一小部分）。

頻率跟隨反應是否強大到足以反映出大腦如何處理這一類的聲音元素？它能反映出語言裡所有的聲音元素嗎？因為頻率跟隨反應源自於皮質下區域，所以答案是肯定的！以皮質反應為主的不匹配負向波，或只能反映出大腦較長時間的處理。然而，功能性核磁共振造影之所以不夠實用，是因為它們受到了反應速度的限制，但這樣的速限阻礙不了頻率跟隨反應。

研究其他聲音元素

為了更進一步研究音高以外的聲音元素處理，Brainvolts忙了起來。利用頻率跟隨反應來測量音高（聲音的基本頻率）已經行之有年，但沒有人想過要以此來研究調頻掃頻音或泛音等聲音元素。幸好，在分析聲音以及分析相應的腦部生理反應之間，有一條相當直接的途徑，尤其如我們之前所見到的，聲波跟腦波之間存在著明顯的相似性。在資訊工程的訊號處理領域，我們對用來擷取調頻掃頻、泛音、聲波如何隨時間變化的訊息，和量化雜訊的技術早已有充分瞭解，我們所需要的只是把這些技術應用到生理學上。

我們團隊成員學習這些技術，把它們應用到頻率跟隨反應上，並開發這種新訊號的能力，這就像是在混音器上新添幾個推桿。多年來，我們不斷琢磨，也發布了如何使用這些技術的教程[12]。現在，我們可以針對腦內（腦波）及腦外（聲波）的訊號進行比較。我們測量到的腦波跟聲波如此接近，從中看到相似之處甚至讓我開始產生了強烈的共鳴。

頻率跟隨反應相比於我早期以微電極做的兔子實驗，或是金恩、康寧漢、威柏和艾布蘭斯在天竺鼠身上做的實驗*，其精確程度毫不遜色。我們已經能在人類實驗中掌握聽覺處理過程裡，聲音及訊號的瞬間脈動。

頻率跟隨反應反映出聽覺神經系統如何隨著我們的聲音經驗而變化。Brainvolts實驗室是研究經驗和疾病如何影響大腦處理聲音元素的先驅。我們的研究讓我們瞭解大腦針對特定聲音元素所產生的預設生理反應，如何因為過去的聆聽經驗而改變。透過混音器這樣的比喻，我們得以瞭解不同族群的人們可能各自有哪些優勢和劣勢，以及生活經驗可能會對處理聲音的過程造成什麼影響。

最重要的是，每個人對聲音的反應都是獨一無二的。現在，我們已經能測量、看見，甚至是聽見這種存在於個體之間的細微差異。個人對聲音的反應就像指紋一樣獨特，我們可以藉此來訴說個人的「聲」活史。

---

* 譯注：作者講的是以微小的電極直接插入兔子或天竺鼠大腦的不同位置，以記錄大腦在接受到聲音刺激後，神經元的放電反應。

聽覺處理的快照和樞紐

把耳朵至大腦的聽覺傳導想像成階層式的傳輸系統時，我們很難想像頻率跟隨反應主要的來源 —— 中腦能夠在一個構造複雜、分布廣闊的雙向系統中占據著樞紐位置。在前述的觀點下，中腦只是耳朵到大腦的一個中繼站罷了。

在這件事上，Brainvolts 實驗室試著推廣的新概念是把中腦想像成一個匯集站，而非耳朵至大腦聽覺處理程序鏈上的連接點而已（圖4.4）。聽覺傳導路徑是一個迴圈，在聲音處理的過程中，皮質下的聽覺結構並非只是大腦內建的聲音傳輸管路而已。聽覺中腦是認知、感

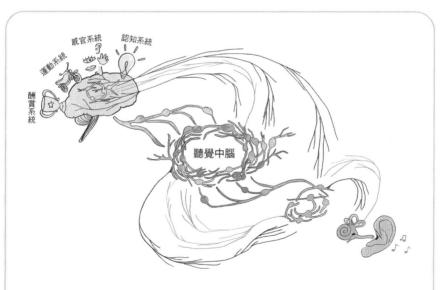

圖4.4　學習帶來的影響塑造出一個靈活的聽覺系統。處理聲音時必須有快速的變化能力，才能滿足源於傳出路徑（深色線）的當下需求，最後使得傳入系統（淺色線）發生永久性的改變，形成新的預設狀態。這是聲音記憶儲存方式。

覺、運動和酬賞系統的匯集站，處理聲音的神經基礎建設分布廣闊，不斷演變，而中腦占據了核心位置。

中腦可以揭示聲音處理過程的細緻層面，但是這件事在過去被忽略的部分原因是大腦造影（如功能性核磁共振造影）的研究太普遍。大腦造影以一種視覺上令人滿意的方式成功地呈現皮質活動，以至於加強了「如果要理解大腦如何處理聲音就必須專注在皮質上」這樣的想法。

然而，頻率跟隨反應以極其精確的方式探測皮質下聽覺構造處理聲音的過程，就像提供了聲音處理網絡從頭到尾整體活動的快照，可以說視為我們聲音意識的切片。換句話說，如果你覺得背痛，問題可能源自於你的膝蓋。同樣地，雖然頻率跟隨反應主要源自於中腦，但不應該把它看成是「中腦的反應」而已，因為中腦正好處於整個聲音處理過程的中間位置。

在神經科學和哲學的領域中，對於所謂的「整合問題」（binding problem）有著持續不斷的探討。歸結而言，這個問題要探討的就是在過去累積的人生經驗影響之下，大腦如何將來自視覺、聽覺、嗅覺、味覺和觸覺系統所有的感官輸入，協調為一個完整的感受[13]。不斷累積的感官輸入結合起來如何形成知識，讓你知道「我的手機在響」，或是「我聽見我哥哥正在車道上停車」？讓我們形成整體的感受是必需的，但這一切從何而來？總之，我們的大腦收集了資訊，把它們「整合」成統一的知覺。

拉瑪錢德朗（V. S. Ramachandran）形容這些實驗結果「跟認為大腦是由許多傳遞鏈式自動化模組所構成的理論完全相悖」。如麥克里斯特（Iain McGilchrist）所說：「所謂經驗，並不是在感官的最高層

級，把所有感官輸入縫合在一起就得了。感知是感官階層中不同層級
的訊號產生回響的結果，實際上是跨越不同感官系統的。」[14]

　　說到把大腦功能的不同模組元素整合起來，這份工作大部分是在
皮質下腦區完成的[15]。聽覺中腦除了獲得大量來自其他感官的訊息，
還會接受來自邊緣系統的訊息，以及從我們那分布廣闊又互相連接的
腦區接收到認知系統的輸入。知識經過習得以後，處理流程就會變得
自動化。因此頻率跟隨反應很有可能揭示大腦如何將聽覺的許多面向
整合在一起。

　　我們知道聲音經過學習有了意義以後，處理聲音的過程會發生變
化：首先，我們發現一個聲音是有意義的，然後，我們會形塑聽覺系
統，以便更有效率地處理這個聲音。特定的大腦處理中心，包括聽覺
和其他感官的處理中心，會共同合作打造出中腦的預設反應。因此，
頻率跟隨反應絕對不只是反映出任何單一個聽覺構造的活動而已[16]。

　　別忘了，聽覺神經系統範圍遼闊，若以一個更廣闊的神經網絡來
看，不管是否位在聽覺傳導路徑上，特定的大腦處理中心雖然都有各
自的貢獻，但彼此也共同合作。因此，頻率跟隨反應讓我們從功能性
的觀點看待大腦處理聲音的過程，它提供了一張快照，讓我們看到整
個聽覺神經系統有多麼擅長為聲音元素編碼*。

　　能找到如頻率跟隨反應的生物學觀察工具來瞭解聲音處理的過
程，對聽覺神經系統的思索演變歷程，發揮了一定的影響力。它幫助
我去理解大腦處理聲音的過程不只是分給各個處理中心，如一條生產

---

* 譯注：這段作者的意思是，頻率跟隨反應雖然是從聽覺中腦記錄到的，但不是中
　腦單一構造產生的。這個反應可能含有其他神經構造的綜合影響，而可能反映整
　個聽覺處理的過程，只是剛好在中腦被觀察到頻率跟隨反應。

線般組裝起來。它提供了一種方法讓我能理解聽覺神經系統是如此的遼闊，包括感覺、認知、運動和酬賞網絡在內，讓我用更全面的角度去思索我們在聲音裡的生活[17]。

　　或許，這場科學實驗室探索之旅的幕後導覽能讓各位一窺科學家是如何嘗試打造一塊混凝水泥，足夠堅固到可以拼出一片堅固的地板。我們的經驗幫助我們鞏固已經知道的事情，闡明尚未知曉的事情，並專注於我們努力想要瞭解的聲音意識。

第二部

我聽故我在：
聲音如何形塑我們？

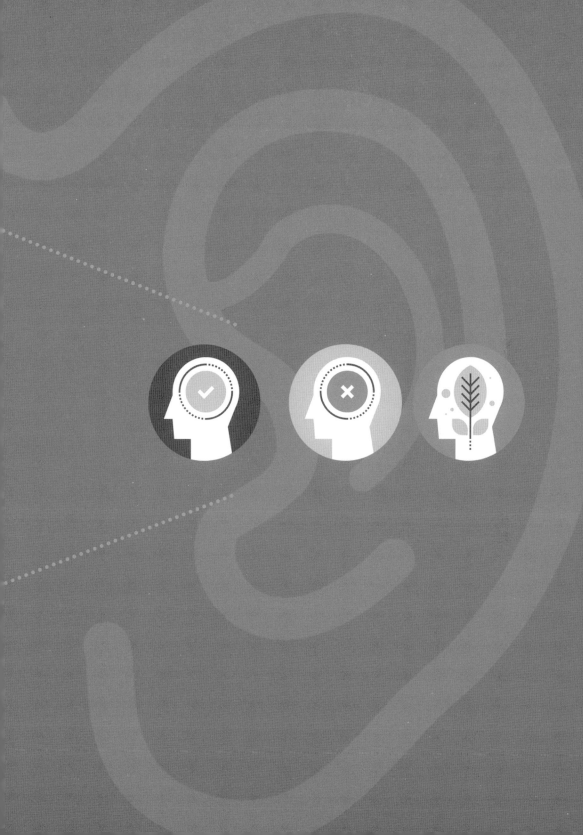

第五章　音樂是感官知覺、思考、
運動和情緒感受的集合

如果音樂讓你感覺不錯，
那就是好音樂！
—— 斯班納

音樂家的腦

貝多芬的遺體驗屍時，一位在場醫生注意到貝多芬的「腦回數量和腦溝深度是一般人的兩倍」。舒曼就不是如此了，醫生發現「他的整個大腦明顯萎縮」[1]。

二十世紀初，德國外科醫生奧爾巴赫（Sigmund Auerbach）對音樂家的腦部結構做了更具系統性的研究。那是醫學正在轉型的時期，有些人聲稱大量食用葡萄可以治療癌症[2]，把山羊的睪丸移植到男性身上可以治療陽痿，但奧爾巴赫的研究工作不像那些，他是以科學方法為根基。

他在報告中指出，根據驗屍結果可以發現，著名音樂家腦部的顳葉區，其中包括一部分的聽覺皮質，比起非音樂家來得大[3]。後續在治療癲癇和腦部腫瘤貢獻良多的奧爾巴赫對此做出結論，他認為這些腦區跟這些音樂家的音樂能力有關。許多相關研究因此展開，結果證實音樂家的腦在結構上確實跟非音樂家的腦不一樣，這些結構上的差異存在於聽覺皮質[4]、體感覺皮質[5]、運動皮質[6]、胼胝體[7]、小腦[8]、皮質內的白質[9]，以及連結皮質下與皮質腦區的白質[10]。

我們不知道貝多芬那令人印象深刻的腦回數量，或任何跟腦部結構有關的發現如何影響音樂家大腦運作的方式。畢竟功能的差異才是最重要的，而非結構上的差異。相較於非音樂家，音樂家的皮質對樂器的聲音有較強的反應[11]。音樂家的大腦可以更快地偵測到發生在一連串的聲音其中的變化，或更快的偵測到不和諧的和弦或和弦中偏移的音高[12]。搖滾樂吉他手的大腦對強力和弦（power chords）有強烈的反應[13]。在音樂家的腦裡，某些聲音元素的反應是受到強化的，尤其是泛音、聲波如何隨時間變化的訊息，以及調頻掃頻[14]，這些後續會詳細說明。

音樂牽涉到感官知覺、動作、感受和思考

聲音意識包含很廣，牽涉到我們的認知、運動、酬賞和感官系統[15]，音樂跟這些系統的牽連尤深，因此音樂提供了一條可以藉由聲音來進行學習的有效途徑（圖5.1）。

感官：聽覺

從事音樂活動的過程會改變聲音意識預設的自動反應，這種預設狀態可說是過去的聲音經驗而形塑的自我。演奏音樂也因此幫助我們打造出一個特別適應我們聲音世界的大腦。

音樂家和非音樂家之間，以及不同類型的音樂家之間，各自的神經系統對聲音的處理是不一樣的，特瓦涅米（Mari Tervaniemi）是率先指出這點的其中一位先驅[16]。

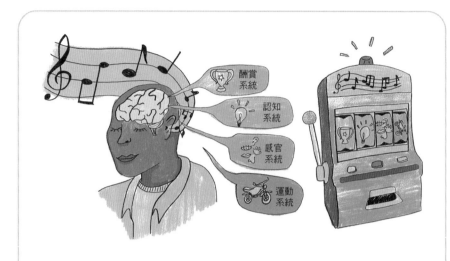

圖5.1　音樂就像一台拉霸機，透過聲音媒介，把感官、認知、運動和酬賞系統全部放起來。

　　如果你對著受試者重複播放一段五個音組成的旋律（five-note melody）——deedle deedle dee, deedle deedle dee, deedle deedle dee——然後突然把旋律改換成deedle *doo*dle dee，那麼受試者的大腦會注意到這個改變且不匹配負向波訊號隨著出現，即使受試者本身並沒有把注意力放在聆聽旋律上。特瓦涅米發現，相較於非音樂家，音樂家聽到新旋律時產生的反應更強[17]。她還證明了音樂家的大腦對音高、音色、聲音持續的時間、音量、聲音的嘈雜度（roughness）、音源位置，以及和聲規則的反應都出現強化的現象[18]。

　　這種「音樂家獨特的腦波反應」，主要呈現在對泛音、聲波隨時間變化的訊息，以及調頻掃頻音的反應（圖5.2）。在音樂家從事音樂的一生中，隨著年紀的累積，他們的聲音意識會逐漸強化[19]。重要的是，這會使得大腦對聲音的反應產生整體性的改變，而非只是針對音

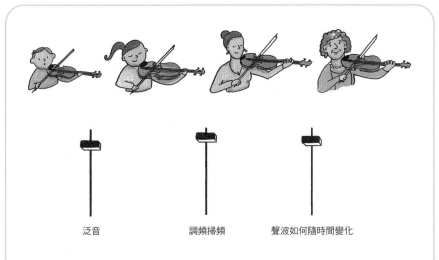

泛音　　　　　　調頻掃頻　　　聲波如何隨時間變化

圖5.2　從事音樂活動可以強化腦部的聲音處理能力。音樂家的優勢是透過一生累積而來。

樂，對語言的反應變化尤其明顯。

　　說到音樂家的大腦，常有人問我兩個問題，我認為現在是回答問題的好時機。第一個問題是：「如何定義所謂的音樂家？」這麼問是為了定義從事音樂活動要到哪種程度才會影響聲音意識。答案很簡單，規律演奏音樂的人就是音樂家。這邊提到的音樂家並不需要對音樂特別精通，所謂「規律」也可少到像是每週幾次，每次半小時的程度。

　　下一個問題是：「用什麼樂器重要嗎？」答案是重要，也不重要。「不重要」是因為無論面對哪種樂器發出的聲音，包括你的聲音在內，從大腦的反應中依舊看得出對聲波如何隨時間變化、泛音和調頻掃頻的強化處理。「重要」是因為聽覺神經系統特別擅長處理你慣用樂器所發出的聲音。

　　小提琴家和小號演奏家的腦部顯影結果顯示，他們的聽覺皮質對各自的樂器聲音處理展現出偏好[20]。研究對象換成小提琴家和長笛家，也有同樣的結果[21]，而且這樣的結果可以擴及至中腦對聲音元素的處理，如圖5.3所示[22]。也就是說，在鋼琴家的腦裡，鋼琴的聲音受到強化處理；在低音管演奏家的腦裡，低音管的聲音會受到強化處理……依此類推。此外，指揮家有優異的音源定位能力，可以針對來自空間裡各個角落的聲音進行定位[23]。

感官：聽覺－視覺如何相互影響

演奏音樂時，視覺和聽覺緊緊相繫，比如說從看著樂團成員等待身體一起呼吸的信號，到跟從指揮的手勢，再到閱讀樂譜，演奏可以強化視覺處理的過程，特別是結合了聽覺與視覺的處理過程。

大學鼓樂隊由打擊樂手、銅管樂手和樂旗隊員組成。樂旗隊員不用演奏，但要用旗、槍、杖和刀表演錯綜複雜的動作，提供和音樂表演同步搭配的視覺表演。樂旗隊成員很擅長算準時間，把在手上旋轉了一定圈數的旗子拋向空中，然後再算好的時間剛好接住，而且他們

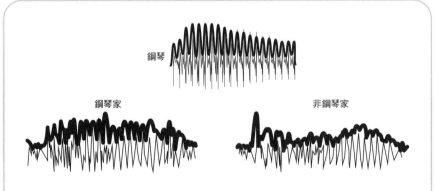

圖5.3　音樂家的聽覺神經系統對音樂家使用的樂器所發出的聲音會有特別優異的反應。

的動作執行還可以跟整團的其他人同步、整齊畫一。

　　各位一定會覺得在視覺能力的測驗中，樂旗隊員的表現特別好吧？其實不然。冠軍等級的樂旗隊員，他們的視覺能力不如鼓樂隊裡的其他兩種樂手，尤其比不上打擊樂手[24]。如此看來，就視覺時間訊息判斷能力的訓練程度而言，多年演奏樂器的成果似乎勝過了直接從事相關活動的成果。

　　當某個人聽到某個樂器聲音時，如大提琴的聲音，他的聽覺神經系統所產生腦波的電子訊號波形，會跟大提琴琴音的聲波波形很相似，這透過頻率跟隨反應就能看得出來。無論是只有聽到琴音，或是看著別人拉奏大提琴時聽到琴音，音樂家的反應都會稍快、稍大，反應內容也較豐富。加入視覺訊號之後，音樂家和非音樂家之間對聲音反應的差異會變得更大[25]，這表示在接觸音樂的過程中，由於聽覺和視覺系統之間需要建立許多連結，以至於對音樂家的聽覺－視覺同步能力進行了精密的調整。

　　我們就這項發現所發表的文章，是Brainvolts實驗室第一篇探討音樂經驗如何影響聲音意識的文章。雖然音樂家對音樂的聽覺－視覺同步反應已經受到強化並不令我們感到驚訝，但我們意外地發現這種強化的聽覺－視覺同步反應也發生在語言上。當音樂家看著某人說話並同時聽到語音時，這一點非常明顯，就跟聽到大提琴琴音的情況很類似。

　　會吹小號的穆薩基亞（Gabriella Musacchia）和來自芬蘭、會彈吉他的Brainvolts合作對象薩姆斯共同完成了這項研究。如今，穆薩基亞有了自己的實驗室，期間也提出一項讓紐約市幼童打鼓的計畫。

動作：聽覺與動作之間的關係

「注意你的指法！」我的鋼琴老師（對，又是他）這麼說：「當你可以輕鬆又準確地移動你的雙手，琴音聽起來就會比較好聽。」

在音樂經驗如何影響神經系統這塊研究領域中，札托瑞（Robert Zatorre）是著作最豐富、也最具影響力的一位科學家。他的研究團隊發現，當我們靜靜地聆聽音樂，沒有做任何動作時，運動皮質是活躍的[26]。而且，音樂家甚至只是想著演奏這回事，就能活化他們的運動系統[27]。這表示聽覺系統和運動系統之間有著緊密的連結，在那些會演奏音樂的人身上尤其如此。

右撇子在日常生活中因為都用右手寫字、刷牙，以及執行各種任務，所以有一張不對稱的運動皮質圖[28]。說得具體一點，右撇子左腦的運動皮質（負責控制右手）就是比較發達，左撇子則是相反。然而，專業鍵盤樂手訓練有素，雙手可以施展精確的技能，他們的運動皮質圖就很對稱，這是因為在控制非慣用手的運動皮質區產生了擴張的現象[29]。

小提琴手和其他弦樂器的演奏者就跟鍵盤手不一樣了，他們顯然以不對稱的方式使用著他們的運動系統。對小提琴手來說，他的左手肯定比右手靈活許多（哈！），因為左手的每根手指都各自得在琴弦上快速移動，在對的琴弦上找到正確的位置，以拉奏出正確的音符。他的右手當然也很忙，但右手的手指不需要做出精確且獨立的動作。

這給科學家提供了理想的實驗情況：受試者內對照組（within-subject control）。我們可以針對同一位小提琴家，檢視他腦中對應左手手指和右手手指的運動皮質圖及體感覺皮質圖。果然，小提琴家腦中負責控制左手手指的皮質區有所擴張，使得控制左手手指的皮質區遠離了原本控制手掌的區域＊，而控制右手手指的皮質區則沒有這種現象[30]。此外，左手手指皮質區的擴張程度跟接觸小提琴的歷史多長有關，這可能就排除了小提琴家在接觸小提琴之前，先天遺傳上控制左手手指的皮質區就比較大的情況。

演奏音樂就像是打靶練習，靶心就是演奏出你想要的聲音。在你目前所演奏的聲音跟你實際心中追求的聲音之間會產生一系列的比較。練習的目的是，讓你的動作和聽覺環境中具有特定時間特徵的聲音，可能是來自節拍器或其他人發出的聲音相互配合。聲音和動作融合成非語言形式（nonverbal）的思維和意會。我們可以從腦中看到這一切。

情緒感受：聆聽經驗給我們的酬賞

有時早上醒來後，我並不特別覺得這一天充滿希望。但彈了幾分鐘的鋼琴之後，我就覺得精神抖擻。當我踩著腳踏車準備上班時，我感覺到一切都好多了。

音樂又有情緒語言之稱[31]，有些父母跟嬰兒之間最一開始就是透過歌曲建立連結。有許多極具說服力的科學文獻證明音樂和情緒之間的連結，比如說，情緒反應會伴隨著某些生理反應，如皮膚的導電程度（流汗）、臉部表情、心跳速率、血壓、呼吸速率和皮膚溫度變化，而音樂可以引起上述所有反應[32]。

音樂可以活化大腦的酬賞網絡。在大腦中，情緒反應的基礎

＊ 譯注：原來控制左手手指的皮質區在控制手掌的皮質區旁邊，小提琴家的左手手指為了精準控制左手手指需要更多的皮質神經元來幫忙，導致皮質控制左手手指的神經之增加、皮質控制手指區域的表面積擴張，也因此控制手指的皮質區就會離本來控制手掌的區域愈來愈遠。

來自邊緣系統，其中包括了杏仁核（amygdala）、依核（nucleus accumbens）和尾核（caudate nucleus）[33]。聽到美妙音樂時所引起的情緒來自這些腦區的活化，這些腦區也會對食物、性愛、金錢和成癮性藥物做出反應[34]。

　　札托瑞的實驗室發表了一篇我覺得特別吸睛的研究報告，他們發現人們在預期音樂高潮即將來臨的期間，以及在音樂高潮期間，在邊緣系統中的部分腦區會釋出多巴胺[35]。除了聽到音樂，光是期待聽到音樂的高潮片段就可以引起情緒反應，我認為這跟我們離家的時候，想到家鄉會懷有思鄉情懷是一樣的。音樂透過和弦進行建立起張力，有時，繚繞的樂音帶著我們神遊遠方，但最終和弦會帶著我們回到和諧的主和弦。

　　另一項跟情緒及音樂有關的實驗是這樣的，研究人員要求受試者聽一首新曲子，然後請受試者以願意付多少錢再聽一次的方式來給予評價。藉由回溯受試者初次聆聽此曲時邊緣系統的活化程度，可以預測他們願意付多少錢[36]。

　　有些人擺明不喜歡音樂，或者充其量而言，他們對音樂保持堅定的中立態度。這是所謂的音樂冷感症（musical anhedonia），但這些人對性愛、食物、藥物和金錢的反應與一般人無異，所以並不是因為抑鬱或其他經歷造成冷感，他們就只是選擇性地不在乎音樂。

　　音樂冷感症還可從音樂無法引起生理反應得到支持，這些人聽見音樂不會有因愉悅情緒而來的皮膚導電程度及心跳速率變化[37]。而且音樂冷感症的人在聽音樂時，邊緣系統的活性會降低，但是他們在賭錢時，邊緣系統仍有正常的神經活性[38]。

　　我們會對情緒依附（emotional attachment）對象的聲音做出反

應，甚至在我們聽懂他們說話內容前。這是因為隨著時間，我們建立聲音和（情緒的）意義的連結。

在 Brainvolts 實驗室，我們想要知道音樂家的聲音意識對於情緒性的聲音，如嬰兒哭聲，有沒有可能更敏感？我們知道音樂家比較能夠辨別哭聲中承載情緒的泛音元素，非音樂家則是把神經元的能量用在擷取音高（聲波的基本頻率），非音樂家比音樂家花更多資源在處理音高訊息[39]。相較之下，音樂家的神經元「保留」了能量，只對哭聲中最有意義的部分產生活躍的回應，這個哭聲的元素可以用來判斷寶寶是否真的需要媽媽，還是認為讓寶寶哭一下對大人小孩都好（圖5.4）。

思考：記憶和注意力

我從我的孩子身上學到許多。我的二兒子現在已經三十多歲，是傑出的鋼琴家。在他七歲左右，某天我注意到他彈奏著正在學習的曲子，而譜架上沒有樂譜，我對他說：「太棒了！親愛的，你用心把曲子背起來了耶！」他立刻接著說：「不對，媽媽，我是用腦。」他說得真對！

這種用心……不，是用腦，需要集中注意力和記憶的幫忙。我們必須記得聲音的模式、樂譜、指法、音名、音樂術語，和音樂的預期結構（musical expectation，如調性、轉調、主旋律、和弦關係）。記憶讓我們可以挑選某段樂曲進行演奏，甚至可以從曲子的任何地方開始，或者憑記憶演奏完整的曲子。

注意力也是不可或缺的因素，你得注意聆聽你發出的樂音，必要時得據此在當下調整你的演奏。跟大家一起演奏的時候，你的速度和力度得跟其他人配合。你得專注地看著樂譜，你得阻絕會讓你分心的

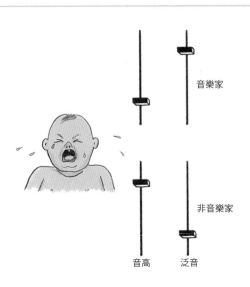

圖5.4　帶有情緒的聲音的聽覺處理過程。非音樂家的大腦專注於聲音的基本頻率，音樂家的大腦著重在聲音的泛音組成。

聲音，你得注意指法、弓法、嘴型變化並控制呼吸。你還得運用注意力來撐過長時間的練習。

　　演奏音樂可以訓練注意力和記憶。而且，跟所有其他技能一樣，訓練可以帶來進步。因此，我們可以合理地預期演奏音樂可能是這些強化注意力及記憶力等認知能力的訓練方式。

　　各位在閱讀這本書時之所以能夠理解書中內容，靠的是各位的工作記憶（working memory）。你需要記得剛才讀過的內容，才能理解現在讀到的內容。跟某人說話時，你必須「跟上對話」才能創造出有意義的互動，是工作記憶讓上述這些事情成為可能。對聽覺工作記憶進行評估常用的方法，包括讓受試者以某種方式回憶一系列的字詞，像是讓受試者聽一串動物名稱，然後請受試者說出其中有哪些哺乳類動物，或者要求受試者以某種特定的排序方式說出剛才聽到的字詞。

當音樂家學著演奏某段樂曲時，不管是透過視譜、聽某人演奏，或聆聽錄音，重點是他必須一邊在腦中記得那段他想要表達的音樂中的某種模組或線索，一邊解決演奏所需的複雜肢體任務。因此，整體而言，在執行許多不同任務時，如語文記憶（verbal memory）[40]、工作記憶[41]和排序[42]，音樂家的表現都比非音樂家來得好（圖5.5）。

在注意力方面，音樂家的表現通常也比非音樂家好[43]。跟注意力相關的任務通常包括快速地在不同任務間進行轉換，或者需要對某個目標聲音做出反應，同時抑制對另一個造成分心的聲音做出反應。有時候，這種任務會是以專注聽某個人說話，同時忽略其他人說話的方式展現。

許多研究已經證明，相較於非音樂家，音樂家腦中與這些能力相

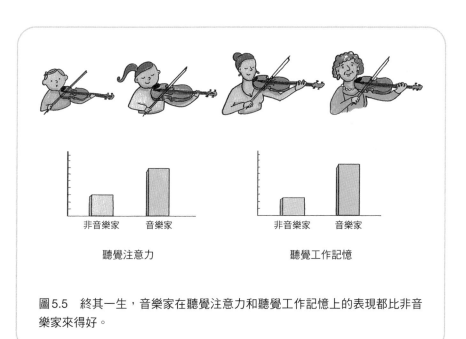

圖5.5　終其一生，音樂家在聽覺注意力和聽覺工作記憶上的表現都比非音樂家來得好。

關的腦區有較強的活化（preferential activation）情形[44]。聽覺注意力和聽覺工作記憶是兩種和聲音意識密切相關的技能，也跟處理關鍵聲音元素的生理機制有系統性的關聯[45]。

思考：創意

　　即興創作是創意的產物。既是醫生也是音樂家的林布（Charles Limb）讓音樂家在核磁共振掃描儀器內以鍵盤進行即興創作，同時觀察他們的腦部。他發現，在這個過程中，音樂家的額葉皮質有很大一部分變得比較不活躍[46]。這些腦區負責的工作通常是監測我們的行為舉止，例如我們是否有做出適當的行為。要能進行音樂上的即興創作，必須得先擺脫意識的監管，然而，這也需要先經過大量刻意的、有意識的練習。爵士鋼琴家漢考克（Herbie Hancock）曾表示，他的人生經驗在他作曲期間面臨抉擇時，為他提供了選項，但他也提到「最後的結果如何呈現，經常完全出乎意料。」[47]

　　從事音樂活動可說是培養認知能力，如注意力、工作記憶和創意的最佳方式之一。值得注意的是，因為從事音樂活動而培養的這些能力不僅僅體現在音樂層面，還會轉移到其他活動上，尤其是語言。

音樂與醫療

　　吉奧亞（Ted Gioia）在著作《治療之歌》[48]（*Healing Songs*，暫譯）中提到，法國有個本篤會修士團在梵蒂岡第二屆大公會議下令禁止詠唱聖歌之後，開始出現健康問題。他們變得無精打采，脾氣暴躁，身體長期虛弱，健康狀況受損，罹病率也暴增。詠唱聖歌的禁令解除後，他們又恢復健康了。

在從事音樂活動期間，妥瑞氏症（Tourette's syndrome）患者的不自主動作（involuntary motor tic）會受到抑制[49]。著名腦神經醫師、也是科普作家薩克斯（Oliver Sacks）曾觀察妥瑞氏症患者圍成一個鼓圈（drum circle）一起打鼓。度過一開始相當混亂的時期之後，患者那些不由自主、不同步的動作，最終統整成富有節奏的同步動作，彷彿他們的神經系統彼此接通了[50]。另外一個例子是鄉村歌手提力斯（Mel Tillis），他說話時會結巴，但唱歌時不會。

這些有趣的故事證明了音樂與健康之間的連結（無論在心理層面或身體層面）而且這連結亙古通今[51]。音樂醫學可說是一個相當大的主題，遠遠超過這本書要討論的範圍。

如今，音樂已經逐漸進入主流醫學的領域[52]，可用於治療創傷性腦損傷[53]、減輕戰爭及災難受害者的壓力[54]、處理伴隨難治性疾病（intractable illness）而生的壓力[55]、緩解失智症患者的記憶喪失[56]，還可以強化自閉症兒童[57]以及其他有語言遲緩或閱讀困難的兒童[58]的語言能力。對於會產生運動障礙疾病（如帕金森氏症[59]、中風[60]、呼吸困難、吞嚥困難及語言障礙[61]）的患者而言，音樂是一種有效的療法。音樂可以用來訓練聽力損失的兒童，讓他們能夠進一步地理解語言並得以運用語言中的韻律（prosody）*[62]。

西北大學在前幾年舉辦了一場音樂醫學研討會，大會的會議標誌（圖5.6）概括了這些跟音樂與醫療有關的廣泛應用，各位可以在

＊ 譯注：語言學中的韻律（prosody）是指說話者說話的語氣，可以反映出除了字面上的意義之外的其他溝通訊息，例如：說話者的情感狀態，可能是反諷、挖苦、懷疑、幽默、自嘲等等，韻律可能表達了非字彙、文法、語句本身之外的語言訊息。

Brainvolts的網站上看到完整研討會的內容。

音樂在醫療方面的應用利用了我們聲音意識跟運動、思考、感官知覺和情緒感受之間的連結。透過聲音意識和這些重要腦部功能的特殊連結，音樂可以提供強大的治療方式。音樂是項有待開發，但在醫療保健領域還有龐大成長潛力的資源，而聲音意識就是音樂治療的核心所在。

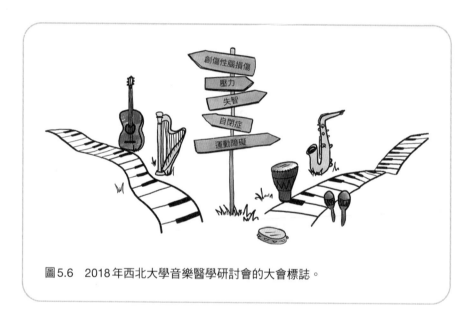

圖5.6　2018年西北大學音樂醫學研討會的大會標誌。

第六章　腦內及腦外的節奏

如果聲音失去了時間訊息，就失去了意義。

　　每晚躺在床上就寢前，我先生會唸書給我聽，對我們有特別意義的小熊玩偶——燕麥，也夾在我們兩人中間一起聽。用這種方式為一天劃上句點很美好，這也是我們日常生活的亮點。

　　我們會刻意選些我們熟悉的書像是懷特（E. B. White）的兒童經典讀物，哈利波特系列也很常出現在選項中，這樣我就不用擔心分神時漏聽重要的故事情節。我發現，聽了一會兒以後（如果我特別累的話，這一會兒可能是幾分鐘而已），字詞的意義逐漸被聲音所掩蓋。我聽到的不再是字詞和故事，而是聲音和節奏。在經歷漫長的一天之後，這種時強時弱的語調和時重時輕的節奏成為一種讓人感覺平靜、安穩的珍貴體驗，撫慰著我，讓我重新歸零。

　　我們為什麼會在乎節奏？因為節奏將我們和這個世界連結起來。節奏存在我們聆聽的聲音和語言之中，當我們在吵鬧的地方理解別人所說的話時，當我們在走路時，甚至在我們對彼此的感受之中，節奏無所不在。

　　節奏不只是音樂的成分而已。話雖如此，聽到節奏一詞時，我們最先想到的大概就是音樂：鼓聲、爵士樂、搖滾樂、行進樂隊、拿著木勺和水桶表演的街頭藝人、鼓圈裡圍在一起打鼓的人、拍子記號（time signature）、跺腳—跺腳—拍手（想想皇后合唱團的 we will, we will rock you）、在舞池熱舞、節奏口技、咒語、真言和禱詞。

　　除了在音樂中體驗到節奏，我們也可以在季節變化中體驗到節奏。女性有月經週期，人體有晝夜節律（circadian rhythm，反映一天內生理與心理層面起伏變化的生理時鐘）。蛙類用有節奏的呱呱叫聲吸引交配對象，但也會改變鳴聲的節奏來展現攻擊性。自然界的現象也有節奏可言，如潮汐、每隔十七年會有一次大發生的蟬、月相、月球繞地球飛行時與地球最近的距離（perigee）、最遠距離點（apogee）等等。

　　世界上到處可見人類創造出來的節奏，例如網格狀的街道設計、交通號誌燈、農田、棒球場外野那鑽石形狀的草皮修剪設計、廚房流理台背牆那排列整齊的瓷磚、幾何視覺藝術中的空間模式。

　　對某些人來說，維持節奏幾乎有一種讓生命繼續存活下去的重要性。我的丈夫是音樂家，當我們共同彈奏某一首歌時，要是我中途停了下來，他會非常生氣。他需要保持那種節奏脈動。我個人則是在健行時有這種堅持，不管多累，我都必須保持動態，就算我的速度大幅減慢，或是體力已經耗盡，我都得一步步地走下去。

　　音樂和節奏深植在任何已知的文化中[1]。安撫哭鬧的嬰兒時，哪對父母不是把孩子抱起來有節奏地搖啊搖？是因為聲音以及聲音之間無聲的空白交替出現、一再重複而構成的節奏型讓我們能夠翩翩起舞，幫助我們記憶、並重新製作出音樂，方便群眾可以一起唱歌、演奏或打鼓。

　　幾千年來，我們一直使用節奏來凝聚社群的成員，宗教團體的詠唱或軍隊的行軍調就是兩個例子。透過有節奏的吟詠或唱誦，有助於我們把幾千年前的詩歌作品（如荷馬的作品）記在腦中[2]。

此外，重複的或複雜的工作時常會伴隨著節奏，這樣的節奏有時可以打破單調沉悶的感覺，有時真的能夠幫忙提升工作表現：從事破岩碎石等勞力工作的工人會透過唱歌來保持揮舞石錘的節奏[3]；迦納的郵務人員用手蓋郵票戳記章時有著獨特的節奏[4]；伊朗的地毯編織工人透過吟唱曲式複雜的歌曲來跟同事溝通要編織什麼圖案[5]。

所有的音樂系統和風格都具備有組織的節奏動機（rhythmic motif）。事實上，節奏的普遍存在本身就是個強而有力的論點，說明節奏的感知和節奏的產生是一個牽涉了生物處理的結果[6]。甚至我們可以說腦中的節奏都能夠視為是意識的基礎[7]。

說到節奏，我們可能不會馬上想到語言。各位可能在高中的文學課學過所謂的韻律韻腳（prosodic feet，或翻成音步），也就是抑揚格（iamb）、揚抑格（trochee）和抑抑揚格（anapest），但在詩的語境之外，我們很少想到語言也有特定的節奏。畢竟，我們會說「Oy Bill─you ready yet?」，而不會為了符合揚抑抑四步格（dactylic tetrameter）說「Hey there Bill,/do you think/it is now/ time to go?」。至於節奏跟閱讀的關係呢？同樣地，除了讀詩之外，我們不太會把節奏跟閱讀聯想在一起。但事實上，節奏是語言溝通本身不可或缺的元素。

節奏的快與慢

我們可以透過較短及較長的時間尺度（time scale）來觀察節奏。例如，語言有音素、音節、單字和句子等不同長度的節奏單位，各自以不同的時間尺度呈現。

我們知道，語言由大小不同的單位組成，如個別字母的聲音形成了音素（譯注：這可以想成是語言的最小單位，比如說 "I"），或是另一個極端的情況（譯注：語言中需要較大的時間單位才能呈現的訊息）是隨著單句或字組（group of thoughts）展開才能呈現的緩慢起伏的音量變化以及音高輪廓*。而這些跟著整句變化的聲音特色就是讓我晚上聽著聽著就睡著了的朗讀節奏。

那些由互相交織的語言元素所組成的節奏必須由我們的聲音意識來加以分類。我們可以嘗試去注意語言中變化比較緩慢的部分（如音高的波動），忽略變化比較快的部分（如傳達字詞意義的母音和子音），反之亦然。但這麼做通常不太可能，也很少有這樣的需求。

這種時間訊息的階層處理在音樂中也很重要。音樂混合了緩慢的樂句、穩定的拍子、持續的音符、快速變化的音符、顫音和鼓鈸等打擊樂器瞬間的聲響。環境中的聲音也存在著這種互相交錯的時間訊息，好比行走在樹林裡時，我們會同時聽到緩慢的腳步聲，腳下落葉被踩碎的過程中發出的聲音，以及樹枝被快速折斷的聲音。

一如聲音單位有不同的長度，我們腦中的節奏也有不同的處理速度：皮質下的腦部構造有微秒等級的聲音處理能力，而皮質則是擅長在較大的時間尺度內進行聲音的整合。

不管大腦在休息或是有活動在進行，我們都可以測量腦波的節奏。聽別人說話時，快速的腦波節奏會追蹤快速的音素（如轉瞬即逝

---

* 譯注：比如說 "I just ate an apple." 說這句話的音量變化以及音高輪廓，需要長一點的時間才能夠展現。

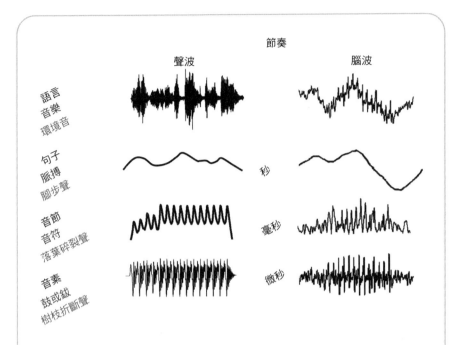

圖6.1　聲波和腦波的節奏時間尺度有快有慢（慢的在最上列）。左欄是聲音：最原始聲波的整體型態，有開始和結束的時間。第二列較和緩的波形是以秒為計時單位所測得的（第二列）。時間尺度上繼續放大，可以看到用來定義音高的具有週期性的波形（第三列），成人說話的音高頻率介於80至250赫茲，相當於幾十毫秒內可以處理的訊息。再進一步放大到母音和子音，其頻率高達幾千赫茲，也就是時間尺度得在微秒內處理的訊息（第四列）。在右欄我們的腦中同時存在著每一種時間尺度的處理（秒、毫秒、微秒）。

的子音），中等節奏的腦波負責追蹤音節如何變化，節奏較慢的腦波則會對應變化較慢的片語或句子[8*]。聽音樂時，我們的腦中也會產生

---

* 我們以希臘字母為這些腦波節奏命名。大體而言，最慢的是delta波（1至4赫茲）和theta波（4至8赫茲），最快的是gamma波（30至70赫茲），alpha波和beta波則介於之間，但每種波確切的頻率並不是完全固定的。這些頻率範圍涵蓋了速度慢的句子和速度快的音素。

類似這樣互相套疊的腦波反應。

節奏就在大腦中

我們都聽過初學者彈鋼琴，〈蝴蝶蝴蝶生得真美麗〉、〈兩隻老虎〉兩首曲子的音符斷斷續續地從鋼琴傳出。對初學者而言，彈出正確的音符是最要緊的，比起在對的時間按下對的琴鍵，先知道哪一個琴鍵按下去才是對的比較重要。大部分時候，即使孩子壓下琴鍵的時機亂七八糟，但聽到孩子彈出正確音符就會令父母大為感動。當我們聽到合拍或不合拍的音樂時，大腦裡究竟發生了什麼事？

想像一下，現在有個節拍器以每分鐘144拍的速度擺動著。在這個節奏範圍內的流行歌曲包括金髮美女樂團（Blondie）的〈愛情熱線〉（Call Me）、披頭四的〈回到蘇聯〉（Back in the USSR），和滾石樂團的〈欲求未滿〉（(I Can't Get No) Satisfaction），這是一種很快、快板的速度。

換一種度量方式來說，這些歌曲每一拍之間的間隔大約是半秒鐘，如果我們讓康加鼓（conga）單獨演奏，以這個速率自動發出鼓聲再記錄聆聽者的腦波，那麼將會發現聆聽者腦部的神經元每隔半秒就會產生活動（砰、砰、砰、砰，或「一、二、三、四」）。

然而，如果聽著康加鼓的鼓聲之外，也同時聽著合拍的歌曲，大腦會有什麼反應呢？答案是，大腦會產生新的節奏！除了每隔半秒鐘產生一次響應尖峰（response peak，也就是「一、二、三、四」的地方）以外，在響應尖峰之間還會出現比較小的反應峰（一 and 二 and 三 and 四 and 就是除了一二三四之外還有 and；如〈回到蘇聯〉的一段歌詞「FLEW in FROM mi-AM-i BEACH」）。我們大腦能夠區分出構成歌曲節奏的強／弱拍組合，表示大腦得以反應出音樂中明確的以及隱含的節奏，並加以強化[9]。當我們刻意讓歌曲的節奏和康加鼓的節奏脫拍，聆聽者的腦中則不會出現這種額外的節奏。

曾效力於Brainvolts實驗室的李（Kimi Lee）也舉出了相似的例子，說明腦部會產生節拍，她發現以同一個語音而言，當語音落在四拍序列（four-beat sequence）的「第一拍」時，大腦對語音中的基本頻率的反應會加強[10]。聲音意識對鼓點（drumbeat）的反應深受當下的聲音與前後聲音發展的脈絡（aural context）影響。當我們聆聽時，我們的聲音意識對節奏的內在設定與組織（rhythmic organization）的檢視會自動啟動，如果節奏違反了我們的預期，那麼我們與生俱來的內在節奏感會使大腦展現不同的行為。

節奏智能

想想〈剃鬚理髮，兩毛五〉（Shave and a haircut, two bits）這段常見的節奏（圖6.2），然後用你的手指在桌面上敲出這段節奏，是不是敲了七下？現在請你再想一次，但換成用腳來踩出這段節奏，還是踩了七下嗎？或是比七下少呢？我自己跟著音樂用手指在桌面上敲這段節奏的時候，可以敲出每個音（忽略休止符），但換成用腳踩或打響指的時候，我通常會打在這段節奏的拍點（或脈動pulse）上，而不是跟著每個音打。

用手指打節奏時，我會在「有聲」的時候敲桌面，而忽略「無聲」的時候（這是敲打出它的節奏型），我試著跟上每個不同長短的

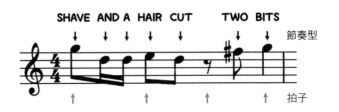

圖6.2 〈剃鬍理髮，兩毛五〉的節奏型由音符和休止符的時值來加以定義（上排箭頭）。在音樂記譜法中，拍號代表著脈動，在這個例子中是四四拍。下排的箭頭對應著四個拍點，拍點可能出現在有音符或休止符的位置。你能同時用腳打拍子並用手打節奏型嗎？

音，也會在聲音暫停的時候停頓。用腳的時候，根據這段節奏的拍子或脈動，我會踩四下，包含這個例子裡的無聲拍（譯注：這段節奏的第三拍是無聲的空拍）。音樂包含了脈動（如圖6.2下排箭頭）和節奏型（如圖6.2上排箭頭），前者由拍號表示，後者由音符／休止符的時值（duration）來表示。

如果，你在我開始研究節奏前問我，打出拍點跟打出節奏型需要哪些能力？我可能會回答：「你要不是兩者都很擅長，要不就是兩者都不太擅長。」如果你能打出拍點，就能打節奏型，對吧？

錯了。節奏智能有許多種類。你無法根據一個人執行某個節奏任務的表現來預測他執行另一種節奏任務時的表現。科學家一開始是在很極端的案例身上發現這件事，他們發現腦部受傷的人某一項節奏能力可能會受損，但另一項節奏能力表現正常[11]。從那之後，我們知道這些節奏能力的差異是整個系統運行的基礎：我們發現每個人的節奏能力都不同[12]，證實了「節奏」並不是一項全有或全無的能力。

更有趣的是，我們對某種節奏的熟練程度跟我們的語言能力有關。一個人是否可以跟著音樂打出拍點，或者打出節奏型，這兩種能力都可以用來預測他的語言發展和閱讀能力[13]。然而，只有跟著音樂打出節奏型這個能力會影響我們在噪音環境中對語言的理解程度[14]，這一點我們很快就會討論到。

腦波節奏

跟著音樂打出節奏型的能力與較慢的腦波節奏（以秒為單位）有關，而跟著音樂打出拍點的能力則是和較快的腦波節奏（以毫秒和微秒為單位，圖6.3）有關[15]。音素、音節和句子的時間尺度分別是微秒、毫秒及秒的規模。因此根據腦波節奏，我們可以預測嬰兒和兒童的語言發展[16]。腦波節奏還可以看出一個人語言能力的強項及瓶頸所

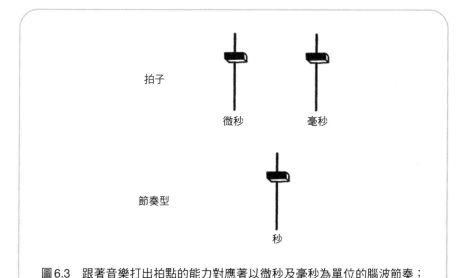

圖6.3 跟著音樂打出拍點的能力對應著以微秒及毫秒為單位的腦波節奏；跟著音樂打出節奏型的能力則對應著以秒為單位，速度較慢的腦波節奏。

在，以及在噪音環境中理解聲音場景的能力。

節奏、語言和聆聽

節奏和語言息息相關。能夠辨認不同節奏型並打出音樂中拍點的兒童，在學習閱讀和拼字時比較輕鬆[17]；年齡較大且有讀寫障礙（dyslexia）的兒童身上有幾項節奏的能力受損[18]。在青少年[19]以及小至三歲的兒童[20]身上，我們發現跟著音樂打出拍點的能力與語言發展有關。

節奏能力與看似跟節奏無關的讀寫能力之間，究竟有什麼關聯？

事實上除了詩歌的韻律之外，語言其實也是有節奏的。節奏本來就是發音的一部分，就算對單字而言，節奏也很重要。「record」、「contrast」、「project」、「produce」這四個字會因為重音位置的不同而被當做名詞或動詞使用。

連續的語言也有節奏。在YouTube上搜尋「drumming to speech」（即把一段話用鼓聲的方式呈現）可以找到許多很棒的例子。我個人最喜歡的影片取材自電影「歡樂糖果屋」（*Willy Wonka*）中一段懷德（Gene Wilde）說話的場面，影片中可以看到一位鼓手跟著威利和爺爺對話的節奏打鼓*，你不可能聽不出來語言裡的節奏。

塔布拉鼓演奏家侯賽因（Zakir Hussain）告訴我們，在他還是個嬰兒的時候，他的父親就是用鼓聲節奏來教他說話。打擊塔布拉鼓時，每根手指負責一個音節，打擊這種鼓就像用片語說話。所有語言

---

* 譯注：https://www.youtube.com/watch?v=INt4GGr-EGU

用口語來表達時都有明確的節奏，這樣的節奏源自於音節的重音、時長和音高的變化，在一個有關節奏和語言的演講場合上，侯賽因以康加鼓為我伴奏時，如當頭棒喝一般讓我感受到這一點。

其實，語言中的節奏告訴了我們重要資訊起始與結束的時間。重音音節大致上則以規律的間隔出現，而且重要的是，這些加重的音節攜帶著語言中大部分的資訊。隨著節奏持續進行，對節奏的預期會引導聆聽者注意語句裡的重要特徵，有了這樣的準備，我們對話語的內容就能有更好的理解[21]。當我們能夠理解口語的意義，那麼在學習閱讀時，就能在語言的聲音和其代表的書寫符號之間建立起關聯。

駕馭節奏較能抵抗噪音

影響人們能否成功地透過語言進行交流，背景噪音是其中一項最大的阻礙。這時語言中的節奏可以幫上忙，當我們因為有噪音存在而漏聽了幾個字詞時，語言中的節奏可以幫助我們填補這些空隙。

一如節奏型會隨音樂的小節而演進一樣，連續的語句也會隨著時間變化，因此比較適合時間尺度較大的聽覺處理過程。輕重音、片語和字詞之間的邊界（language boundary）都對整句話內容的排序有關。一個人在重現音樂中的節奏型時所使用的能力，似乎跟他在幾乎聽不見話語聲的噪音環境中，仍然能夠拼湊出聽覺畫面所使用的能力是一樣的。

我們多少可從一個人是否能跟著音樂打出節奏型的能力，來預測他能否在噪音環境中聽見說話的聲音[22]。愈是擅長駕馭節奏的人（任何類型的音樂家都算是這種人，不只是鼓手）愈能夠在噪音環境中利用語言的節奏型勉強來聽出對方說了什麼[23]。

節奏和聲音模仿

各位知道「雪球」嗎？如果不知道，請你立刻停止閱讀，到 YouTube 搜尋鸚鵡「雪球」（Snowball the cockatoo）。雪球是一隻會隨著流行歌起舞的葵花鳳頭鸚鵡（sulfur-crested cockatoo）。相信我，牠真的會！雪球會隨著歌曲節奏及時地上下點頭、左右踏步，包括麥可‧傑克森、女神卡卡，還有讓牠聲名大噪的新好男孩的歌。

艾佛森（John Iversen）和帕特爾（Ani Patel）研究了雪球的舞蹈[24]。他們設計的實驗是以系統性的方式改變歌曲速度，然後觀察雪球相對應速度改變而做出的動作變化，結果證明了雪球對節拍有反應。雪球跟所謂的馬術表演中「跳舞的馬」不一樣，跳舞的馬並不是對音樂做出反應，而是根據騎士的提示來踩出有節奏的步伐。

雪球會跳舞這件事，除了聽起來真的很酷以外，也引出了一些問題。哪些動物有這種能力？其他鳥類也會跳舞嗎？還有其他會跳舞的動物嗎？我的狗很聰明，為什麼牠不會跳舞？黑猩猩跟人相近的程度可是大過於鸚鵡跟人相近的程度，那麼黑猩猩一定會跳舞吧？

事實證明，只有一小部分厲害的動物有辦法跟上節拍，雪球是其中一種。截至目前，科學家確定能夠跟上節拍的動物有包括鸚鵡和鳳頭鸚鵡在內的多種鳥類、海獅、大象和人類，僅此而已。

這些看似八竿子打不著的動物有什麼共通點？這些動物跟蝙蝠、鯨魚、海豹、蜂鳥和鳴禽一樣，都是聲音模仿者。也就是說，這些動物有能力模仿牠們聽到的新聲音。

　　大部分的動物，不論多聰明，都無法模仿聽到的聲音。就以各位家裡養的狗來說吧，牠可能聽得懂十幾個單字，甚至更多。我從沒遇過一隻聽不懂「走」是什麼意思的狗，但無論在牠腦裡對於這些單字跟單字所代表的意義之間有多麼深刻的連結，牠永遠說不出「走」這個字。

　　狗跟動物界大部分的動物一樣，牠們能發出的聲音很有限。然而，擁有聲音模仿能力的動物可以發出的聲音不只局限於那些與生俱來的聲音。鸚鵡會「說話」，至於我們之後會談到的鳴禽，則是透過模仿來學會牠們的歌曲。單獨飼養的鳴禽無法發展出跟同類一樣的歌曲，牠的歌聽起來很貧乏、沒有結構，跟同類的歌曲相差甚遠。

　　至於人類的語言，則是說明我們是聲音模仿大師的鐵證。這些模仿能力源自於掌管聽覺和運動的腦區之間有廣泛的連結，這是在大部分其他動物身上沒有的現象。這種腦區的廣泛連結帶來一項副產品，那就是預測未來節拍發生的時機，這是雪球和人類能夠跟上拍子的關鍵因素。不同於馬或黑猩猩，我們不是只針對當下或過去的時間線索做出反應，我們還會預測未來的節拍，並跟著搖擺我們的身體。

節奏和動作

　　聲音是一種運動，是空氣分子的運動。目前我們已經談過節奏被聽到的那一面，然而，節奏的另一面是動作。除非有人打鼓，否則你聽不到鼓聲。如果你的手指不動，那麼你就無法用打響指來跟上歌曲的節拍；如果你的嘴巴不動，那麼你就說不出話。說到從事音樂活動、聆聽音樂和語言，動作跟聆聽是交織在一起的。光是聆聽別人說話，甚或只是想像歌手唱歌，都可以活化掌管嘴部運動的腦區[25]。

同樣地，對會彈鋼琴的人來說，聆聽鋼琴的旋律可以活化運動系統中與控制手指有關的部分[26]。即使你本人文風不動，但你的聽覺神經系統會跟著音樂「動」起來，聽到自己曾經彈奏過的曲子時更是如此。

如果你跟朋友走在街上一邊聊天，那麼你們倆的腳步很可能不知不覺地同步了[27]。這種同步有助於我們溝通，因為步伐統一，所以落地的腳步聲少了一半，從而減少話語聲被腳步聲所掩蓋的機會。你不僅能因此更清楚地聽見朋友所說的話，如果你倆剛好是一對野生動物，那麼腳步同步現象更方便你監測附近獵物或捕食者的動靜。

出生才幾天的嬰兒就會注意節奏[28]。不過，他們是根據什麼因素來決定他們聽到的是哪種節奏呢？事實證明，當他們面對不同選項的可能時，節奏的動作成分發揮了影響力：有項研究讓七個月大的嬰兒接觸一種模稜兩可的節奏型[29]，這節奏型模稜兩可的原因在於它可以說是二四拍，也可以說是三四拍。也就是說，數拍子的方式可以是「一」二「一」二「一」二，或「一」二三「一」二三。

兩位實驗人員各自抱著一個寶寶，分別隨著其中一種節奏型把寶寶舉起來晃一下：叫「梅」的寶寶每隔兩拍被晃一下，叫「瓊」的寶寶則是每隔三拍被晃一下。接著讓寶寶在沒有被搖晃的情況下靜靜聽這兩種節奏型的強弱拍版本，也就是兩種節奏型各自「一」的地方會以重拍加以強調。

結果顯示梅比較偏好二四拍的節奏型，而瓊比較偏好三四拍的節奏型，如何知道他們的偏好則是根據他們持續聆聽節奏型的時間，從開始直到撇開頭去之前有多久來判斷。上述的結果表示節奏偏好在生命的早期就已經可以形成。值得一提的是，當寶寶只是看著其他人被舉起來晃一下的時候，並不會對二四拍或三四拍的節奏型產生偏好，只有當他們的身體動起來時才能產生偏好。

節奏同步可以促進社會和諧

我們對別人有什麼感受，其實是透過節奏來表達。一起走路的人腳步會同步，因此可以幫助彼此溝通。雪球會跟你一起跳舞，但如果你的舞步沒有跟上拍子，牠會轉身離你而去。在社交場合裡我們的態度會受到彼此互動的節奏影響。受試者跟實驗人員節奏同步的程度，會影響受試者對實驗人員的好感。

實驗人員要求大學生跟著節拍器用手指輕敲桌面，而實驗人員同時也在他們附近用手指輕敲桌面，然後再請大學生「對實驗人員的好感程度」做出評分。結果發現當實驗人員跟大學生用相同速率敲桌面時，得到的好感度比較高[30]。

撇開好感度不說，一個人在打鼓時，若是旁邊有另一個人一起打鼓，前者的表現就會提升。學齡前的孩子被要求執行一項節奏同步任務時，比起讓孩子們聽著喇叭傳出的節拍聲來打鼓，如果有真人跟著孩子一起打鼓，孩子們的表現會更好[31]。

就算是年紀非常小的孩子，跟另一個人「同步」，會讓孩子對這個人產生正面的感覺。

實驗人員以十四個月大的寶寶為研究對象，然後隨著音樂節拍把他們舉起來晃一下，或做同樣行為但刻意不在拍點上。這個過程結束後，實驗人員把寶寶放在地板上，然後故意裝做掉了一個物體在地板上，並表現出需要別人幫忙撿那個物體的樣子。結果顯示先前隨著音樂節拍晃動的寶寶比較會幫助實驗人員撿回物體。

很顯然地，寶寶透過節奏跟實驗人員之間建立了社交連結，而社交連結可以促進合作關係，至於沒有在拍點上被晃動的寶寶則不太會提供幫助[32]。我們可以說節奏的同步促進了人際關係的同步。

類似的發現還包括如果在音樂會中測量音樂表演者和聽眾的腦波節奏，會發現兩者有同步的傾向：根據聽眾回報的心得可以知道，兩者腦波節奏同步的程度愈高，聽眾對表演的享受程度就愈高[33]。

普遍而言，音樂，尤其是音樂中節奏，非常適合用來培養人們的社群意識（sense of community）。事實上，在談判過程中播放音樂可以幫助對話順利進行，使談判有所進展或促成協議。無國界音樂家組織（Musicians Without Borders）在世界各地的動盪地區建立人與人之間的關係，為不同的族群帶來希望、撫慰和療癒[34]。

說到以音樂節奏來克服族群差異，回響計畫（The Resonance Project）和耶路撒冷青年合唱團（Jerusalem Youth Chorus）是其中兩個例子，他們的目的是透過音樂幫助以色列和巴勒斯坦的兒童之間建立連結。2020年新冠肺炎大流行初期，在某些歐洲國家，人們每天在自家陽台唱歌，透過這樣的方式在隔離期間與他人保持連結，並傳達對醫護人員的感謝和聲援。

節奏跟健康的關係

世界各地區的傳統醫療執行者所使用的儀式和治療方式都以節奏做為主要的力量[35]。如今，節奏幫助我們運動，以保持健康[36]。長久以來，治療師利用我們感知聲音中特定模式（sound pattern）的能力來加強我們的溝通能力，他們所使用的方法以節奏、身體如何與節拍同步、什麼樣的情況下會不同步、和節奏模式辨識（pattern recognition）有關的概念做為核心特色[37]，這讓人聯想到柯林・佛斯（Colin Firth）在「王者之聲」（*The King's Speech*）電影中演出的場景：喬治六世有節奏地唱出他的演講稿，藉此克服口吃的問題。節奏利用了聽覺神經系統中聽覺和運動系統的連結。

1914年，美國醫學會（American Medical Association）首度提到以音樂來幫忙治療第一次世界大戰的傷兵，士兵的傷症包括我們現在所稱的創傷性腦損傷。在腦震盪和其他腦傷病人的恢復期間，以節奏為基礎的治療方式地位愈見提升，這種治療可以同時處理病人在認知和情緒層面的健康情況[38]。

節奏可以大幅提升如帕金森氏症患者等運動障礙疾病患者的步行協調性[39]，畢竟，走路本來就有節奏。其他跟運動能力有關的疾病，如失語症（aphasia）、口吃、呼吸困難、吞嚥困難及語言障礙，患者都對音樂療法有反應[40]。

在面對泛自閉症（autism spectrum）患者的溝通和社交行為時，跟節奏有關的療法前途一片看好[41]。在清楚的節奏伴隨下，本來無法說出單字或句子的兒童，可以因此說出單字或句子。本來不會跟人進行語言對話的泛自閉症兒童，很願意在鼓聲的陪伴下跟別人進行有節奏的對話。此外，動作的同步會給我們對他人的感受帶來正面影響[42]。

如果我有一根魔杖，那麼在語言治療領域中，藉由音樂和以節奏為基礎的課程，我要賜予節奏不容置疑的地位。這表示語言治療、音樂和音樂治療之間將產生更緊密的結合。

有些以明確的節奏為基礎的訓練計畫，將身體與聲音節奏同步視為重要的訓練核心，目的在改善大腦對時間訊息的處理能力。其中有些訓練計畫藉由讓治療對象執行特定的任務，這些任務與大腦處理快速的聲音變化（譯注：如音節變化）以及慢速的聲音變化（譯注：如整句語氣的情緒變化）有關，因而使用到多種節奏智能[43]，已被應用於改善語言、閱讀和溝通能力。

節奏規律且可以預測的音樂能讓聆聽者進入享受或感覺到超越自我情感（emotional transcendence）*的狀態[44]。畢達哥拉斯認為音樂是通往死亡國度的門戶，至少從他的臨終要求看來是如此：據傳他希望在人生的最後時刻能聽見單弦琴（monochord，一種古老的樂器）的樂音。有人形容葛雷果聖歌（Gregorian Chant）的「泛音如此豐富，讓你以為唱歌的是天使，而非凡人。」[45]。

我曾跟「死之華」（Grateful Dead）樂隊的鼓手哈特（Mickey Hart）討論，由持續音（drone）所構成的曲子（由單弦琴或其他樂器的持續樂音所構成的曲子，經過錄音室的後製產生一種一層一層疊加上去、愈來愈盛大的感覺）會帶來一種平靜卻又令人清醒、充滿能量的感覺。我們正在合作研究他一些用持續音創作的樂曲所引起的神經生理反應。

不久前，我兒子腳受傷導致應力性骨折。由於他康復的速度不如物理治療師的預期，所以每天得接受骨傳導振動器治療。振動治療背後的概念是，好比因為受傷或是罹患骨質疏鬆症（osteoporosis）導致無法正常使用肌肉骨骼系統的情形之下，就無法接收到當我們在正常

---

* 譯注：可能出現的情況包括：感受到自身渺小，但同時又感到自己與自然、人性或美感經驗的連結。例如面對壯闊自然美景時，覺得自身渺小，但又感覺到自己何其有幸可以感受到自然的偉大，而自身也是自然的一部分。

狀況下調整身體姿勢時，肌肉進行細微的放鬆或收縮所產生的神經刺激，這會導致硬骨組織的萎縮。

通常而言，以30至50赫茲的頻率振動受傷的地方可以模擬自然的姿勢調整，阻止身體重新吸收硬骨組織，並促進硬骨生長[46]；由於硬骨的生長一般只能靠日常運動的刺激，然而，低頻的振動似乎會刺激製造軟骨、肌肉和硬骨的幹細胞。所以一般人沒受傷的情況下，或許也能透過振動的方式來強化肌力。

事實證明，貓咪發出呼嚕聲時的振動頻率，就跟促進硬骨生長的振動治療有一樣的頻率範圍。當然了，貓咪高興時會發出呼嚕聲，但還有什麼情況也會讓牠們發出呼嚕聲？答案是受傷的時候！有假說認為貓咪發出呼嚕聲是一種機制，可以持續地刺激硬骨和肌肉以保持身體健康，並在受傷時讓身體恢復健康[47]。貓的骨骼健康程度比狗來得好，骨質疏鬆症的發病率也比狗低，這或許不是巧合。也許這就是九命怪貓的秘密！

結論

我們為什麼會在乎節奏？因為聲音是一種運動，而且聲音會讓我們動起來。聽覺和運動系統的合作，讓我們可以互相溝通。當我們身處在節奏之中，不論是當下即時的精準節拍，或是時間持續較長的節奏序列，我們都得要依靠精準判斷時機的能力。我們的大腦有能力處理各種時間尺度的節奏。

如果少了節奏，那麼神經系統的流通貨幣（currency），也就是電流，便一點用處也沒有。在我看來，比起其他感官刺激產生的反應，聲音刺激時所產生的劈劈啪啪的動作電位（action potential）[*]，時間上更接近一對一的「刺激—反應」對應關係。電生理學家利用這一點來「傾聽大腦」：當他們要決定電極應該插入大腦的哪個位置時，會播放聲音刺激，然後看電極插入在哪個位置時會測量到劈劈啪啪的神經活動。

我喜歡傾聽大腦如語言一般在特定時間發出來，像是有節奏（以及無節奏）的電脈衝。愈是瞭解處理節奏的生物學基礎，我們就愈能夠以各種形式利用節奏，進而改善我們的溝通能力，並且更加瞭解我們自己。

---

* 譯注：傳統電生理技術，會將微小電極插入大腦，以記錄神經元細胞的動作電位反應。動作電位轉化成電腦接收到的訊號，聽起來會有劈劈啪啪的聲音。

第七章　聲音是語言之本

聲音＋學習＝語言
——比斯查德（Kasia Bieszczad）

　　如果，每當「ball」這個字被人唸出時，發音聽起來都不一樣；當它被人拼寫時，拼法也都不一樣，那麼將不會有任何人能夠讀懂或瞭解「ball」這個單字。

　　語言仰賴一致性。在學習說話時，孩子每次聽到「ball」這個字，必須同時對照他手上那顆圓形的橡膠物體，重複一遍又一遍，才能在單字跟物體之間建立起聲音－意義的連結。

　　在閱讀方面，一致性至少有兩種形式：第一，我們依賴語言的聲音和字的拼寫符號（書寫形式）之間有適當的一致性＊。字母是我們和語音之間的橋梁，如果字母和字母所代表的聲音之間沒有適當且一致的對應性，那麼「聽寫」的過程就變得毫無意義。第二，我們依賴有一致性的聽覺神經系統，來幫助我們建立聲音和字母的連結。

　　在大部分的語言中並沒有拼字比賽這種遊戲†。許多語言幾乎都

＊　拼音語言用字母來表示聲音。就目前已知，腓尼基字母是最早將符號與聲音連結起來的書寫系統，歷史可回溯至西元前十一世紀。

†　老實說，就我所知，拼字比賽是美國獨有的特色，在英國或其他使用英語的國家幾乎不為人知。

是一個字母對應一個聲音。聽見西班牙語、義大利語、俄羅斯語或芬蘭語的單字時，你大概可以在第一次嘗試拼字時就拼對，很少會碰上究竟「是c、k、ck、ch還是qu」這種在英語拼字時才會遭遇的難題。

借用了希臘語、拉丁語、法語、德語和其他語言的英語有如一鍋大雜燴，因此有時在英語中，聲音和字母之間不規則無固定對應關係，不是那麼容易明瞭和記憶。

另一個導致英語拼寫變化多端、缺乏一致性的原因，則是十五、十六世紀發生於英格蘭的母音大推移（Great Vowel Shift）。在此之前，英語的聲音和字母間有較高的一致性，當時的英語就像法語，「i」的發音就就是「ee」，所以「bite」會唸成「beet」；「house」中的「ou」則是唸成「moose」中的「oo」*。發音方式逐漸改變，但拼字方式卻保留原樣，因而導致了現在的情況：英語中的四十多種音素†可以透過高達1,120種不同的拼字方式來呈現[1]。很多人可能都聽過「fish」應該寫做「ghoti」這個老笑話：用的是「laugh」的「gh」、「women」的「o」和「nation」的「ti」。

相較於英語，我的另一個母語義大利語音素比較少（25個），代表這些音素的字母或字母組合只有33種。聲音直接與字母對應或不對應的程度稱為「讀音拼字對應深度」（orthographic depth），英語是讀音拼字對應深度最深的一種語言。確實，比起使用讀音拼字對應深度較淺的語言的兒童，使用英語、法語、丹麥語及其他讀音拼字對應

---

* 有一項理論認為母音大推移背後的原因是中世紀時的英國人普遍有反法情結，透過這種方式可以進一步區分英語發音和法語發音。
† 譯注：音素（phoneme）可以說是語音裡面的最小單位，比如說S-P-O-R-T有五個音素。

深度較深的語言的兒童，在閱讀能力的習得（reading acquisition）上是落後同齡者[2]。對於所有語言來說，都必須先透過理解聲音才能進行閱讀[3]*。

聽起來有一致性也是必要的條件。幾年前有位十歲的男童來到Brainvolts，我們就叫他丹尼吧！當時還是研究生的霍尼克爾（Jane Hornickel）對讀寫障礙人士如何處理聲音很有興趣。智商測試證明丹尼很聰明，但他的學業狀況很慘。他的閱讀速度很慢，閱讀時很費力。把語言拆解成語言的組成單位（即聽寫）對他來說很困難，拆解的結果也不甚流利，導致最終他的理解能力受到了影響。

當丹尼的受教階段從「學習如何閱讀」進入「透過閱讀來學習」時，問題就來了。包括他的父母、老師、同學在內，每個人都看得出來丹尼是個聰明、專注、對學習很投入的孩子，但他就是沒辦法閱讀。不過，霍尼克爾看見了他身上的其他事情，她發現丹尼的神經處理聲音的過程並不一致。

當聽見一個聲音，你的大腦會產生某種相對應的特定模式，我們可以透過頭皮電極來測量這種電流模式。當你再次聽見同一個聲音，大腦應該會產生一樣的訊號。霍尼克爾發現丹尼的大腦沒有這種神經反應一致性。對丹尼的聽覺神經系統來說，丹尼每次聽到同一個聲音反應都有些微不同。當丹尼的大腦對聽見聲音的反應沒有一致性時，我們要如何期待丹尼能夠建立聲音－字母，以及字母－聲音之間的連結，來幫助他順利的閱讀呢？

---

* 閱讀速度慢的兒童，無論使用哪種語言，都跟使用英語且閱讀速度慢的兒童有許多共通點。在閱讀速度和聽寫方面，他們遭遇的問題也很類似。各種語言的讀寫障礙人士，他們腦部功能的問題小有許多共通點。

霍尼克爾想到了一個方法，或許能幫助丹尼克服讀寫障礙帶來的挑戰。但在我們討論這個方法之前，我們對聲音－閱讀之間連結有何瞭解？對閱讀而言，聲音到底有多重要？

聲音、閱讀與大腦

我們的腦中並沒有專門處理閱讀相關行為的神經中樞。研究失讀症的學者沃爾夫（Maryanne Wolf）曾寫道：「閱讀從來就不是人類與生俱來的能力。」[4] 人類開始閱讀的時間不過短短幾千年，生物演化的速度沒有這麼快。也許，在很久很久以後，我們的後代腦中會有處理閱讀的神經中樞，但據我所知，二十一世紀的人類腦中沒有*。

但是我們確實會閱讀，這其實是借用了其他腦區來完成閱讀任務，尤其是借用了聽覺神經系統，視覺神經系系統當然也跟閱讀有關[5]，但跟聽覺有關的腦區（包括掌管說話和理解口語的腦區）發揮了極大的作用。

常有人問我：「聲音跟閱讀有什麼關係？」聲音和閱讀之間的關聯並非顯而易見。我們通常都是安靜地、無聲地閱讀，但聲音是語言的根本，而語言是閱讀的根本。透過大聲朗讀可以明確建立聲音和其書寫方式的關聯。學習閱讀時，我們必須在語言的聲音以及用來表示它們的字母之間建立連結。閱讀能力差的讀者在處理聲音時會遭遇困

---

* 西元前四世紀的人腦中也沒有處理閱讀行為的神經中樞，當時柏拉圖對印刷術抱持懷疑態度，他擔心這會妨礙記憶：「如果人們學會了這個（指文字符號的書寫），就會在靈魂中植入健忘，他們將停止鍛鍊記憶，因為他們將依賴書面文字，不再從自身內在召喚記憶，而是靠外在的符號。」

難[*]，而聽覺處理是他們在面對閱讀時最大的挑戰之一[6]。

語言學習有賴我們辨別不同聲音模式的能力。聽到一個句子時，我們很自然地知道字跟字之間的斷點在哪裡，下一個字的起點在哪裡。但從聲學的角度來看，字與字之間並沒有明顯的間隙。音素（phoneme）融入音節（syllable）之中，音節又融入字詞（word）之中。如此一來，字詞之間無聲的間隔不見得會比連續語言中單一個字詞裡的無聲間隔（譯注：指單一字詞中音節與音節之間的間隔）來得長（通常更短）。

不過，有些線索可以幫助我們，舉例來說，在英語中很少出現「mt」這樣字母／聲音的組合，所以，聽到一段包含「Sam took」在內的語句時，我們直覺地知道這並不是一個新字「samtook」。我們在很小的時候——兩天大的時候！——就學會了這些跟英語有關的技巧[7]。威斯康辛大學的教授薩弗蘭（Jenny Saffran）發現八個月大的嬰兒在接觸一種虛構的語言僅僅兩分鐘後，就學會了其中的聲音規則[8]。

在神經處理聲音的過程中，可以很明顯地看出神經系統得以學會辨識特定的聲音型態（pattern learning）。Brainvolts的研究生史荀（Erika Skoe）發現，一旦受試者對虛構語言所蘊含的聲音型態感到熟悉，神經系統便會加強對泛音的處理[9]。

同樣地，當一個語言的音節在規律的序列中出現，而不是隨機出現在一串不同的音節當中時，泛音的處理也會受到強化[10]。然而，有

---

[*] 閱讀跟視覺有關（或觸覺，如點字印刷），這一點無庸置疑。造成讀寫障礙的原因，在視覺上主要是對動作、時間變化訊息的掌握有缺陷，而不是顏色或空間感知出了問題。讀寫障礙人士比一般人更容易發生眼睛疲勞或視覺扭曲的問題。然而，儘管閱讀和視覺有明顯的關聯，但聲音處理似乎跟閱讀有更大的關係。

語言障礙的兒童無法學會擷取這些隱含在語言中的規則[11]。類似的情況也發生在聽力損失的兒童身上，他們面對需要辨識語言中特定聲音型態相關的語言任務[12]會有困難；此外，自閉兒在接觸這類人工語言時，腦中活動會出現與一般人不同的獨特模式[13]。另一方面，雙語及音樂訓練則可以強化對聲音中特定型態的處理[14]。

讀寫障礙的聆聽挑戰

還有更多證據指出聲音是語言不可或缺的部分。我們可能會認為音樂家通常擅長於分辨兩個音高相當接近的聲音，如頻率分別是1,000赫茲及1,003赫茲，這麼想是沒錯[15]。但分辨音高（即聲音的頻率）的能力和閱讀能力之間並沒有顯而易見的關係。

然而，有相當高比例的讀寫障礙人士——無論是兒童或成人——難以分辨兩個不同音高的聲音[16]、音高的特定模式（pitch pattern）[17]，或音高隨時間呈現動態變化的聲音（即調頻掃頻音）[18]。分辨聲音元素的能力比較弱這件事可以從大腦如何回應聲音刺激的方式中明顯看出，而且這件事與智力無關[19]。

聲波如何隨時間變化是另一項給聲音意識造成困難挑戰的聲音元素。我們通常用間隙偵測（gap detection）來衡量一個人對聲波如何隨時間變化這項聲音元素的敏感度：當我連續播放兩個聲音（通常是單音或短促的噪音）如果兩者之間無聲的間隙夠久，你會聽出有兩個聲音，像這樣eeeee—eeeee。然而，若是把兩個聲音之間的間隔縮短，當間隔短到難以察覺時，那麼你只會聽到一個聲音eeeeeeeeee。

閱讀障礙人士通常需要較長的時間間隔，才能明顯聽出有兩個聲音。對他們來說，他們比一般人更容易把時間間隔較長的兩個聲音混在一起[20]。此外，閱讀能力也跟是否能夠偵測到噪音出現前的單音[21*]，以及是否能夠察覺聲波振幅調變（amplitude modulation）的能力[22]有關。值得注意的是，這些跟閱讀有關的聽覺障礙也會出現在非語音中，也就是說，這並非僅是語音與閱讀之間的關聯，而是聲音元素和閱讀之間的關聯。

幾個月大的孩子就能說出關於他們「聽見了什麼」這件事。嬰兒可以感知世界各種語言所蘊含的語音、音素、節拍和音高。慢慢長大後，他們就失去了這項能力，因為他們的聲音意識在經過鍛鍊後，變得只注意跟母語有關的聲音。

針對相當年幼的孩子進行研究時，通常得依賴他們渴望看見有趣物體的特質。用一隻會跳舞的玩具熊做為獎賞，可以教會嬰兒分辨聲音序列中發生的變化，做得不對時，跳舞的小熊就不會出現。

羅格斯大學的貝納西奇（April Benasich）就是利用了這點來探索聲音在語言發展中所扮演的角色。她先觀察七個月大的嬰兒在執行這項任務時的表現，並在多年後，孩子們三歲時，讓他們重新接受測驗，再觀察他們語言發展的狀況，並回溯比較他們七個月大時的測驗結果。

說來驚人，孩子們七個月大時的測驗結果可以用來預測他們三歲時對語言的理解力、表達力和語文推理能力。在類似的研究中，根據孩子在懂得閱讀年齡前所表現的非語音分辨能力，可以預測孩子後來

---

* 譯注：這裡的概念就是「向後遮蔽」（backward masking）。我們對於某些聲音的偵測能力跟其後面出現的聲音有關。以 Ba 或 Da 為例子，這兩個聲音後面母音一樣，前面子音有差別，如果這方面偵測能力有問題，就可能無法分辨 Ba 或 Da。

的音韻覺識（phonological awareness）和閱讀能力[23]。除此之外，嬰兒若來自有語言障礙家族史的家庭，那麼他在聲音處理的任務上表現會比較差，這說明遺傳因素發揮了影響力[24]。

多年前，我在聖塔菲研究所參加了一個以語言為主題的智庫。我在那兒親眼見證了默澤尼克和塔拉爾（Paula Tallal）將他們倆彼此互補的科學研究方法結合起來造福社會。

默澤尼克是研究神經可塑性的先驅，他證明了掌管感覺和運動的腦區會因為經驗而改變，不管是好的或壞的經驗。至於在羅格斯大學擔任教授的塔拉爾，則是發現一些有語言障礙的兒童無法分辨構成語言基礎的聲音。他們很快地發表兩篇重要的學術論文，證明學齡兒童在接受聲音訓練後，執行各項語言任務的表現都有提升[25]。

這項發現和其他類似的發現，促進了一項產業的興起，這項產業的目的，就是把聽覺訓練的材料交到學校和父母手上，以解決孩子在語言、閱讀和學習上遭遇的困難。後來，默澤尼克和塔拉爾成立一間公司，專門生產以聲音為基礎的訓練遊戲。玩了這些「訓練大腦」的遊戲後，孩子的腦部會發生變化，語言能力也會隨之進步[26]。

在美國和加拿大，有些公立學校系統已對孩子實施這些訓練，並指出孩子因此在學業上有所進步。與此同時，貝納西奇注意到嬰兒在聆聽過頻率快速改變的聲音，像是建構子音及母音基礎的調頻掃頻音的經驗之後，聽覺腦區中的拓撲圖會變得更敏銳[27]。這表示跟聲音有關的正向經驗會影響語言發展的結果。貝納西奇正在設計一種玩具，這種玩具可幫助嬰兒集中注意聲音元素，像是隨著時間快速變化的聲波這種對學習語音而言相當重要的聲音元素。

這些關於聲音元素的處理與語言學習的關係其中的重點，在於大腦如何精確地處理聲波中的時間訊息，不管是聲波隨著時間變化產生的不同的差別、調頻掃頻音或其他聲學上的其他領域。在語言中，這種與時間變化相關訊息的處理過程通常屬於子音的範疇。子音就像是語言感知中的麻煩製造者，語言障礙者在分辨「dare」、「bare」、「pare」之類的子音時最容易產生問題[28]。

這就是Brainvolts要迎接的挑戰。我們想要以這些發現為基礎，找出一個可以透過瞭解大腦如何處理聲音，來瞭解聲音元素如何影響語言的方法。我們最早期的發現是：有語言障礙問題的學齡兒童，無法像一般人那樣區分語言中的的音節[29]。

我們早已知道有語言障礙的人士難以處理語言中的子音[30]，而今我們有了生物學層面的證據[31]。於是我們開始深入研究大腦，看看大腦可以告訴我們哪些有關處理聲音元素的細節。除了仔細探究聲音元素之外，我們還努力尋找這些科學發現如何應用在個人身上。我想打破「閱讀能力差的讀者」（或語言能力差的使用者、音樂能力差的聆聽者）這種泛稱，我想把每個人視為獨立的個體。

萬能的「da」

我們來聊聊萬能的「da」這個聲音相關的研究。長久以來有許多跟聲音研究相關的改進與變化，當然也有其他音節、字詞、音符，以及環境聲音的選項，但這個看似不起眼的音節有它的特殊之處，這個音節所蘊含的聲音元素，以一種系統性的方式把這個音節跟聆聽、學習和語言連結了起來。

此外，「da」是個如此普遍的音節，世界上幾乎各種語言都有

「da」這個聲音。現在,就讓我們把焦點放在「da」這個音節的聲音元素(基本頻率、聲波如何隨時間變化的訊息、泛音、調頻掃頻和一致性),以及它們和語言的關係(圖7.1)。

基本頻率

如果一個聲音被我們感知為是有音高的,也就是可以哼唱的,那麼我們哼唱這個聲音的頻率就是基本頻率。在說話發出語音時,基本頻率對應的是聲帶開啟和關閉的速度,而這種聲帶的開啟與關閉是由呼吸所帶動的。男性聲帶運動的速度最慢,導致講話聲音低沉(基本頻率低);小孩的聲帶運動速度最快,導致講話聲音高昂。

在英語中,語音可以傳達意圖和情感 —— 也就是你說這話背後的真正含義,而不是你說了什麼字面上的意思。但是,神經系統對基本頻率的處理似乎跟閱讀及語言發展無關,我們可以把這項元素從名單中剔除。

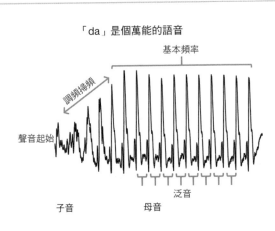

圖7.1 從大腦對「da」的反應中可以看出語音的聲音元素:聲音開始的時間點以及子音調頻掃頻期間出現的波峰、泛音和基本頻率。

聲波如何隨時間變化

在仔細觀察大腦如何處理「聲波如何隨著時間變化」（timing）這項聲音元素時，我們看到萬能的「da」如何揭露有語言問題的兒童在聲音處理方面跟一般人有什麼不同。

Brainvolts的兩位研究生，康寧漢和金恩各自從語言障礙兒童身上發現他們對「da」的頻率跟隨反應在反應時間上有延遲現象[32]。更重要的是，這種反應時間延遲發生在音節的特定部分，也就是聲音開始的時間，以及調頻掃頻期間——在此的調頻掃頻象徵了子音「d」過渡至母音「a」的期間。

換句話說，這並不是一種大腦處理時間訊息的普遍缺陷，只有子音發聲的時間訊息會受到影響。這讓我們從生物學的角度瞥見聽覺神經系統在處理語言的聲音元素時可能會出現的失誤。

隨著時間過去，其他學者也有這樣的發現，並將研究的觸角進一步延伸。例如在某些案例中，藉由加快聲音播放的速度或是添加背景噪音，來給這些原先就有語言處理障礙兒童的聽覺系統製造壓力，還會導致更進一步反應時間延遲的現象[33]。

在另一些案例中，孩子閱讀能力的研究如果不是以好、壞的二元方式評估，而是觀察閱讀能力從最好到最壞的分布情況，更可以看出聽覺神經系統和語言之間，並不是成功或不成功處理這種非此即彼的簡單關係[34*]。

---

* 譯注：根據作者2009年針對孩子閱讀能力的研究，如果不是以好壞二元評價方式，而是有更細緻的、連續的評分標準，可以看出孩子的閱讀能力可能跟聽覺系統中皮質下的語音處理有正相關的關係。閱讀能力愈好的，大腦對於聲音時間變化的反應愈快；閱讀能力愈差的，大腦對於聲音時間變化的反應愈慢。

泛音組成

　　泛音組成可以說是語音中最重要的聲音元素。各個子音及母音都具備各自獨特的泛音特色。之所以可以把「oo」變成「ee」的聲音，是因為我們藉由改變嘴巴、嘴唇和舌頭的形狀進一步改變了語音的泛音。

　　我們所接觸的學習語言或讀寫障礙人士中，幾乎每位的大腦在針對「da」這個音節的處理都有反應延遲的現象，而且他們聽覺神經系統對「da」這個語音的泛音的反應程度都相對的減少。

調頻掃頻

　　「da」最棘手的地方在於子音「d」轉換到母音「a」的期間，泛音頻率中出現了調頻掃頻的現象。語音中有許多子音的泛音頻寬帶會隨著時間移動及演變。當掃頻方向是由下往上，呈現的結果會是某一個子音，當掃頻方向是由上往下，則會變成另一個子音[*]。

　　有語言問題的兒童無法區分由調頻掃頻所定義的兩個不同音節[35]，從生物學的角度來看這很合理。因為「da」之所以是「da」而不是「ba」或「ga」，聲波何時變化的訊息跟泛音如何改變扮演著同樣重要的角色。[†]泛音隨著時間變化而發生的掃頻非常、非常快（約二十五

---

[*] 譯注：語音的泛音頻寬帶隨著時間移動及演變就是一種調頻掃頻的聲音，以中文發音的「da」為例子，一聲「搭」的語音是沒有調頻掃頻特色的，二聲「達」的語音是掃頻方向由下往上，三聲「打」的掃頻方向先下再上，四聲「大」的掃頻方向是先上再下。

[†] 譯注：作者的意思是指語音的聲波很複雜。以「da」這個語音為例，在短時間內聲波的改變裡有兩個關鍵會影響我們對「da」的判別與感知。第一，組成da這個語音的頻率組成為何（所謂的泛音），頻率組成的內容如何在發出這個聲音的過程演化或改變。第二，上述說的da頻率組成的內容，在什麼時間點發生改變？正常健康的大腦可以在很短的時間，如二十五分之一秒內追蹤上述語音頻率組成內容的改變，以及什麼時間點發生改變，來幫助我們分辨不同的語音。

分之一秒），這也是感知子音時為何如此容易就犯錯的核心原因。

說到時間變化和泛音變化，其中實在發生太多事情了，而且發生得如此快速又同時。也因此，有語言和學習問題的人難以分辨子音。事實上當背景噪音存在時，不只他們，任何人先開始覺得難以分辨的聲音也是子音[36]。當語音中有子音變成母音再回到子音的情形時，聽覺神經系統必須更努力的工作，才能追蹤這些聲音元素的變化。

此外還有另一件事，一件把所有聲音元素聯繫在一起的事情。

神經反應的一致性

這章一開始，我就提到了一致性（譯注：指大腦對於特定聲音刺激的反應是否能有一致性）。雖然一致性本身並非聲音元素，但當大腦為聲音元素編碼的過程中，它還是扮演著重要角色。

如果把音高、聲波何時變化的訊息、泛音，和調頻掃頻想像成食材，那麼一致性就是那個攪拌碗（或類似的東西）。有學習問題的孩子，如前面提到過的丹尼，他們的聽覺神經系統處理聲音的一致性可能有整體下降的現象：當面對任何給定的單一聲音，他們聽覺神經系統的反應或多或少是正常的，只是每次重複試驗時聽覺神經系統的反應都不太一樣（不一致）：有時候可能反應比較慢；有時候反應可能比較小；有時候反應可能比較敏銳。

由於他們的神經元一起放電和休息後再放電的同步性較低，所以若將每次試驗的波形疊合起來，並不像一般人呈現一種有微秒等級精準度、緊密且井然有序的波形[37]。若每次試驗反應的不同之處都是時間方面的差別（通常都是），那麼所有試驗結果疊合起來的波形會變得較為平滑，如圖7.2所示，較慢較大的波峰對齊得相當精準，而那些較小較快的曲線則是大部分不一致的所在之處，這是因為他們在最快速的、微秒等級的時間元素處理時出了問題。

因此，學齡兒童的語言及閱讀能力跟好幾種聲音元素的處理有關，如聲波如何隨著時間改變的訊息、音色（與泛音組成有關），以及綜合了時間變化和泛音內容變化的調頻掃頻。此外，處理這些聲音元素的一致性也很重要。不過，在聲音元素的世界裡，這只是其中一部分，混音器上面的推桿並非全都有所移動，如我們所見的，音高就跟語言無關。

在聲音意識中，語言熟練度並不像是一個可以把總音量調大或調小的旋鈕，這其中只牽涉了某些聲音元素，但這些被選出來的聲音元素很重要。在有語言問題的兒童身上，某些聲音元素（如圖7.3所示）並沒有得到最佳處理，這項發現形同為語言中的聲音重要性提供了生物學的基礎，是一種概念上的進步。

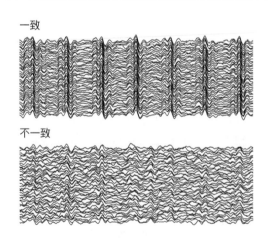

一致

不一致

圖7.2　反應不一致是語言障礙者的大腦神經反應特徵。每次試驗的反應應該要能對齊。

以聽覺神經系統的反應來預測未來的閱讀能力

讓我們更進一步：如果可以在孩子尚未遭遇閱讀困難時，就用大腦對聲音元素的反應來預測未來會不會遭遇閱讀障礙呢？如果我們可以讓大腦表現出這個狀況呢？

我們在學齡兒童大腦對語言反應的研究給了我們動力，讓我們想要先評估學齡前兒童的大腦對音高、聲波如何隨時間改變、泛音、調頻掃頻的處理，以及神經反應一致性；然後四、五年後，也就是他們小學二、三年級時檢視他們的語言和閱讀能力。我們可以用三歲兒童大腦處理聲音的狀況來預測他們八歲時的閱讀能力嗎？花這麼多年的時間追蹤同個孩子會是個挑戰，但這是一種非常有說服力的科學研究策略，Biotots計畫因此誕生。

我們找來好幾百名學齡前兒童，測試他們在聲學、注意力、記憶和節奏方面的能力，並測量各種與大腦聽覺相關的數據。接著，我們年復一年地重複，總共持續五年。

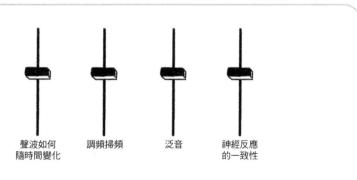

聲波如何　　　調頻掃頻　　　泛音　　　神經反應
隨時間變化　　　　　　　　　　　　　　的一致性

圖7.3　在語音的處理中，聲波如何隨時間變化、調頻掃頻、泛音和一致性是關鍵的聲音元素。

　　Brainvolts團隊把這個過程打造成讓孩子覺得有趣的經驗，並跟他們的父母建立關係。我們常在預定測驗時間的前幾個月就接到孩子父母打來電話表示：「羅比想過去跟艾莉（Brainvolts團隊成員）玩科學遊戲。」面對好奇的父母，Brainvolts團隊成員也非常大方地以所學回答父母提問，解除他們的擔憂。因此，我們試驗對象很少流失，這在長期的科學計畫中相當罕見。

　　我常因自己啟動這樣的長期計畫而吃驚，因為這實在不符合我沒耐心的個性。但孩子們好可愛啊！而且我們也從中學到了許多。在年齡較大的兒童身上，我們發現聽覺神經系統中跟閱讀能力有關的標記，如偵測聲波如何隨時間變化的能力、對泛音、調頻掃頻的反應、神經反應的一致性（但不包含音高），可以回溯至他們三歲的時候。

　　我們的朋友傑克森在三歲時就已經能對聲音元素進行強大的處理，現下他已經是位下筆有如作家普魯斯特（Marcel Proust）的三年級生。但他的鄰居愛胥琳——八歲的她現在正遭遇閱讀困難——在三歲時的大腦對聲音元素的反應就已經有問題[38]。

　　由於我們收集跟各種聲音有關的頻率跟隨反應資料，所以能夠專注地找出哪種聲音和腦波形式的組合可以呈現最佳的預測值。一個經過反覆驗證的有效聲音就是「萬能的da」這個音節的聲音，再加上一點背景噪音就可以增加挑戰性。偵測聲波如何隨時間變化的能力、對泛音的反應能力，和對同一個聲音神經反應的一致性是預測能力最高的聲音元素。

　　駐點Brainvolts的統計大師懷特－史瓦克（Travis White-Schwoch）率先展開了這項有如算命的行動。他創建了一個模型，將腦部對這三個聲音元素的反應（一些些聲波在短時間內的變化的反應，加上一點點大腦對於泛音訊息的編碼，和少許對於同一個聲音的神經反應一致性）結合起來，讓我們達到了驚人的「準度」[39]。我們可以在孩子三歲時評估他們的閱讀準備程度（reading readiness），並預測未來當他們到達可以閱讀年齡的閱讀能力[40]。

語言問題並非全都跟大腦處理聲音的過程有關。有時候，聲音處理並不是問題的根源，這一點也很重要。身為幾個男孩的母親，而且是一個願意讓他們慢慢學習閱讀的母親，我很樂意讓他們接受一項三十分鐘的測驗，以找出／排除跟聲音處理有關的問題。

如果一個三歲孩子的測驗結果指出他在未來可能遇到閱讀問題，那麼父母可以及早行動，幫助他克服那些跟聲音處理有關的難題，那些難題可能會阻礙他在聲音→字母→字詞→意義之間建立連結，而建立聲音→字母→字詞→意義的連結對孩子的在校學習極為重要。

改善聲音的聆聽品質

Brainvolts 想知道我們能否透過改善聲音本身的聆聽品質，來改善閱讀能力以及大腦對聲音的回應。有了霍尼克爾的堅持、耐心和技術，再加上與 Brainvolts 的共同研究者——閱讀障礙專家柴克（Steve Zecker）合作，我們跟芝加哥私校系統海德公園日校（Hyde Park Day School）建立了夥伴關係。

海德公園日校專門為有嚴重閱讀障礙的兒童提供服務，提供密集且個人化的教學補救課程，目標是讓孩子可在大約兩年後重返母校。在與海德公園日校工作過程中，我們不只接觸到一群聰明但經專業診斷為有學習、閱讀，或注意力障礙的孩子，也接觸到樂意合作的機構夥伴。跟我們在低收入社區附近合作的公立學校不同，這個私校系統有各種可用的資源能夠幫助孩子茁壯成長，管理階層也相當渴望透過以科學為基礎的策略來幫助學生。

至於我所說的「改善聲音本身」（improving sound itself）是什麼意思？其實就是讓這些孩子所聽到聲音中的聲音元素變得更響亮、更清晰，減少噪音和回音對聲音造成的影響和失真。我們跟一間聽力設備公司合作，提供個人化的擴聲系統（也就是輔助性聽覺裝置）給孩子和老師。

這個擴聲系統包括學生在學校時需要整天佩戴的小型入耳式裝置，以及給老師使用的領夾式麥克風。麥克風接收老師的聲音後，把聲音傳送到學生的耳機裡，透過這種方式讓每位學生得到一樣的幫助：坐在後排的蘇西跟坐在前排的凱文一樣，都能聽見老師的聲音，而且在同一間教室裡，也可以按照我們的需求，讓老師擴音過後的語音不要傳到學生的耳裡。這些學生跟以往一樣聽到老師的聲音，而且，就對照組的研究來說，最重要的關鍵是學生們在同一間教室裡，同時接受同一位老師的相同指導。

我們渴望探索這個世界上各種以科學為基礎的解決方案，而非局限在科學家為了做實驗所提出的方案。父母和老師可以使用他們為孩子所選擇的輔助性聽覺裝置。至於提供這些聽覺裝置的公司則是得願意冒險，因為我們很有可能會發現他們的產品在生物學或語言學的層面上並無效益，他們在加入時就知道無論成效如何，我們都會發表研究結果。

針對這個私校系統所有的孩子，我們先進行了跟注意力、記憶、學習、學業成績和大腦聲音處理過程有關的檢測，接著便靜待學年過

去。在學年期間，有佩戴輔助性聽覺裝置的孩子平均佩戴時間為420
個小時，學年結束時，我們會再次進行相同的檢測。

學習成效提升

學年結束後，比起沒有佩戴輔助性聽覺裝置的孩子，佩戴輔助
性聽覺裝置的孩子在閱讀能力和音韻覺識（辨識及運用英語語音的能
力）方面有較大的進步，他們腦中由語言所引起的反應也變得較為一
致。在那些沒有佩戴輔助性聽覺裝置的孩子身上，並未產生這些生物
學層面的變化[41]。

此外，在閱讀方面進步最大的是那些在一開始大腦對聲音反應一
致性最差的孩子，表示在這些進步最多的孩子身上，閱讀問題源自於
大腦處理聲音的過程，而這些障礙可以透過人為干預來突破。

有一點我得說一下，孩子在接受腦部測驗時是沒有佩戴輔助性聽
覺裝置的。因此，改善聲音的傳遞方式可以讓這些孩子建立起較好的
聲音與意義的連結，進而從根本改變他們的聽覺神經系統，獲得改善
的聲音處理過程已經使他們不再需要透過聽覺裝置來維持。

先前提過「注意力之所在，學習之所在」，當擴音系統以適當的
音量將老師的聲音清晰、直接傳送到孩子耳裡時，孩子可以更專注在
上課內容。他們可以花更多時間思考授課內容，而不會搞不清楚要注
意哪些地方，或老師到底說了哪些字詞。

當愈來愈能夠成功建立起聲音和意義的連結，他們聽覺神經系
統中預設的自動反應網絡在面對聲音時就能有更好的調整，如證據所
示，他們的神經網絡在處理聲音時的一致性有所提高。因此，像丹尼

這樣的孩子可以選擇調整他的聽覺神經系統去得到一致性的反應，為建立聲音與意義的連結奠定基礎，這是流暢閱讀不可缺少的條件，也象徵著聽覺神經系統本身發生了轉變。

語言剝奪

有本在1990年代出版的書[42]指出了一點：就三歲孩子來說，家庭社經地位低的孩子聽過的字詞總數，比家庭社經地位較高的同齡孩子少了三千萬個。作者認為他們長期觀察到的現象（也就是貧窮與孩子的詞彙量、語言發展，和閱讀理解能力低於平均水準這之間的關係）或可用孩子在三歲前的語言基礎有缺陷來加以來解釋。簡言之，弱勢的孩子在還沒做好學習準備前就進入了幼兒園。

雖然這種詞彙量差距（word gap）的觀念一直存在爭議[43]，但社經地位和語言能力、讀寫能力、注意力及學業成績之間的關聯並未受到質疑[44]。有大量的研究結果指出，貧窮家庭給予的教養會對兒童的大腦產生負面且直接的影響。童年時期的貧困跟腦部的結構、功能、節奏及對稱性的異常有關[45]，包括海馬迴、杏仁核、前額葉皮質，以及其他跟記憶、情緒和自我管理有關的腦部結構都較小[46]。

平均而論，相較於來自較富裕地區的兒童，來自低收入地區的兒童在語言和讀寫能力上的檢測結果都比較差。早年的語言接觸（early language exposure）狀況會對最終的語言發展產生影響[47]。這可能跟詞彙量的差距、語言接觸的「質量」差異[48]、嘈雜的生活環境，或其他影響力被低估的環境障礙有關。

無論「三千萬字的詞彙量差距」是不是一個嚴謹且準確的數字，

但它確實擄獲了大眾和政策制定者的想像力。美國前總統歐巴馬宣布他執政的政府將執行「早期學習計畫」（Early Learning Initiative）時，曾直接提到了詞彙量差距。柯林頓基金會提倡的「幼童不落後」（Too Small to Fail）計畫，其中的重要任務也在縮小這樣的詞彙差距量，盼能促進幼童早期的腦部和語言發展。

用來解決詞彙量差距的地方性政策已經就位，在羅德島普洛維登斯有個值得注意的例子。「普羅維登斯說」（Providence Talks）計畫旨在確保出生後到三歲前的兒童在開始上學前可以充分地接觸到語言；結合語言指導師、遊戲團體每月一次的居家造訪，再搭配穿戴式的「計字」科技產品[49]，以鼓勵負責照顧幼童的成人擴充詞彙量並豐富他們的描述性語言。目前為止，這項計畫成功地提升孩子所聽到的詞彙量[50]。美國其他城市，包括底特律、路易斯維爾和伯明罕在內，也期待跟進普羅維登斯的做法。

母親教育程度的影響

Brainvolts 想要探究低收入地區兒童所遭遇的語言剝奪，會在生物學層面上造成怎樣的影響，語言剝奪對聲音意識會有什麼樣的影響？我們聚焦在芝加哥附近那些超過85%的高中生有資格獲得午餐津貼的地區，以那些學生為試驗對象，觀察他們的大腦對語音的反應。

我們將學生母親的教育程度視為語言接觸的參考值*，根據母親

---

* 這種分組方式讓我很不舒服，一定有些正規教育程度較低的母親也能夠在語言層面提供孩子相當豐富的成長環境。然而，從大量的累積研究中已發現，母親的教育程度可視為孩子語言接觸的預測因子。

的教育程度將學生分為兩組，讓人種、族群身分、居住區域、年齡、性別、聽力和出生史方面背景資料相符的所有學生全都集中在同一間教室上課。

此外，我們還進行了閱讀和讀寫能力的標準化測驗。母親接受正規教育年數較少的青少年，他們的腦部反應普遍呈現「混亂」的波形，而且背景雜訊較多。此外，他們針對語音泛音進行的編碼程度較弱，大腦反應的一致性也較低[51]。這種聲音處理的模式具備「閱讀能力差」的腦波反應特色，而他們的閱讀能力也證實這一點。小時候接觸語言刺激較少的學生，到了青少年期間在閱讀和讀寫測驗中得到的分數確實較低。

從神經反應的特色中可以看出語言剝奪造成的兩項障礙：處理聲音細節時的精確度較低，以及過多的神經雜訊。然而，透過從事音樂活動或是學習另一種語言來獲得豐富的聲音經驗，則可以增強聽覺神經系統處理重要聲音元素的能力。提升整體的大腦健康程度（跟體適能有關）或可幫助減少神經背景雜訊。這部分稍後會再詳述。

自閉症

父母通常最先發現的狀況，包括孩子對聲音有不正常或不適當的反應。例如自閉症兒童通常對聲音非常敏感，或者對聲音沒有反應——尤其是那些通常能引發強烈反應的聲音，如對母親的聲音沒有反應。有些自閉症兒童到了年紀很大時才開口說話或是完全不說話；有些自閉症兒童的溝通障礙原因，包括難以理解或難以說出語言中可傳達意圖、感動和情緒的聲音元素。

對泛自閉症患者來說，理解別人說出的字詞可能不難，但他們可能無法擷取弦外之音或其中隱含的意思，如情緒或字面之外所傳達的意圖。舉例來說，他們可能聽不出生氣或嘲笑的意思。至於他們說話的時候，可能會明顯缺乏常見的音高和節奏變化。

泛自閉症患者說話的聲音聽起來可能很單調，像機器人在說話似的，唱歌也唱不好，或者以異於常人的方式使用重音。總而言之，在語言的理解和製造方面，無法擷取語音中的韻律（譯注：相當於「語氣」）所提供的線索可能會導致他們在建立社交連結時遭遇挑戰。

泛自閉症患者普遍在語言上遭遇困難，若想幫助他們社會化發展，這是一個很明確的著力點。「他們腦中究竟發生了什麼事？」為了回答這個問題，Brainvolts的盧叟（Nicole Russo）對泛自閉症兒童的聽覺神經系統進行研究，尤其著重在韻律感知的部分。說得具體一點，就是對音高的感知。在英語中，說話的音調跟語氣可以傳達情緒（高興／悲傷／生氣）和意圖（陳述／提問／諷刺）。是否由於對音高的處理能力很差，導致某些泛自閉症患者難以理解語言字面之外隱含的意思呢？

我們透過語調的變化，製造了由子音與母音組成的音節，讓它們聽起來像是在陳述事實或提出疑問。當我們對泛自閉症學齡兒童播放這些音節時，通常會發現他們的聽覺反應不像正常發展的同齡兒童一樣會緊密跟隨音高的變化（圖7.4）[52]。在某些案例中，泛自閉症患者之所以在韻律上遭遇困難，根源可能來自聲音－腦部之間的關係。

如今在史丹佛大學服務的艾布蘭斯曾是Brainvolts的成員，他主要研究當我們在聆聽別人說話時，腦區之間會產生怎樣的連結。他發現泛自閉症兒童聽覺皮層和邊緣系統（主要負責情緒和酬賞的腦區）

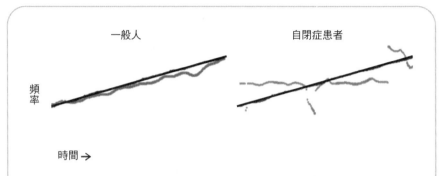

一般人　　　　　　　　　自閉症患者

頻
率

時間 →

圖7.4　當我們在提問時，語音的音高會提高。聽覺神經反應（灰色線條）通常會跟隨語音音高（黑色線條）的變化。自閉症患者的腦部反應不會跟隨音高軌跡變化。

的連結程度較低[53]。對泛自閉症兒童來說，語言的聲音，如母親說話的聲音，所引起的情緒反應可能不同於正常發展的兒童。

　　這符合新興的自閉症社交動機理論。這項理論認為自閉症患者腦中的情緒中心發育不全，因此降低他們想要獲得社交經驗和人際關係的動機[54]。或許，在生物學層面上，因為自閉症患者聽覺神經系統與其他腦區連結程度較低，進而減少了社交互動帶來的酬賞。

　　然而，自閉症患者也可能會對聲音展現出明顯的過度敏感。

　　西班牙的研究人員指出，根據頻率跟隨反應的結果可以看出自閉症患者對聲音的反應明顯比較強，這可能反映了讓聽覺系統（尤其是中腦）保持正常的抑制機制瓦解，自閉症患者常有「感官超載」（sensory overload）的現象，上述抑制機制的瓦解可能是其中的生物學基礎[55]。

　　這些聲音和自閉症之間的關聯全都指向一點：聽覺腦區跟其他腦區之間原本應有的廣泛連結（應屬於傳出系統的連結）遭到破壞。瞭解自閉症和聲音的關係後，我們就可能替自閉者患者量身打造幫助他們克服溝通障礙、避免在社交上遭受孤立的方法。

語言障礙的大腦優勢

面對語言溝通有問題的人，如讀寫障礙人士和自閉症患者，他們的優勢和獨到的見解經常遭人忽略。

在面對語言帶來的挑戰時，創意可以應運而生。我想我們都認識某個在語言方面苦苦掙扎，但在其他領域表現卓越的人。我只需要往身邊一看，像我的二兒子就是一例，閱讀對他來說很困難。他在念一、二年級時就觀察到同學們做著他無法掌握的神秘事情──閱讀。像「聽寫」和辨識「常見字」（sight words）這些更細微的部分就別說了，他連閱讀的基本概念都不能明白──「你說書頁上那些彎彎曲曲的線條叫做字？」

公立學校的「閱讀能力復甦」（Reading Recovery）計畫和一系列的鮑勃圖書（Bob Books）幫助了這些孩子[56]。如今，我的寶貝兒子是牛津大學提供的羅德獎學金得主、紐約市的藝術家，也在衛斯理大學成立了更生教育中心，而到現在他還是得靠拼字檢查的幫忙，以免把「always」寫成「alwaze」。

我們有些不那麼像軼事的證據可以用來說明，面對語言挑戰的人如何具備創意。要把「ba」變成「pa」，只需要母音前加入一段短暫的無聲期。就感知層面而言，「ba」到「pa」是個猝然的轉變而不是連續的：如果我們在「ba」的子母音轉換期間加入一段無聲期，它聽起來還是「ba」，再把無聲期延長一點，還是「ba」，再延長一點，還是一樣，再多一點點……突然間，它變成「pa」了！

這中間沒有模糊地帶，對我們來說「ba」跟「pa」就像房間燈的開關那麼清楚明白。我們的聲音意識會將語言中的聲音分門別類，當你播放兩個「ba」音，但兩個音其中「b」到「a」的中間轉換時間不相同時，對大多數人而言，只要兩者都還歸屬在聲音意識的「ba」類別中，他們並無法聽出這兩個「ba」有何差異。

然而，讀寫障礙人士有時可以比一般讀者更輕鬆地分辨出同屬「ba」類別中的不同聲音[57]，在這方面，他們的聲音意識能更敏銳辨別聲音差異、更靈活，保持著創意的可能性；一般人的聽覺意識因為已經學會在固定不變的聲音類別中運作，所以失去了這樣的創意空間。

我們可以在愛因斯坦、史蒂芬・史匹柏（Steven Spielberg）、雪兒（Cher）、湯米・席爾菲格（Tommy Hilfiger）、奧塔維亞・巴特勒（Octavia Butler）、愛迪生、傑・雷諾（Jay Leno）、琥碧・戈柏（Whoopi Goldberg）、安塞爾・亞當斯（Ansel Adams）、安迪・沃荷（Andy Warhol）和阿嘉莎・克莉絲蒂（Agatha Christie）身上看見讀寫障礙人士的創意。

自閉症患者的語言障礙通常很嚴重，但也常伴隨著在其他領域（主要是跟記憶有關）的卓越天賦。

十八世紀時，首度有人描述自閉症患者的天賦，他們的才能常見於音樂、藝術、日曆推算、數學，以及機械或空間能力的其中一個領域[58]。說來有趣，儘管相當罕見，自閉症患者偶爾會出現具備語言相關天賦，包括絕佳的多語能通（polyglotism）以及早慧閱讀（precocity in reading）能力[59]。

性別差異及語言障礙

任何一位學校老師都會說：「比起女生，有語言問題的男生比例較高。」事實上，相關報告指出，閱讀障礙的男女比例超過二比一[60]。我們想要知道藉著觀察兩性大腦的聲音處理，是否能夠找到解釋這種情況的線索。此外，我們也很好奇男生跟女生的大腦是否用不一樣的方式聆聽這個世界。

在生物學的層面上，性別差異除了明顯可見的部分外，還出現在許多地方，聲音也不例外。在動物界，聲音溝通這件事存在性別差異是普遍現象。舉例來說，鳴禽中通常由雄鳥負責唱歌，牠們用歌曲來吸引雌鳥，雌鳥則是根據對歌曲的喜歡程度來選擇交配對象。同樣地，公大翅鯨也用唱歌來吸引交配對象*。

為了避開噪音的影響，雌鳥比雄鳥更能夠改變發出聲音的時機[61]。雄鳥跟雌鳥之間發聲盛行率的差異，讓人不禁懷疑兩性在聲音的處理上是否存在著差異[62]。事實上，聲音處理的差異也存在於同性之間，以母小鼠為例，當過媽媽也會造成聽覺神經系統的差異[63]。

在Brainvolts，我們以超過五百位學齡前兒童、青少年和成人為研究對象，探討兩性處理聲音元素的差異[64]。幾十年來，我們知道就聲音一開始發聲的起始點（sound onsets）而言，兩性的反應時機不同[65]。然而，關於其他過去未曾有人探討的聲音元素時，我們也發現其中存在著兩性相異跟相似的地方。我們探討的聲音元素包括泛音、基本頻率

---

* 譯注：關於公大翅鯨唱歌的目的科學界還沒有共識；目前還沒有足夠證據支持公大翅鯨是為了吸引異性而唱歌。

的反應強弱，以及子音轉換至母音時所需的微秒級時間差異線索（所謂的調頻掃頻）。學齡前的男童和女童處理這些聲音元素的過程很相似。性別差異要到兩性年紀更大之後才出現，也就是青少年時期和成人期（圖7.5）。我們還不知道這些後來出現的差異可能是荷爾蒙的影響，還是生命經驗不同造成的結果。至於其他測量，比如說神經反應的一致性，以及神經反應中的背景雜訊，則沒有看到兩性之間的差異，無論是哪個年紀都一樣。[66]

　　兩性處理聲音的差異，有助於我們瞭解男性比女性更容易出現語言障礙的原因。整體而言，兩性之間的差異都是男性的反應較差，要不是反應較小，要不就是反應較慢，顯示在處理語言時，男性可能存在著生物層面上的不利條件。處理調頻掃頻音和泛音時的兩性差異尤

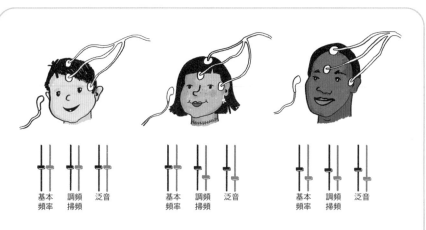

基本　調頻　泛音　　　　基本　調頻　泛音　　　　基本　調頻　泛音
頻率　掃頻　　　　　　　頻率　掃頻　　　　　　　頻率　掃頻

圖7.5　聲音處理的性別差異隨年齡而出現。學齡前的孩童處理這三項聲音元素的方式很相似，無論是男生或者是女生。到了青少年時期，兩性在處理調頻掃頻音和泛音時已有所差異。及至成人期，兩性處理這三項聲音元素的方式都已不同。針對聲音處理的一致性和神經背景雜訊而言，不管在哪個年齡，兩性之間都沒有差異。黑色推桿代表女性，灰色推桿代表男性。

其值得注意，這兩項聲音元素（以及聲音處理的一致性）是跟語言能力最為相關的要素。

聲音處理的兩性差異對人類而言有何作用？倘若有天科學界證明了這些細微但確切的聽力差異在人類的溝通中扮演什麼重要角色，或是有什麼我們尚未發現的重要性，我也不會感到驚訝。

以聲音來強化語言能力

我們正在逐步瞭解語言學習策略如何改善腦中的聲音處理過程。如果，我們能在孩子蹣跚學步時，就藉由瞭解他們的聽覺神經系統來預測他們七歲時的閱讀能力，那麼我們就能預先採取行動，避免負面結果發生。

海德公園日校所使用的輔助性聽覺裝置是其中一種方法，普羅維登斯採用的穿戴式計字科技產品是另一種。默澤尼克和塔拉爾開發的聽覺訓練遊戲，以及貝納西奇研發的寶寶玩具則是提供了額外的有效途徑。對聲音和語言之間的關係有更多瞭解之後，我們就能找出更好的方法幫助孩子發展語言能力。

幫助我們可以聽得更好的科技正在蓬勃發展。我希望看見它們成為主流，而非僅限於像海德公園日校這樣的少數地方。我有位學生是語言障礙人士，我在教學時會戴上有如項鍊的麥克風，而她所戴的輔助性聽覺裝置可以接收來自麥克風的訊號。

某天下課後，我跟她交換裝置，結果令我印象深刻：她站在演講廳的另一頭說話時，我可以清楚聽見她的聲音。我能想像，在嘈雜的環境中每個人都能因這項科技而受惠，如果可以發展出更強的語言能力對每個人都有幫助。

身為一個對聲音有著各種琢磨的人，我想知道體驗聲音的新方式會對我們的聽覺神經系統產生什麼影響。我之前曾提過，我結束一天的方式大部分是由我先生唸書給我聽。但我沒有提到的是，我也會聽有聲書。這對我的聲音意識會有什麼影響？我的閱讀、說話和思考方式會有什麼變化？就理解和記憶的層面而言，聽文本和讀文本的效果似乎相差不遠[67]。有時候，用聽的效果可能更好。

我就發現莎士比亞筆下那些古文，比起閱讀，用聽的更能讓我理解。演員在聲音中加入諷刺、幽默或其他線索，可以幫助我們對所聽到的內容有更全面的理解。大聲朗讀也可以提升你對所讀內容的記憶程度[68]。我認為人類的天性更傾向於透過聲音來理解並記憶語言，而不是透過文本。因為在我們開始讀跟寫之前，聽覺是幾百萬年就演化出來的能力。

有聲書擴大了我們可以閱讀的環境。聽有聲書時我會戴上耳塞式耳機，一方面聆聽內容，一方面同時隔絕了我在烹飪（滋滋作響的洋蔥）、健身或搭火車時的背景噪音。我期待進一步探究聽文本和讀文本的生物學基礎，以及個體之間的差異。我想要知道聆聽有聲書會對聲音意識的演化產生何種影響。

第八章　音樂和語言的合作關係

音樂訓練是探索靈魂內在最有效的工具。
—— 柏拉圖

音樂是一種語言。

「那是誰的聲音？」我先生走進玄關時這麼問，當時我正在跟兩位來家裡搬走舊沙發的男士說話。聽到這兩位男士說話後，我先生轉向其中一位問道：「你有考慮過當旁白嗎？或是把你說話的聲音應用在專業領域？」我完全聽不出他的聲音有何特別之處，但事實證明他確實是位配音員。

跟音樂家一起生活會不斷提醒你一件事：世界上有許多聲音細節是我們一般人無法察覺。當我跟先生走在街上遇見摩托車呼嘯而過時，我只聽出「這是台摩托車」，而他可以聽出摩托車的「廠牌」和「型號」。我要說的重點是：從事音樂活動的過程一併鍛鍊了聲音意識對非樂音（non-musical sound）的反應。

音樂和語言

音樂雖然擁有連結人們的強大力量，但它並不是傳達資訊的好方式。比如說，你很難用彈鋼琴表達如何前往火車站，也很難哼出昨晚籃球賽比分是多少。儘管如此，音樂和語言這兩種不同形式的聲音之間的關係並非隨意的。音樂家在處理語音時別具優勢，因此可以透過語言來強化溝通[1]。問題是為什麼？

認知心理學家帕特爾透過OPERA假說正式提出音樂能力可以影響語言能力的想法[2]。

O代表的是「重疊」（overlap），指負責處理音樂和語言的腦部神經網絡是有所重疊的。

P代表音樂所需的「精確」（precision），我們可以理解外國人帶著口音所說的英語，可以在電話訊號不良時聽得懂對方在說什麼，但在樂音中，一旦音符出現的時間點被擾亂、或音高或和聲只要稍有變化，就足以破壞音樂性；也因此，音樂家處理音樂中精準訊息的能力讓他們在理解其他聲音時也有優勢。

E代表「情緒」（emotion），音樂牽涉到我們腦中的酬賞中心，而酬賞中心會驅動我們對聲音產生感受。

R代表「重複」（repetition），透過不斷地練習和演奏音樂來不斷地建立聲音－意義之間的連結，進而鍛鍊神經迴路。

A代表「注意力」（attention），注意力最集中時，學習效果最好。基於這些理由，每天花許多時間練習音樂的人，可以透過這種方式來鍛鍊他的聲音意識以至於有助於發展他的語言能力，想來也是理所當然。

語言能力也會影響音樂。在口語方面，英語和法語中常見的節奏模式並不相同，英語強調重音，法語強調時值。使用英語的英國作曲家艾爾加（Sir Edward William Elgar）和使用法語的法國作曲家德布西（Achille-Claude Debussy）所創作的樂曲，各自恪守作曲者慣用口語的節奏模式。作曲家慣用的語言在他的音樂作品中留下了印記。

語言和音樂都由小單位（音素；音符）組成較長的句子（單字、句子；樂句、歌曲），藉以傳達資訊。在語言和音樂中，由小單位組成較大單位的方式都受到語法和語意規則的支配。

就像孩子即使沒有受過正規訓練仍可以理解、創造語言一樣，無須經過訓練我們也能記憶並重現音樂，跟著音樂跳舞、打節拍，並感受音樂帶來的情緒。我們可以輕鬆地察覺哪個音有錯，音樂的哪個部分違反常見的音樂語法，就像我們發現語言中哪裡違反語言慣例一樣。學習音樂可以強化這些能力。演奏音樂的過程需要讓預期的音符在正確的時間出現，並培養聲音意識的分辨能力，以判斷樂音的呈現是否正確。

語言和音樂以相似的聲音元素為基礎。語音的特色在頻率（如「ee」和「oo」的差別）、聲波如何隨時間變化而不同（如「bill」和「pill」的差別），或聲波隨時間變化和頻率組成內容變化之間的交互作用（如「ball」和「gall」的差別）。對語音的認識，也就是所謂的音韻覺識，是我們得以學會閱讀的重要基礎。

要測試一個人對語音的音韻覺識可以透過類似這樣的方法：「唸出『please』但不要發出『l』的聲音。」在執行這種任務以及其他與語音操弄相關的任務時，學音樂的孩子表現得比沒有學音樂的同齡孩子來得好，而且這種能力跟分辨旋律的能力息息相關[3]。

讓我們再端出那台跟聲音元素有關的混音器吧！當我們用「萬能的da」來探究音樂家的聽覺神經系統時，發現跟語言密切相關的聲音元素受到了強化處理（見圖8.1）。泛音是其中之一，泛音有助於我們分辨發出相同音高的不同樂器，還可以幫助我們區分語言中的音節。

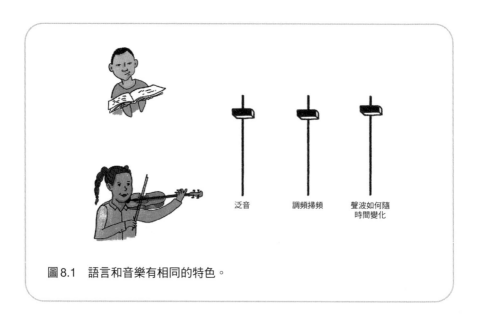

泛音　　　調頻掃頻　　　聲波如何隨
　　　　　　　　　　　　時間變化

圖8.1　語言和音樂有相同的特色。

至於其他關鍵元素所受到的強化處理，如聲波發生在子母音轉換期間的時間變化，變化速度非常之快的調頻掃頻音，則是增進了音樂家理解語音的能力。

閱讀和音樂家的大腦

在知道音樂可以強化大腦對聲音元素的處理後，對於「學音樂的孩子語言能力為什麼比同齡的孩子來得好？」這個問題，我們有了一些較深入的瞭解。此外，從事音樂活動對提升讀寫能力而言很關鍵。演奏音樂和閱讀都需要建立聲音和意義之間的連結。

在我們能夠流暢、自然地閱讀之前，必須花很多時間進行「聽寫」：「T」這個符號代表什麼聲音？「R」這個符號代表什麼聲音？「EE」代表的聲音很簡單。上面的符號組合起來我們得到了「TREE」

這個字。

在這樣的過程中，我們學會了什麼樣的字母組合是有意義或無意義的。我們學會了一些字母組合的模式和竅門，像是在「-ght」結尾的單字中，「gh」可以不用發音，如「fight」和「caught」。我們學會了何時使用「im-」或「in-」（雖然可能是在隱約中學會的）取決於後面所跟隨的子音：你可能會發現一本「impressive」（令人印象深刻）又「inscrutable」（難以理解）的書，但它絕不會是「inpressive」又「imscrutable」的。

在音樂中也有類似這樣的規則，音樂家學會把樂譜上畫的音符對應到樂音的音高和節奏；學會根據音符在五線譜上的高度（附帶一提，高度「height」的發音並不唸「heig-hit」）來判斷樂音的高或低；學會根據黑色矩形在橫線的上方或下方來判斷休止符代表的時值有多長，就像我們學會在一條直線的左邊帶個半圓是「d」而不是「b」。同樣地，隨著經驗累積，音樂家學會某些和弦進行及和聲關係就像「inpressive」一樣是「行不通的」。

閱讀文本和閱讀樂譜之間可比擬的地方，除了有以書寫符號來代表聲音（子母、音符有各自相對應的聲音符號）這樣的相似性之外，還有節奏。

每一年的馬丁‧路德‧金恩紀念日，我們夫妻倆都會再聽一次馬丁‧路德‧金恩的演講「我有一個夢想」。如果現在換成我來朗誦這份演講稿給各位聽，想必你們會坐立不安，頻頻看著手錶……因為這段演講的影響力有很大一部分來自馬丁‧路德‧金恩說話的節奏。

從事音樂活動過程中所涉及的節奏，以及一個人從中因此而熟練掌握不同節奏的能力[4]，是語言和閱讀的關鍵[5]。如果在孩子上音樂課程或接受以節奏為基礎的訓練前後對他們進行評估，會發現孩子的音韻覺識[6]、閱讀能力[7]以及對語音的神經處理過程[8]都有所改善。語言中最難區分的聲音就是跟隨著時間會細微變化的聲音，包括ba/ga或ba/pa這樣的子音組。因此，音樂家的大腦（適應了音樂的腦）會影響孩子的語言和閱讀能力如何發展。

音樂家比較能在噪音中聽見語言

我們生活在一個嘈雜的世界，許多時候我們得費勁兒地互相理解——在火車上、飛機上、餐廳裡、教室裡、運動場上，這些時間恐怕超過了我們在安靜環境中度過的時間。

人腦很擅長從不重要的聲音中汲取重要的聲音。這種能力被歸類在「聽覺場景分析」（auditory scene analysis）的範疇中，我們的聲音意識透過這樣的方式，把複雜的聽覺場景組織成有意義的聽覺目標。參加派對時，若能把與我們說話對象的聲音整合成具有整體性的聽覺目標，你就能專注於對方的聲音，不被環境中的其他人聲影響*。整體而言，音樂家特別擅長面對這種挑戰[9]。

但這種聽覺優勢不僅限於訓練有素的音樂家，音樂初學者也能得到類似的好處。Brainvolts有機會跟文法學校合作，以剛開始學習音樂的兒童為對象，研究他們在噪音中聆聽語言的能力。

我們在孩子接受音樂訓練之前先評估他們在噪音中的聆聽能力，

---

* 譯注：「聽覺場景分析」在聽覺認知領域因此時常被稱為「雞尾酒會效應」（cocktail party effect）。

然後分別在一年及兩年後再次進行評估。接受音樂訓練一年後,孩子
們在噪音中的聆聽能力或許沒有明顯改善,但經過整整兩年的定期音
樂訓練後,要求孩子在噪音環境下明確重複說出他們聽到的句子,發
現他們可以容忍的背景噪音量有明顯提升[10]。

　　在良好的聆聽條件下,音樂家和非音樂家之間的差異就沒有那
麼明顯。在有利聆聽的條件下,兩者在聽到語言時,大腦「亮起來」
的狀況很類似*,只有在環境中加入噪音時,音樂家才會顯現出優勢
(圖8.2)[11]。在大腦對聲音的生理反應中,也可以看見類似的模式[12]:
在不利聆聽的條件下,從大腦造影的研究和腦部生理反應的波形中都
可以看出非音樂家的反應程度減弱了。

　　為什麼音樂家的聲音意識如此擅長在噪音環境中聆聽語言?

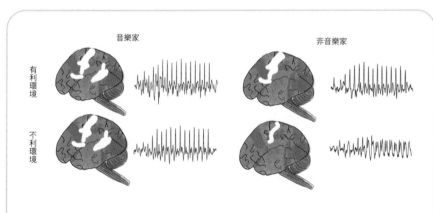

圖8.2　在不利聆聽的條件下(第二列),音樂家對聲音有較強烈的反應
(大腦中的白色區塊)。大腦生理反應的波形中也反映出這樣的現象。

---

* 譯注:大腦「亮起來」是指利用大腦造影技術,對聲音有反應的腦區經過電腦軟
　體的處理會在螢幕上亮起來。

OPERA 假說給了我們一些線索，而我建議再加入節奏和工作記憶（對音樂家而言很重要的能力）兩項重要的關鍵要素（我得想想縮寫該怎麼處理，OPERRAW 感覺是什麼沒煮熟的東西）。

是語言中的節奏讓我們得以在噪音環境中填補語音的空隙：當噪音掩蓋了對方說話的聲音時，是語言中內在的節奏幫助我們預測我們聽不清楚的單字是什麼。因此，鼓手似乎特別擅長在噪音環境中聆聽語言[13]。

如果工作記憶（跟上對話的必要條件）是你的強項，你在噪音環境中的聆聽能力都會比較好[14]，無論你是不是個音樂家。演奏音樂是強化記憶能力的好方法[15]。因為理解聲音會對我們的思考能力有極高的要求。工作記憶愈好，處理任何任務的能力就愈好。音樂家擅長掌握音高輪廓（pitch conduct）[16]和聲音模式[17]不同的變化，這有助於他們在噪音環境中聽出最長、語意最複雜的句子。

關於音樂家在噪音環境中有較好的聆聽能力這件事，雖然仍有不同意見[18]，但在我看來，有愈來愈多證據指出音樂家就是能夠鍛鍊他們的聲音意識，進而有效地分析聽覺場景，不管是不是因為結合了強化過的聲音處理能力、節奏能力、工作記憶能力或其他我們尚未發現的原因。

在音樂家之中，噪音環境下的聆聽能力與音樂家練習程度及開始演奏的年紀有關。這樣的關係說明音樂家的聆聽優勢會隨著經驗累積而增加。

通常，儘管懷抱著美好的初衷，但隨著年齡逐漸增長，我們會停止從事音樂活動。不過，至少就某種程度而言，從事音樂活動帶來的好處是持續的，即使你不再演奏音樂。玩音樂是一項很好的投資，在青年期[19]，甚至是幾十年後[20]都可以得到回報。一旦我們的大腦學會在聲音和意義之間建立連結，我們的大腦就會持續地自動加強這種尋找聲音中的意義的能力。

從神經科學角度出發的教育概念

很多老師極力告訴我玩音樂的孩子在學校表現比較好。這是他們每天看到的現象，並對於他人無法領會這麼顯而易見的事情感到沮喪。他們問我：「這些孩子的腦裡發生了什麼事？」

大約十年前，機緣找上了我，馬汀（Margaret Martin）是洛杉磯和諧計畫（Harmony Project）的創始人，這項非營利計畫致力於把樂器送到弱勢孩子手上，並確保他們可以接受最好的音樂教育。

馬汀本身是公衛博士，用一絲不苟的態度記錄了孩子們的學習成果，她親眼看到音樂改善孩子的學習成績。「妮娜，我知道音樂可以讓那些處在危險邊緣的年輕學子留在學校，」她這麼告訴我：「他們通常會成為家族中第一個大學生。有你的幫忙，我們可以深入瞭解其中的原理，才能更順利地把這樣的訊息傳遞出去。」於是，我們的合作關係就此誕生。

與此同時，我也和來自我家附近的強斯頓（Kate Johnston）進行著幾乎一模一樣的對話。強斯頓是芝加哥公立學校系統的音樂總監，在一所認為音樂課和英語課、歷史課和數學課同樣重要的學校裡任教。因此，Brainvolts幾乎同時展開了兩項在行政層面上極具挑戰性的大型、長期教育計畫，以神經科學角度出發，探究音樂經驗對聲音意識的影響*。

自然狀況下的音樂教育

我們積極地著手進行這些研究，因為這兩項計畫都提供了相當
難得的機會，讓我們得以在自然狀況下觀察音樂經驗如何影響神經系
統。在這裡所謂的「自然」指的是長期的、順利進行的音樂教育計
畫，而非科學家設計為了實驗而生的計畫。這是個機會，讓我們在現
實世界中從探討聲音意識出發，進而理解音樂、學習和教育成果如何
交互作用的生物學基礎†。

參與和諧計畫的孩子年紀很小，都是二年級生，而且從來沒有接
受過音樂教育。這項計畫由當時還是研究生的史綴特（Dana Strait）
負責，她率領四人團隊在一間儲藏室（沒開玩笑！）展開研究。三年
的時間裡，他們清掉了儲藏室裡的拖把、吸塵器、包裝紙箱、故障的
電腦螢幕和壞掉的樂器，以便設置他們的工作坊。在這個既隔絕不了
聲音，也無法屏蔽電子干擾的空間裡，他們對學生進行為期3小時的
測驗，瞭解他們在噪音環境中的聆聽、閱讀和認知能力，以及大腦對
聲音的反應。

芝加哥高中計畫進行的地點比較靠近我家，但規模大了四倍。
芝加哥公立學校的學生在九年級時加入研究計畫，持續到他們高中畢

---

* 神經教育（neuroeducation）是利用神經科學來瞭解「學習」如何在腦中發生，目
　標是改善老師的教學方法和學生的學習成果。
† 有許多因素限制了科學家在教育現場進行研究。我們獲得的機會相當獨特，因為
　是教育計畫單位主動邀請我們加入。

業。參與的學生大多數在高中一年級首次接受音樂教育。

我們大部分的測驗在Brainvolts的基地進行，計畫由克里茲曼（Jennifer Krizman）負責＊，我們還會定期在參與的學校舉辦跟這項研究有關的「測驗園遊會」，Brainvolts全員出動，十幾名學生和員工在芝加哥各個社區往來穿梭，帶著電腦、成堆的測驗器材、神經生理設備，還有讓大家在整天不斷收集資料的過程中不至於挨餓的食物。我們持續這麼做了五年，每一年接受各種不同測驗的受試者合計超過兩百人。

總之，進行這兩項計畫時（我說過它們是同時進行的嗎？），我們成功地在四處開拔、搬運設備，確保每一年都沒有發生重大變化。在這段期間，年復一年地，克里茲曼和史綴特得想辦法讓所有相關人員（老師、父母、行政人員、管理人……）開心，樂意回來參與我們一個又一個的測驗。

音樂家是「先天決定」或「後天養成」？

對於所謂的「音樂家優勢」，一項最大的爭議就是因果關係。有相關性不代表有因果關係。

彈了二十年鋼琴的喬蒂，腦中的白質（譯注：連結不同腦區的神經纖維）比從未拾起過樂器的彼特還要多，這表示喬蒂腦中長出較多白質是因為演奏音樂的關係嗎？或者她天生下來就如此？有可能是因

＊ 克里茲曼跟參與計畫的高中生混得很熟，她經常打電話、發簡訊給他們，畢竟要讓這些青少年堅持到底完成計畫並不容易。她記得許多孩子的電話，參加他們的畢業典禮，並幫忙寫了許多推薦信。

為腦中跟白質相關的某種作用引導她對音樂萌生興趣，才來到鋼琴面前？四歲大的弗瑞德有著超大的右腦運動皮質，是不是因此使他基於某種生物學的迫切需求而非得拖著父母來到樂器行呢？

我們不可能說他被音樂吸引的原因跟「先天」無關。大腦和身體的先天狀態可以使一個人有成為音樂家的傾向。但根據我先生教音樂數十年的觀察，是有意願演奏音樂的人才會有最明顯的進步。學習我們在乎的事情會塑造我們的聲音意識，而我們的研究工作就是著重在「後天」的部分，因為後天的培養才是我們有能力去做的。

透過長期的研究，著眼於受試者本身變化的比較，幾乎可以讓「成為音樂家跟先天還是跟後天有關」這樣的問題不再重要。長期研究提供強而有力的證據，說明音樂教育所給予的「後天培養」可以重新塑造一個人的聲音意識，無論他們一開始先天的起點為何。相對音樂訓練，對照組的受試者通常是從事其他健康活動，學習時間跟學習音樂的受試者一樣長（圖8.3）。

研究結果

在兒童音樂家身上，我們發現是由於聽覺神經系統處理聲音的過程受到強化，進而改善他們的學業成績和聆聽能力[21]。在洛杉磯的小學生和芝加哥的青少年身上，只有在從事音樂活動的孩子身上，才能看到大腦對某些聲音元素的處理過程的強化。這些聲音元素就是發展閱讀能力和語言能力所需要的（圖8.1）[22]。他們的大腦更專注聆聽我們用來辨別語音的泛音，更能夠追蹤語音隨著時間細微變化的線索，以及子音與母音之間來回轉換時發生的調頻掃頻。此外，甚至在童年

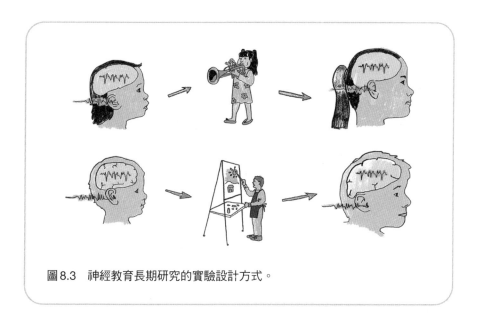

圖8.3 神經教育長期研究的實驗設計方式。

晚期才開始接受音樂訓練的孩子或參與計畫的高中生身上，也會發生
這些影響，說明了大腦對聽覺學習所具備的可塑性。

　　Brainvolts並非唯一一個、也非第一個針對音樂對大腦發育和語
言能力的影響展開長期研究的團體。在法國，貝森（Mirielle Besson）
研究團隊發現，八到十歲的兒童在接受一年的音樂訓練後，大腦會
加強處理語音中所蘊含的時間變化和時值線索（duration）（不包括
音高）[23]。大腦對聲音的強化處理所對應的結果是語文智能（verbal
intelligence）、閱讀和認知能力的提升，但在接受一年左右藝術訓練的
對照組受試者身上並沒有發現這些現象[24]。其他科學家則是注意到受試
者在注意力和記憶力[25]、聽覺處理[26]、第二語言的學習[27]、詞彙[28]、責任
和紀律[29]，以及排除不重要的聲音[30]等方面的表現都有進步。長期研究
以更具說服力的方式呈現我們所觀察到的腦部加速成熟現象[31]。在聖地
牙哥，艾佛森（因研究鸚鵡「雪球」而聞名）正帶頭展開SIMPHONY

計畫，目的是研究兒童音樂家的腦部發育。

音樂可扭轉貧窮造成的神經反應特徵

　　貧窮使人陷入許多健康危害的風險之中，包括妨礙聲音意識的發展[32]。我們在芝加哥和洛杉磯兩地所展開的音樂計畫中，來自低收入社區的孩子，他們的學校裡有超過85%的學生來自符合領取午餐津貼資格的家庭。

　　研究顯示這些孩子在面對語言中重要的聲音元素時，腦部反應是減弱的，包括：他們對泛音的反應較弱，面對子音母音轉換時的（調頻掃頻）神經反應的即時性（neural timing）較慢，神經放電的穩定

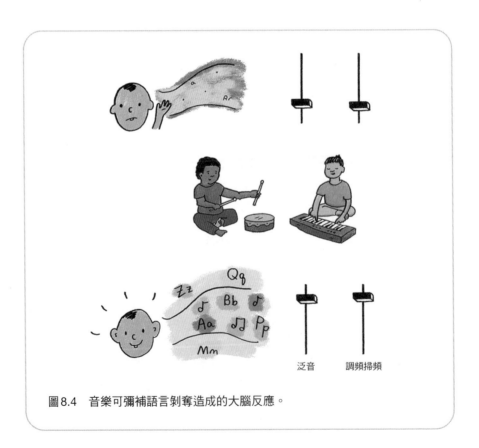

圖8.4　音樂可彌補語言剝奪造成的大腦反應。

性（一致性）也較差[33]。神經訊號中額外的噪訊（可想像成腦中的靜電干擾）進一步惡化了他們本來就比較弱的語音處理能力。圖8.4中可以看到貧窮者的神經反應，在他們腦中的那台混音器上，負責處理聲音元素的推桿被往下調，同時神經噪訊也變多。如圖8.5所示，減弱的反應和額外的噪訊是阻礙聲音處理的兩大因素。

音樂家透過更有效率地處理關鍵的聲音元素，讓聲音變得更清晰，可以想像成他們腦中處理聲音元素的推桿往上調。因此，透過從事音樂活動來增強大腦對泛音和重要的聲波時間變化線索進行處理，可以扭轉一部分由貧窮所造成的大腦反應特徵，雖然對聲音處理的神經反應一致性並不會因此改善。

還有其他方法能夠扭轉貧窮造成的神經反應特徵，例如使用雙語可以把腦中處理聲音元素的推桿往上調，從事運動可以把噪訊往下調。透過檢視聽覺神經系統對於聲音元素的處理，可以讓我們進一步瞭解音樂家、雙語使用者和運動員腦中處理聲音時所用的不同機制和

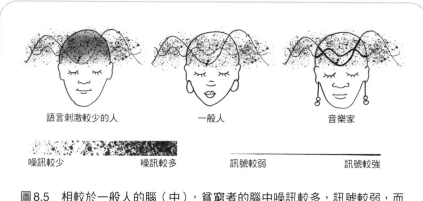

圖8.5　相較於一般人的腦（中），貧窮者的腦中噪訊較多，訊號較弱，而演奏音樂者（右）的腦中訊號較強。

互補機制。

拉近學業成績的差距

跟其他家庭經濟狀況較好的同齡孩子相比,來自低收入社區的孩子在閱讀和其他學業能力上的表現都比較差[34]。隨著孩子的年齡增長,這樣的差距只會逐漸擴大[35]。

在洛杉磯,來自低收入家庭的二年級孩子在閱讀分數上的表現呈下降趨勢,令人遺憾的是,這是一種很典型的現象。相反地,參與和諧計畫的孩子則能夠保持他們的閱讀能力[36]。

看別人運動不會讓你的體態變好

聆聽音樂除了有放鬆、抒壓和調整心情的效用[37],還可以在注意力、記憶、運動同步(motor synchronization),和推理能力[38]等層面上帶來短暫的好處。這可能是因為聽到令人愉悅的音樂時,多巴胺的分泌量會增加[39],而心情好的時候,思考能力也會有所提升[40]。此外,聽音樂有助於神經疾病的治療,如失智症和帕金森氏症,也能幫助中風病人康復[41]。然而,儘管大家普遍認為讓搖籃裡的嬰兒,甚至是還在子宮裡的胎兒聽古典音樂很有幫助,但目前為止顯然沒有證據支持光是聽音樂就能對聲音意識產生持續性的影響。

和諧計畫的結果清楚地指出,「主動」從事音樂活動才能改變大腦處理聲音元素的過程。這項計畫一開始對受試者進行基礎的音樂訓練,像是指導他們仔細地聆聽音樂,他們實際演奏音樂的時間並不多。直到孩子們進入親自動手演奏音樂的階段,他們的大腦才出現明顯的變化[42]。實際演奏音樂才能改變我們大腦對聲音預設的反應狀態。要讓腦中處理聲音的方式發生長久的改變,必須經過訓練、重複和練習。

改變大腦需要時間

　　我的工作有一部分是負責審查履歷和研究所的申請資料。說來有趣，這些申請者列舉了許多經歷，參與的事情愈來愈多，但在每件事上只花費一點點時間。許多人在厄瓜多待了一下，當了一會兒的營隊輔導員，又花點時間學習製作陶器。然而，根據我的經驗，最強的學生是那些花費很長時間專注於一項或兩項活動的人。

　　在芝加哥和洛杉磯展開的兩項長期研究中，受試者在經過一年的音樂教育後，大腦處理聲音的方式並沒有明顯的改變。只有到了從事音樂活動整整兩年之後，才觀察到他們的大腦在處理對語言來說很重要的聲音元素時有根本性的改變[43]。

　　這表示音樂教育對大腦的影響無法很快的形成，也沒辦法透過一直在不同活動之間轉換得到好處，不管這些活動多麼有益，也無法使人腦產生長久的改變。這種慢速的改變看似消極，但其實是有好處的，想想看，如果大腦時不時地就得發生一些根本性的變化，那它該有多困惑啊！我們之所以成為我們，從生物學的角度來看，是長時間持續從事某些活動所造就的。

擁抱音樂

　　如果給我五分鐘的時間，讓我告訴老師、父母、醫療保健從業人員，以及任何願意聽我如何以生物學研究的證據來支持音樂教育真的會有許多好處的人，我會這麼說：

■ **聲音意識影響很廣，牽涉到我們思考、感受和運動的方式。音樂非常能夠跟整個聲音意識產生互動。透過從事音樂活動可以重新打造**

腦區之間的網絡，進而強化處理聲音的機制。

■ 從事音樂活動所提升的能力以及所改變的大腦活動，有許多跟語言及閱讀有關：

- 從事音樂活動可以提升學業成績。
- 從事音樂活動有助於縮小貧富所造成的學業成績差距。

■ 從事音樂活動明顯改變大腦神經反應的特徵：

- 無論你演奏哪種樂器（包括人聲在內）。
- 無論你演奏哪一種類型的音樂。
- 無論你接觸哪一種類型的音樂教育（團體課或個人課）。
- 無論你接受哪一種形式的音樂教育（在學校課堂或是私下學習）。
- 無論你的音樂老師是誰（公立學校的音樂教師或是沒有正式教師證書的音樂家）。

■ 主動參與音樂活動，例如親自演奏樂器或演唱，會改變大腦處理聲音的方式，被動聆聽是不夠的。

■ 從事音樂活動造成的影響可持續到童年期過後：

- 透過從事音樂活動而使大腦處理聲音的方式得到強化，這樣的效果可持續很久，即使你已經不再從事音樂活動也一樣，這些效果甚至可以持續至老年期。

■ 從事音樂活動帶來的效果不能求快，持久才能使大腦發生改變。

■ 音樂非常適合培養孩子的社群意識：

- 音樂可以讓個人融入更大群體中，使不同個體在情感上傾向於一起工作，進而在群體中打造出凝聚力和共同理念。
- 在各種文化的傳統中，音樂是共通語言。因為音樂會跟我們的感受及我們的認知系統產生互動。

● 跟著音樂一起擺動身體容易讓人產生合作的意願。

■ **除了科學證據外，還要考量經濟層面***。**音樂教育有助於孩子遠離麻煩，相較於醫療和監禁所需的花費**[44]，**學習音樂的費用微不足道。**

　　音樂教育帶來的資產是無形的，音樂教育最棒的好處有些是難以量化的[45]。音樂以一種全面的形式支持兒童的發展：持久的友誼、多年規律練習帶來的專注力和紀律、與他人合奏所獲得的社群參與感、上台演出帶來的自信……音樂帶給孩子全新的教育面向，這是在其他學科裡找不到的。演奏樂器的動作是一種非語言形式的思維和意會，帶來更高程度的、更充分的自我認知，對感受的自我覺察，讓孩子從中發展出美學的素養[46]。

　　正如教育家萊默（Bennet Reimer）所言：「音樂是基礎教育的一環，若要實現最基本的人性，必須透過體驗音樂。」[47]這些無形的資產是真實的，但它們不像認知能力或語言能力那般容易測量。我們不太可能設計臨床試驗來判斷這些不那麼明顯的益處，是否真的源自於音樂的影響。事實上，在有關音樂訓練的實驗中，每添加一層控制通常會遮蔽了那些讓音樂得以是音樂的無形資產。

　　雖然身為一名科學家，我還是認為科學工具不見得適合回答每個問題。那些從事音樂活動帶來的好處雖然無法測量，但它們的真實性和重要性不比可測量的好處來得少。而且，我深信是這些無形的資產對那些我們可以測量的好處做出了貢獻。

---

* 在美國，監禁一人每年約花費三萬五千美元。根據估計，監禁的總成本，包括訴訟費用、警務、假釋、保釋，每年超過1,800億美元。如果加上社會成本，那麼監禁造成的財務負擔每年估計超過一兆美元。在美國，每年用來處理注意力問題的藥物花費為兩百零六億美元。

從聲音意識看音樂教育

　　如果我們有足夠的資源讓音樂教育成為基礎教育的一環，那麼理想的音樂教育會是什麼模樣呢？最簡單的音樂教育不需要高級的樂器或設備。孩子擁有的第一項樂器就是他們自己的聲音，事實上歌聲就是人類最早擁有的樂器，比史上第一種真正的樂器出現的時間早了幾千年[48]。光憑雙手或是一些鍋碗瓢盆，我們就能創造出節奏。從事音樂活動這件事永遠不嫌晚。

　　過去三十年來，佩雷茲（Isabelle Peretz）一直從神經認知的角度來研究音樂。她認為從音樂天才到唱歌五音不全的人，每個人都有音樂天賦。在常態分布曲線的兩端，有2.5%的人可被稱為有音樂天賦，另外2.5%的人可能是音癡（amusia）。她說：「重要的是，只要投入足夠的練習時間，絕大多數的人在音樂領域都能達到專業水準[49]。」

　　教授音樂是一種文化適應（enculturation）的方法，是一種打造社群團結和歸屬感的方法。一位優秀的音樂老師就是一堂絕佳的音樂課[50]。在我看來，我們必須建立一個對優秀的音樂老師給予獎勵的教育系統。

　　我們經常詢問受試者在演奏音樂時是「靠耳朵」還是「看樂譜」？*令我驚訝的是，幾乎每個人的答案都是兩者中的其中一種。為什麼不同時教會他們這兩種方法呢？孩子喜歡模仿，先讓他們看著老師演奏樂曲，然後請他們試著模仿，再讓他們看看這段樂曲的樂

---

* 我對「靠耳朵」這樣的形容方式不是太在意，就是靠聆聽和模仿來學習的意思。事實上，「靠模仿」就夠了，這是我們學習大部分事情所用的方式，好比學著說我們所使用的語言。

譜，以便把「靠耳朵」和「看樂譜」兩件事連結起來，這就是我所謂的音樂雙語能力。透過模仿、視譜以及即興發揮的方式來演奏音樂，可以擴大從事音樂活動的範疇及內容。雖然任何一種音樂學習的方法（譯注：指靠耳朵或看樂譜）本身都能讓聲音意識往更好的方向改變，但具備音樂雙語能力的人似乎有個特別靈敏的聽覺神經系統[51]。樂譜就像是音樂界的共通語言，視譜跟讀字確實運用了相似的腦部資源，但這些資源並非完全重疊，練習視譜可以強化讀字的能力，反之亦然[52]。我很感謝我的鋼琴老師，他幫助我搞懂搖滾樂和爵士樂所用的和弦及和聲，指導我即興創作，又教我彈奏貝多芬的曲子。

　　說來驚人，社會上似乎沒有太多機制鼓勵專家從學術界或表演界轉向音樂教育界或醫療界。在教育界或醫療界擁有一份穩定的工作，可以幫助音樂表演者維持生計。音樂家、學術研究者、音樂治療師和臨床醫師之間存在著隔閡，但這些專家都對醫療做出了貢獻，像是幫助有語言障礙的兒童，或是幫助中風病人康復。在更小的年紀接受更多的音樂教育（透過模仿、視譜和即興發揮來進行教學），並融合各種音樂風格，應該有助於讓各個族群融合在一起。我想，我對音樂教育的看法，跟我偏好的科學研究態度是一致的，就是在不同學科的匯集點上下工夫。

　　從事音樂活動可以讓聲音意識往更好的方向改變，且讓我以科學家的身分說一句：「教育界和醫療界應該重視音樂。」

第九章 雙語使用者的大腦

法文的一顆雞蛋「un oeuf」發音像英文的
「enough，足夠」，如果一顆蛋就夠了，那一種語言
夠用嗎？

One egg is un oeuf, but is one language enough?

如果可以選擇擁有一種超能力，我想選可以說任何語言的能力。

來自南非的演員、主持人崔佛・諾亞（Trevor Noah）在他的著作《以母之名》（*Born a Crime*）中，描述了自己在高中時期如何運用語言來跨越膚色藩籬。

在南非，種族之間的緊張關係體現在兩極化的語言環境上：白人使用南非語（Afrikaans），而黑人通常大多數使用自己的族語，除非遇到正式場合。身為混血兒的諾亞既會說南非語也會說科薩語（Xhosa），這讓他在學校跟白人、黑人都處得來。語言使他得以融入學校裡任何一種膚色團體，也讓他成了少數幾個能夠在白人、黑人社交圈中穿梭往返的傢伙。

我多麼希望自己遇到任何人時都能用對方的語言交談，這樣我們之間才能建立比較深的連結，那樣的連結只能透過共用語言才能得到。這種歸屬感至少有一部分是源自於使用同一種語言的人，彼此之間在聲音意識中對同樣的聲音有共享的迴路。

世界各地有超過半數的人口會說不只一種語言[1]。但在美國是另

一回事，只有五分之一的美國人至少能說兩種語言[2]。使用雙語的大腦跟單語使用者的大腦有什麼不同？如果使用第二語言可以擴充我們的詞彙量，提升我們的文法能力，增加我們認識的語音和語言觀點，那麼在獲得的同時我們又失去了什麼？類似這樣的問題存在已久。

無論是出於經濟上的負面影響，或是出於對失去安全感的恐懼，有史以來，對「外人」進行妖魔化一直是人類生活的特色。野蠻人的英文「barbarian」，源自於希臘語中的「bar-bar-bar」，是形容外人說話的聲音，有暗指外人不夠聰明，連話都說不好的意思。

即使到了近代，在二十世紀中的美國仍有個相當普遍的科學觀點：外國人就算說得一口流利的英語，但他們的心智能力還是比不過英語母語者[3]。1952年出版的一本兒童心理教科書提到：「毫無疑問地，在雙語環境中長大的孩子，語言能力的發展會受到阻礙。」[4]

許多反雙語的偏見起因於美國人對南歐、東歐移民人口增加一事所抱持的負面態度。1907年，美國國會成立迪林翰姆委員會（Dillingham Commission），認為來自這些地區的移民對美國社會造成嚴重威脅。

他們對這些歐洲移民做了跟英語詞彙及英語知識有關的測驗，並根據測驗結果做出結論：相較於早在四十年前來到美國，當時已定居並融入美國文化的盎格魯—撒克遜（Anglo-Saxon）及北歐（Nordic）移民相比，那些踏上埃利斯島（Ellis Island）*的歐洲移民者顯得「頭腦愚蠢」（feeble-minded）[5]。委員會這番結論導致美國政府對移民進

---

* 譯注：位於美國紐約州跟紐澤西州交界的小島，1892至1954年間是美國移民管理局的所在地。

行讀寫測驗，縮減全境的移民限額以降低移民率，並在接下來幾年幾乎全面禁止來自亞洲的移民。

幾年之後，美國的立場有所軟化。當考慮到一個世紀前迪林翰姆委員會沒有想到的問題，如移民在美國生活的時間長度等原因時，一般來說會認為雙語能力在某些方面帶來優勢，但在其他方面可能造成劣勢。

且讓我們透過聲音意識來討論雙語能力，看看我們對聲音感受與認知會告訴我們哪些關於雙語超能力的訊息吧！

聲音意識因語言而調整

不管你說的是哪一種語言，說話牽涉到的生理解剖構造都是一樣的。然而，成年人很難適應新語言裡面使用的語音。幾乎任何兩種語言之間都存在著一些無法相容的聲音*。

以「語音如何隨著時間變化」（timing）這個聲音元素來說，根據聲帶開始振動的時間點和嘴唇打開的時間點（即發聲起始時間）的相對關係，可以用來區分「bill」和「pill」。如果你在聲帶振動後馬上就打開嘴唇發聲，那會是「b」；如果你稍等一段短時間嘴唇才發聲，那會是「p」。

有些語言特別強調前出聲（pre-voicing）的特色，也就是張開嘴唇之前聲帶就開始振動，對英語使用者來說，前出聲或多或少是難

---

* 譯注：每個語言都有些特殊語音只屬於那個語言，比如說英文中就沒有中文 /tChi/（ㄑ）和 /Ci/（ㄒ）的差別。

以察覺的，聽起來還是像是「b」*。然而，以北印度人（Hindi）來說，前出聲子音是一種很明確的聲音類別，他們可輕鬆分辨前出聲子音跟其他語音的差異[6]。在英語中，這種區辨能力派不上用場，所以英語使用者的聽覺神經系統不會浪費能量來區分它們[7]。

把語音歸類為不同類別的規則稱為類別知覺（categorical perception）[8]：在英語中，只要在聲帶振動到嘴唇發聲中間加入50毫秒的無聲期，就可以把「bill」變成「pill」。如果無聲期只有25毫秒呢？我們會聽到某種bill/pill的混合體嗎？

科學家對這個問題做了詳盡的研究，答案是否定的。從零到50毫秒之間，如果我們以每次5毫秒的方式循序增加無聲期的時間長度，通常要等到無聲期接近30毫秒，我們的感知才會由「b」變「p」，意思是我們的感覺不是「b」就是「p」。凡是無聲期介於0到25毫秒的都是「b」，介於30到50毫秒的都是「p」（圖9.1），沒有任何一個發聲起始時間點會產生模稜兩可的bill/pill混合體。

當聽見兩個無聲期分別為20與30毫秒的聲音時，一般的英語使用者可以輕易地區辨兩者為「不同」，因為30毫秒已經跨越了b/p的類別邊界（categorical boundary）。如果換成無聲期分別為30及40毫秒的兩個聲音，同樣是10毫秒的差別，它們卻會被英語使用者的大腦歸類為「相同」，因為兩者都落在「pill」的知覺範疇裡，因為就英語使用者的語言經驗來說，這兩種聲音在知覺上是難以區別的。

這就是為什麼北印度語中的前出聲子音對英語母語者來說很

---

* 譯注：雖然英語有「b」跟「p」的差別，但前出聲這種語音在英語中的使用還是比較少。研究發現英語使用者在比較北印度語（Hindi）中的「ba」和「pa」差別時，比不上北印度語的使用者。

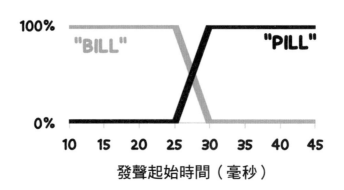

圖9.1　類別知覺。隨著發聲起始時間增加，我們想像中的聽覺目標「bill」（灰色線條）被感知為「bill」的程度為百分之百，直到時間增加至30毫秒。接著，「bill」的感知程度降至零，這時候我們對「pill」（黑色線條）的感知程度會明確地提升至百分之百。

難分辨：英語母語者的腦中並沒有發展出屬於前出聲子音的類別。儘管英語使用者在一開始聽到前出聲子音時，會把它歸入「濁音」（voiced，譯注：指聲帶直接振動發聲的語音）類別，但透過練習，英語使用者還是可以區分兩者的差別。

　　曾是Brainvolts同仁的川布雷就曾訓練英語使用者，讓他們聆聽北印度語使用者可以自然分辨的前出聲子音。只要有足夠的訓練，英語使用者也可以聽出個中差異，他們的聽覺神經系統也會據此改變[9]。

　　聲音感知可以轉換為聲音產出。訓練日語使用者聆聽英語中「r」/「l」的差別，對他們的發聲是有幫助的，這是因為跟各腦區之間有高度連結的聽覺神經系統在發揮作用[10]。我個人在往返於美國和義大利之間時，就親身體驗到這種聽覺—運動、聆聽—說話之間的互動關係。剛抵達義大利時，說起義大利語的我嘴裡彷彿塞滿了彈珠，但在這樣的語言環境裡沉浸了幾天之後，我就開始能流暢地說義大利語。回到美國時，我也會再次體驗同樣的口語流暢度遲滯現象。

當我們在原本規律的聲音序列中聽到變化時，大腦會產生不匹配負向波。聲音變化愈大，不匹配負向波的波形就愈大。讓我們回想一下，在語音頻譜中，波形的相對大小是一項聲學元素，用來決定你說出哪一個語音。

愛沙尼亞語（圖9.2上排）有四個母音：/o/、/õ/、/ö/和/e/，在它們的頻譜中，波峰集中的頻率分別是850、1,300、1,500和2,000赫茲。愛沙尼亞人的聽覺神經系統可以很有系統地區分這些母音，比起聲學特性差異較小的母音對（如/e/和/ö/），聲學特性差異較大的母音對（如/e/和/o/）引起的不匹配負向波也愈大。

然而，語言經驗可以打破這個原則。愛沙尼亞人跟鄰近的芬蘭人在語言上有許多相似之處。這兩種語言都有/e/、/ö/和/o/，但芬蘭語（圖9.2下排）中沒有/õ/。根據這樣的聲學特性差異，當我們分別將/e/與/ö/、/õ/和/o/比較時，應該會看到不匹配負向波變大。在愛沙尼亞人身上，我們確實觀察到這樣的現象，但在芬蘭人身上卻不是這樣。對芬蘭人來說，/e/相對/õ/引起的反應並沒有大於/e/相對/ö/引起的反應，甚至還更小。

這說明除了這些母音本身在聲學特性上的差異以外，它們在你的聲音意識中是否有個歸屬也會造成影響。相較於非慣用語的聲音，我們的大腦會調整成更適應我們慣用語的語音[11]。同樣地，音高變化在華語中具備語音含義，但在英語中沒有。所以音高變化在華語使用者的大腦中所引起的不匹配負向波，會比在英語使用者的大腦中來得大[12]。

語言經驗何時會開始對聽覺處理造成影響呢？為了回答這個問

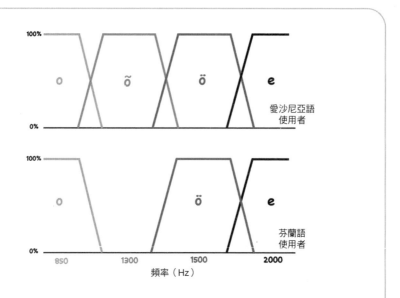

圖9.2　/o/、/õ/、/ö/和/e/這四個母音的頻譜帶分別集中在850、1,300、1,500和2,000赫茲。對愛沙尼亞人而言，一個頻率1,300百赫茲的語音被感知為/õ/的程度為百分之百。芬蘭語中（下排）並沒有/õ/這個母音。

題，納塔能的研究團隊進行研究，觀察上述這些母音在芬蘭和愛沙尼亞的嬰兒身上所引起的不匹配負向波。在六個月大時，兩國嬰兒的大腦用一模一樣的方式處理/õ/。但到了一歲時，這些嬰兒的大腦各自開始出現所屬國家中成人大腦處理/õ/的方式[13]。針對其他語言進行的研究幾乎也得到一樣的結果，舉例來說，六至八個月大的美國和日本嬰兒同樣都能夠分辨「r」和「l」，然而，等到他們一歲大時，美國嬰兒分辨這兩個聲音的能力比日本嬰兒好得多，而日本嬰兒分辨這兩個聲音的能力變得比一開始還要差[14]。這說明在生命的早期，母語中特定的語音就開始影響我們聲音意識的形成[15]。

　　這顯著說明了為什麼最好趁小時候學習第二外語。對年輕的大腦來說，學習新的聲音並發展出可以容納它們的類別比較容易。同樣是學習第二外語，小時候學和成人後再學，小時候學總是比較不會有口音的問題，因為小孩子的大腦還沒有因為學習母語而形成已經固定且難以打破的聲音類別前，就先掌握第二外語的語音中的細節[16]。

　　在年輕時學習其他語言也代表著可以用更多的時間去建構聲音－意義的連結，讓聲音意識據此改變。學習第二外語就跟學音樂一樣，開始學習的年齡以及使用第二外語的時間都是很重要的因素。

雙語者的大腦不等於兩個使用單語的大腦

　　如果你會說兩種語言，那麼當你使用其中一種語言說話時，另一種語言能力會完全關閉嗎？某些人認為這是有可能的，但有愈來愈多證據指出另一種語言能力從來不會完全關閉[17]。對擁有雙語能力的人來說，即使在某個特定時刻只使用一種語言，但兩種語言都維持著「可用」狀態。

　　想像你在電腦螢幕上看見五十張左右呈棋盤狀排列的圖片，上面都是些常見的日用品、動物等圖案。現在你要接受測驗，看看當你聽到某個詞彙時，能夠多快速地在螢幕上找到對應的正確物體。

　　準備好了嗎？

　　第一個是「cah……」，你的雙眼甚至在我說完這個字詞之前就已經開始掃視螢幕，把選項範圍縮小到「coffin」、「coffee」和「cobweb」。一聽見「cah」這樣的聲音，你的大腦甚至在你聽到完整的字詞前就已經鎖定發音跟它有關的物體。

　　但如果你是英語—西班牙語雙語使用者，那麼「cah」這個聲音另外還會活化你的西班牙語詞庫，你無法立刻排除馬（caballo）、卡車（camión）、小狗（cachorro）或盒子（caja）這幾張永遠不會讓英語單語使用者分心的圖片。你還是可以正確無誤地完成這項任務，只是稍微費力了點，你的反應速度可能會慢一些，因為你在一開始縮小選擇範圍時留下了七個選項，而不是三個。利用眼動追蹤（eye-tracking）進行類似的試驗，也證實了雙語使用者的確花費較長時間去看那些在拼寫／發音上與非測試語言相似的物體[18]。

　　在生物學的層面上，我們也看到了跨語言干擾的現象。別忘了，人腦相當擅長偵測在原本可預測的聲音序列中出現的變化。偵測到語意（semantic）不一致時，腦中會產生N400負向波（腦波出現負向轉折，發生在聲音開始後的400毫秒），出現不匹配負向波則是代表大腦偵測到聲學（acoustic）特性上的不一致。

　　當你聽到「飛機降落在機場」這樣的句子時，腦中不會產生N400反應，因為這句話沒有違反語意。然而，「飛機降落在葡萄柚」這樣的句子會激發你的大腦產生N400反應，因為這句話違反了你對語意的預期。

　　有一項聰明的研究就利用這種神經反應來觀察跨語言干擾現象。研究人員找來華語—英語雙語使用者，讓他們判斷英語詞組是否有語意相關性，如wife-husband（妻子—丈夫，語意相關）及train-ham（火車—火腿，語意不相關）。不過，這些可都是研究人員精心挑選過的詞組，有些英語詞組對應到的華語詞組本身在字形或發音上很相似，如火車—火腿的開頭都是火字，發音也都是「huo」。

　　這種翻譯成華語有相似性的英語詞組會影響受試者的N400反

應，說明他們的大腦自發地評估了這些英語詞彙翻譯成華語的結果。比起在英語、華語中都沒有相關性的詞組，如apple-table（蘋果—桌子），在英語中無相關性，但在華語中有相關性的詞組所引起的N400反應較小[19]，說明處理在英語、華語中都沒有相關性的詞組時，受試者的聲音意識並沒有受到華語知識的干擾。

因此，雙語使用者在使用其中一種語言時，並沒有完全「關閉」另一種語言能力。讓我們來思考其中含義，當詞彙的複雜度與可能性增加時，反應速度變慢未必是「不好的」，除非你一心想在跟反應速度有關的測驗中拿下冠軍頭銜。這些詞彙的可能性或許可以為雙語使用者在思考、記憶，以及其他跟聲音—意義連結有關的層面提供更豐富的基礎。

此外，雙語使用者的腦並不是兩個使用單語的大腦的總和，雙語使用者腦中兩種語言能力的交互作用，可能會帶來有益的或不利的影響。如果你能說的語言不只一種，那麼跟聲音有關的感受、思考和運動都會受到影響。

壞處：雙語使用者的大腦劣勢

雙語使用者在兩種語言上各擁有的詞彙量通常會比單語使用者來得小[20]，這是因為雙語使用者說其中任何一種語言的時間比單語使用者少。這可能是個問題，因為詞彙量較少的情況有可能被誤認為是種語言障礙。相對而言，雙語使用者在詞彙提取（word retrieval）上也比較會遭遇困難。對雙語使用者來說，快速且流暢地想出該使用的詞彙比較難[21]，這可能是因為他們受到了另一種語言的干擾[22]。

在有背景噪音的狀況下，雙語使用者理解語言的表現似乎也比單語使用者來得差[23]。如果背景噪音是其他人說話的聲音，而你是一位西班牙語—英語雙語使用者，正在嘈雜的餐廳裡跟使用英語的朋友一起晚餐，那麼你等於處在雙重劣勢：訊號接收不良加上語言知識不足[24]。

你的英語詞彙量可能比較少，但你的整體詞彙量比較大（英文的字彙量加上西班牙語的字彙量）[25]。所以，當你跟你朋友在討論恐怖片時，她提到她「看了『Misery』」*（she mentions she has seen Misery）這部恐怖電影時，你可能搞不懂對方為什麼突然說起她找不到蘋果手機的智慧助理（「seen Misery」聽起來接近西班牙語的「sin mi Siri」，也就是「沒有Siri的意思」）。

好，我承認這個例子可能有點牽強、不是很貼切，但各位懂我意思就好。在這個例子裡，因為雙語使用者接觸英語的時間較少，所以較不熟悉能在噪音環境中聽不清楚時幫忙填補語言間隙的可用線索。語言知識較少，再加上噪音環境中有較多的競爭詞彙，導致雙語使用者在噪音中聆聽語言時遭遇困難（圖9.3）。

然而，說來有趣，如果換成跟語言無關的情況，那麼雙語使用者在噪音中的聆聽能力則變得比較好。要求使用英語—西班牙語的雙語青少年在噪音環境中執行非語音的聆聽任務時，也就是聆聽被噪音掩蓋的單音（tones）時，他們的表現比使用單語的同齡受試者來得好（圖9.3）[26]。這表示雙語使用者較為豐富的語音庫有助於噪音環境中的聽覺處理過程，只要處理的對象不是語音就好，因為跨語言干擾會阻礙大腦對語音的處理。

---

* 譯注：台灣譯為「戰慄遊戲」。

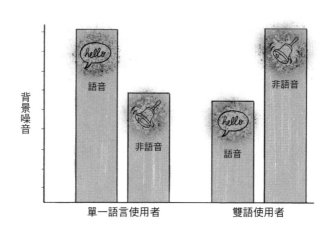

圖9.3　在有背景噪音的環境中，雙語使用者聆聽非語音的能力優於單語使用者，但他們聆聽語言的能力比較差。縱軸為在可容忍範圍中的背景噪音程度。

好處：雙語使用者的大腦優勢

　　如果我是雙語使用者，那麼我可以交談的對象會比我是單語使用者時來得多（超級英雄主題音樂請下）。這顯然是種優勢，而且這樣的動機也足以促使許多人學習第二外語。不過，我們確實有理由相信使用兩種語言可以帶來其他好處。為什麼？因為學習第二外語所需的要素，有許多跟從事音樂活動是一樣的，像是鍛鍊注意力和記憶力、專精的聲音處理過程、神經迴路所受到的刺激。使用第二外語就跟從事音樂活動一樣，可以帶來額外的好處。

　　聲音意識會跟我們思考、感官知覺、運動和情緒感受的方式聯合運作。先從思考的層面來說說使用雙語帶來的優勢吧！所謂的認知包含了注意力、工作記憶、計畫、籌劃組織的能力、思考的靈活性、自我監控（self-monitoring），以及忽略不相關資訊的能力。使用另一種語言可以強化這些能力，幫助你更好地思考。針對雙語使用者認知能力許多層面所做的研究，觀點互相衝突者不在少數[27]，但注意力是其中一項最常見的爭端。

雙語使用者擅長抑制衝動，這是避免分心並把注意力放在重要事情上的關鍵。這種能力叫做「抑制控制」（inhibitory control），科學家最喜歡用任務指令改變的卡片分類任務（dimensional change card sorting task）來評估受試者的抑制控制能力。儘管名稱令人望而生畏，但任務其實很簡單：受試者會看到一疊形狀、顏色各不相同的卡片，而受試者要做的就是將卡片按照形狀來分類，菱形的放一堆、方形的放一堆……不用管它們的顏色。接著再來一遍，但這次要依照卡片的顏色來分類，藍色的放一堆、綠色的放一堆……不用管它們的形狀。

在這項任務以及其他挑戰受試者抑制控制力的任務中，雙語使用者的表現比單語使用者來得好。比起使用單語的兒童，使用雙語的兒童在年紀較小的時候就能完成這項任務[28]。當你考慮到雙語使用者在使用其中一種語言時，無論是說或寫，必須抑制另一種語言的詞彙和語法冒出來，這樣的優勢就顯得很合理[29]。

雙語使用者的聽覺神經系統也很擅長處理不同的聲音模式。在雙語環境中成長的幼童[30]和成人[31]，面對人工語言時，找出其中特定聲音模式的能力也有所提升，表示一旦學會了第二語言，再學其他語言也會變得比較容易[32]。

聽覺鷹架假說（auditory scaffolding hypothesis）[33]認為聆聽經驗，

尤其是跟語言有關的經驗，是認知能力賴以建構的基礎。失聰兒童在注意力上會遭遇問題，甚至是一眼就能看出來的任務也會有問題，這樣的現象也支持聽覺鷹架假設的概念[34]。隨著年齡漸增，使用不只一種語言的能力可能有助於鞏固認知能力，避免認知能力衰退[35]。

Brainvolts試著在兒童和青少年的聽覺神經系統中尋找雙語能力的生物標記。克里茲曼（當時她還是個學生，如今已是西北大學的教授）帶領這項有關雙語能力的研究，孜孜矻矻地投入了五年時間。她認為透過學習音樂的方式來豐富孩子的聲音意識，對許多家庭而言可能是成本過高的做法，在移民族群中尤其如此。然而，移民人口通常是雙語使用者。克里茲曼想要知道使用第二語言是否能帶來好處，以擺脫雙語能力在美國所遭受的汙名。就強化聲音意識而言，在無法選擇其他更昂貴的方法時，訓練雙語能力提供了一個好機會。克里茲曼想要知道的是：使用雙語者的大腦是否在處理某些聲音元素時有特殊的地方。

雙語腦的明顯特徵就是強化對基本頻率[36]的處理，以及對聲音的回應具有高度穩定性或一致性[37]（圖9.4）。語言的基本頻率（也就是音高）是一種很強烈的語言標記。平均而言，不同語言的語音有高有低[38]，雙語使用者說其中一種語言時的平均音高幾乎總是會高於另一種語言[39]，代表音高這項聲音元素對雙語者的大腦來說很重要。

基本頻率還可以幫助我們分辨不同的聽覺目標（大衛的聲音、交通噪音、莎拉的聲音……），比起分辨不同的視覺目標，分辨不同的聽覺目標要難上許多。我們可以一目瞭然地看出兩輛車子的頭尾在哪裡，除非它們發生可怕的碰撞事故。至於要分辨兩輛車子的聲音，如果真能做到的話，很可能要從它們的引擎聲、排氣聲，以及輪胎和路面摩擦聲等聲音的音高來判斷。先前我曾經提過，對雙語使用者來說比較容易偵測到在噪音環境下被掩蓋的單音，意味雙語使用者比較容易區分不同的聽覺目標。

至於一致性的部分，一個精準調校過的聽覺神經系統每次聽到同個特定聲音時都會有一模一樣的反應，每次反應之間若有差異則代表反應缺乏一致性。針對源於皮質下（中腦）和聽覺皮質區的腦部活動而言，雙語使用者在面對重複出現的聲音時，腦部的反應較為一致。這兩項發現（也就是雙語使用者對聲音的基本頻率有較強的反應，聲音處理過程也較有一致性）跟雙語使用者在注意力、抑制控制和語言熟練度方面的測驗表現有直接的相關性。

雙語能力如何影響貧窮造成的聽覺神經系統的反應特質？在貧窮家庭長大的孩子對好幾種聲音元素的處理能力都較弱，包括泛音、調頻掃頻音，和對聲音反應的一致性。

當我們以學生們的雙語經驗來深入研究芝加哥和洛杉磯兩地公立

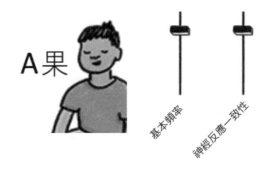

圖9.4　雙語能力可以強化腦部處理聲音的一致性，以及腦部對基本頻率（音高線索）的反應。

學校兒童的測驗數據時，發現貧窮造成的聽覺神經系統的反應特質在
有雙語能力的孩子身上就是比較不明顯：同樣是單語使用者時，兒童
如果來自社經地位較高的家庭，他們對聲音的神經反應一致性比低收
入家庭的兒童來得好。但當對象換成雙語使用者時，這種貧富造成的
差異幾乎不存在。

　　事實上，來自低收入家庭的雙語兒童，他們腦部活動的一致性可
比得上來自高收入家庭的單語兒童（圖9.5）[40]。我們在雙語使用者的
聽覺神經系統中看到的優勢，很可能是來自於他們比單語使用者接觸
了更多的音素（不同語言中專屬的語音），他們使用了更大量的腦部
資源來處理豐富的語音，進而提升了聽覺神經系統處理聲音的能力。

　　在認知能力（注意力和抑制控制）有關測驗上，低收入家庭的雙
語兒童表現得比高收入家庭的單語兒童還要好，這一點也跟其他研究

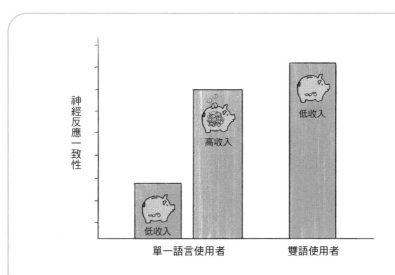

圖9.5　無論受試者來自的家庭社經地位如何，雙語能力似乎對腦部活動的
一致性提供了保護作用。

結果相符[41]。因此，說另一種語言可以彌補貧窮造成聽覺神經系統的反應特質和認知問題，是不是有人說過這是種超能力？雙語使用者之所以有這項優勢，是因為他們對聲音的反應有更高的一致性。

雙語能力可以給聲音意識的認知能力和感官訊息處理帶來好處，那麼就運動和感受而言，雙語能力也能帶來好處嗎？

我們說話的時候，身體是會動的。就以我自己為例，我演講的時候沒辦法站在講台上不動。我曾經在德國參加研討會時獲頒「演講時在講台上走動距離最長」的獎項（獎品是一隻發條兔子）。錄製播客節目時，我發現自己很難跟麥克風保持固定的距離。總之，不能自在地動來動去時，我就很難好好說話。這可能是因為我會說義大利語吧！義大利語是一種手勢很豐富的語言，豐富到什麼程度呢？旅客來義大利時會發現可以買到手勢字典這種東西！

不同的語言有不同的手勢，就算是相同的手勢在不同語言環境中可能有不同意義，好比對美國人來說，舉起食指代表「一」是很基本的概念，但在歐洲某些酒吧這麼做可能會讓你買到兩瓶啤酒。許多旅遊小知識在在地提醒旅客看似沒什麼的手勢可能會讓你惹上麻煩。

不同語言之間，比手勢的頻率也有基本差異。平均而言，英語使用者比華語使用者更常比手勢。然而華語─英語雙語使用者在說華語的時候，比手勢的頻率會增加，說明雙語使用者在說某種語言時使用手勢的頻率會受到另一種語言影響[42]。在說到哪個字詞的時候要用手勢來加以輔助，這件事也存在著語言差異。身為英語使用者，當我說「去外面」的時候，可能會在說到「外面」二字時加上一個意指外面的手勢，然而西班牙語使用者很可能會在說到「去」這個動詞的時候添加手勢。西班牙語─英語雙語使用者在說英語時，很有可能會維持在說到動詞時添加手勢的習慣[43]。一般而言,比手勢的習慣會比說口語的習慣更為「固執」[44]。

對於雙語使用者在使用語言時如何表達和感受情緒,我們又有什麼瞭解呢?使用不同語言的人們對情緒的表達有不同的權重比例。舉例來說,如果聽到的聲音和看到的臉部表情之間不相配,日本人傾向以聲音來衡量對方的情緒,荷蘭人則是以臉部表情為重[45]。廣義地說,雙語使用者在使用不同語言時,感受情緒的方式會有所不同[46]。一般認為我們在使用第二語言時,對情緒的感受不會那麼強烈,因此,雙語使用者在需要做出理性決定的時刻,可能會刻意地改用情緒負擔較輕的第二語言[47]。

從生物學的角度來看,我們的感受和思考會受到雙語能力的影響。這一點從我們如何表達與感知情緒上可以看出端倪。雙語能力還

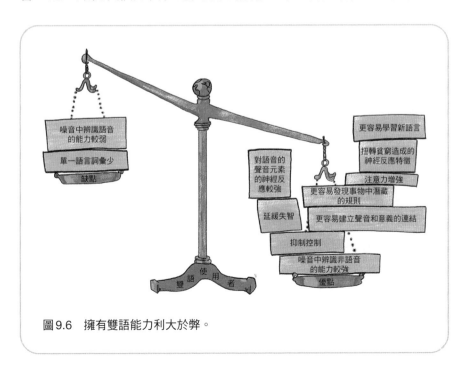

圖9.6　擁有雙語能力利大於弊。

會影響我們說話時的身體動作。在聽到別人說話以及自己說話時，雙語或多語能力在語言、認知和手勢等方面提供了更豐富的可能性。雙語使用者的大腦有別於單語使用者的大腦，這也符合我的理論：是聲音生活打造了你我。

　　使用雙語帶來廣泛的好處，有時還提供影響深遠的優勢。整體而言，擁有雙語能力的利遠大於弊（圖9.6），它確實是一種超能力。

第十章　鳥的鳴唱

也許牠們發出這些聲音，就跟人們聚在一起演奏音樂是一樣的；也許這樣可以建立凝聚力，建立團體的認同感。如果純粹的聲音表達比語言更古老，那麼或許藝術是先於文字的。如果藝術先於文字，那麼或許就是為什麼這個世界充滿了美麗的事物。也許這些鳥兒都是藝術家，如大師般精通模仿，進行著牠們鸚鵡式的即興演奏會。

—— 沙費納（Carl Safina）

　　透過鳥的鳴唱，我們可以更瞭解自己以及跟我們一起共享這個地球的生物[1]。各位可能會納悶我為什麼特別注意鳥的鳴唱，而不是環境裡的其他聲音，如啄木鳥的啄木聲、蟋蟀的唧唧聲、貓的喵喵叫聲、小溪的潺潺流水聲或塞車時的交通噪音？

　　鳥的鳴唱之所以值得注意有幾個原因：回顧歷史，甚至可能在史前時代，人類就會為了實用的目的而聆聽鳥的聲音。鳥類的鳴叫或鳴唱都剛好落在人類聽得見的範圍裡透過鳥類發出的聲音人類祖先可以判斷這片土地是否肥沃，因為一個能夠支持健康鳥類族群生存的環境，很有可能是個定居的好地方。聆聽鳥的鳴唱幫助人類建立了活動的地理區域。

其次，從生物學的角度來看，鳴禽*的發聲器官跟人類的很相似。廣義而言，牠們發出聲音及處理聲音的腦部構造跟人類很像，包括負責將皮質活動回饋至丘腦和中腦的傳出路徑。

第三，鳴禽跟我們一樣具備聲音模仿的能力，這種相當罕見的模仿能力是語言和溝通的核心。

第四，鳥類鳴唱的學習發展時程以及其中的聲音元素都跟人類的語言很接近，甚至還有類似人類語言的文法結構。

第五，就跟人類唱歌一樣，鳥類唱歌全是為了性（或至少大部分是為了此事）。

最後，鳥鳴悅耳動聽。

所以，基於這些原因，瞭解鳴禽和牠們的歌曲可以幫助我們瞭解聲音意識。

哪些鳥會鳴唱？

大部分的鳥類多少都能發出聲音。然而，並非所有的鳥類都是鳴禽，也並非所有的鳥類都會鳴唱。雞、鴨、啄木鳥、戴勝、貓頭鷹、鴿子、鵪鶉，和鶴可以發出各種叫聲，但鳴叫聲不是鳴唱聲，而牠們也不是鳴禽。鳴禽包括鶇鶇、旅鶇、紅雀、麻雀、雲雀、燕子、黃鸝、燕雀……約有四千種。

雄性鳴禽會使用鳴唱來吸引交配對象或宣示勢力範圍（宣示領域

---

* 譯注：大部分的鳥類都有與生俱來的「鳴叫聲」，但只有部分鳥類能夠「鳴唱」。鳴唱與鳴叫聲不同，鳴唱聲通常比較複雜，需要經過學習。鳥類的鳴唱通常用來求偶或宣示領域。能夠學會鳴唱的鳥類我們稱為鳴禽。

目的也是透過展示牠所擁有的一小片華麗森林來吸引異性）。鳥類鳴唱持續的時間往往比叫聲來得長，因為對潛在的交配對象而言，長歌比短歌更具吸引力。一般認為這一部分是因為，唯有在年幼剛開始發展歌唱能力時，面對營養需求或其他壓力狀況還能夠健康成長的雄鳴禽，之後才唱得出一首發展成熟的長歌[2]。

相反地，鳥類的鳴叫聲持續時間幾乎總是比較短，複雜程度也比不上鳴唱的歌聲。鳴叫聲通常是嗶嗶聲或嘎嘎聲，而且不具備吸引異性的功能。鳥類發出叫聲可能是為了警告，或是在群體中協調不同成員的位置。或者，雛鳥會用叫聲來傳達「餵我！」的訊息。鳥類的鳴唱聲和鳴叫聲之間還有一項重要的差異，那就是鳴唱得經過學習。

鳴唱的機制

雖然鳴禽的發聲器官跟人類的發聲器官，也就是咽喉（larynx），有著不一樣的名稱，但兩者有許多共通之處。鳥類的發聲器官稱為鳴管（syrinx，還跟 larynx 押韻呢！），如同許多動物的飛行能力（如蝙蝠、鳥和昆蟲[3]）是各自獨立的演化事件，咽喉和鳴管在演化上也是獨立發展的器官[4]。鳴管似乎是原發器官，並不是從對鳥類祖先既有的特徵或結構演化調整的結果。鳴管位於氣管底部，在左右兩肺支氣管的交會處，咽喉則是位於氣管高處，遠在支氣管交會處的上方。但跟咽喉一樣的是，鳴管也有皺褶，皺褶會在肺部空氣流動經過時跟著振動，進而產生聲音。皺褶的張力決定了振動的頻率，也就是音高。

鳥類有勝過人類一籌的地方：坐落在兩肺支氣管交會處的鳴管有

兩組發聲皺褶，各自受到兩肺流出的空氣所刺激。通常，這兩組發聲皺褶會一起動作，但鳥類可以分別控制它們，讓它們輪流動作或是同時動作。較高的聲音從鳴管一側的皺褶發出，另一側的皺褶則發出較低的聲音。

鳴禽可以流暢地轉換使用這兩組皺褶，好比北美紅雀發出由高至低的掃頻音時，會在發聲的過程中從右側皺褶無縫地轉換為使用左側皺褶。鳴禽們甚至自己就能來場二重唱，讓兩側皺褶同時發出不同的聲音[5]。

這讓我想起圖瓦人（Tuvan）可以用喉音唱出令人難忘的旋律，在同時間發出不只一個音高。然而，圖瓦喉音唱法的機制跟鳥鳴唱的機制很不一樣。圖瓦喉音歌手只有唱出單一個基本頻率，然後透過精準地控制嘴巴、舌頭和嘴唇等聲道構造選擇性的強調某些泛音，並幾乎完全抑制某些泛音。

一個語音具備完整的泛音組成，我們可以透過發聲器官來強調幾個泛音（也就是創造出頻帶的意思），以形成我們想要發出的母音。圖瓦喉音歌手可以控制11個泛音的波段，他們發展出深厚的功力，相較其他語言的使用者，能夠對整個人類可聽範圍內的泛音進行控制，在低音（基本頻率）保持不變的前提下，在廣泛的範圍內強調或弱化某些泛音以形成高音。

鳥類的歌聲可以非常響亮，夜鶯的歌聲就可以達到95分貝。在工作場合，這麼高分貝的噪音已經達到了需對工作人員強制採取聽力保護措施的地步。

鳥類的歌聲有另一個特色，那就是能在不同的音之間快速轉換，也就是所謂的顫音（trill）。如此快速轉換產生的顫音是因為鳴管肌肉以迅雷不及掩耳的速度在4至10毫秒內改變位置[6]，動物界幾乎沒有其他肌肉能夠如此快速的動作，這樣的例子屈指可數，響尾蛇的響尾是其中之一。

說到快，鳴禽還會透過「小呼吸」（mini-breaths）的方式來讓歌聲不間斷地持續好幾分鐘[7]，單就鳴禽的肺活量和正常呼吸速率（每秒1至2.5次）而言，牠們是不可能讓歌聲持續這麼久的。小呼吸的速度大約是百分之四秒一次[8]，並與鳴禽發出的每一個音同步，在某次的錄音記錄裡夜鶯曾創下連唱23個小時不中斷的紀錄，這樣的時間長度甚至遠遠超過最壯盛的歌劇詠嘆調，如「諸神的黃昏」（*Götterdämmerung*）中布倫希爾德準備策馬自焚的一幕（Immolation Scene）。

鳥類鳴唱與語言

撇開發聲機制不談，鳥鳴和語言在聲學特性上也有許多相似之處。兩者都包含了井然有序的聲音序列，且聲音與聲音之間都有短暫的無聲期做為間隔。鳥類鳴唱中的單音大概可以類比成音素，也就是人類語言的最小單位。

單音和音素就像是原料，把原料串聯起來可以組成動機（林百靈的歌曲中可多達100個動機[9]，夜鶯則是180個[10]）或字詞，動機或字詞串聯起來可以組成歌曲或句子，在歌曲中，動機的順序會不斷變換。因此，鳥鳴就和語言一樣包含了多個時間尺度的資訊，從持續數十毫秒的單音，到持續數百毫秒的動機，再到持續數秒甚至數分鐘之長、且跟從句法規則的歌曲。

鳥類的鳴唱也跟語言一樣存在著方言。就算用的是同一種「語言」，但也有方言或口音之分[11]。不同地區的相同鳥種所唱的歌曲聽起來會稍有不同。這些方言差異對雌鳥來說相當重要，比起外地同類雄鳥那帶有「口音」的歌曲，同樣使用在地方言的雄鳥所唱的歌曲比較能引起雌鳥的興趣[12]。

聲譜圖最能夠展現鳴唱所蘊含的基本頻率、被強化和抑制的泛音，以及快速的變化（經常快得不可思議）。聲譜圖並不是只有聲音專家才使用的工具，多年來在賞鳥愛好者使用的鳥類圖鑑中，聲譜圖也會在鳥類的圖片旁一起呈現。讀聲譜圖就像讀樂譜一樣，我們可以一眼就看出聲音的持續時間、頻率和聲音的變化，賞鳥愛好者可以很快地據此分辨鳥鳴的異同，以判斷他們看到的這隻棕色鳥兒是否能以新成員的方式加入他們一生收集的鳥種名錄。圖10.1呈現的是一段簡單的音樂旋律的聲譜圖（樂譜在上方，聲譜圖在下方）。

鳥類鳴唱可能由一或多個類似口哨的清晰聲音、唧唧聲或顫音（每秒超過十個，重複速度快到令人難以計數的聲音）所組成。這些元素可組成向上或向下掃動的調頻掃頻音，或是一個接著一個音高，

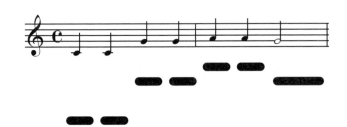

圖10.1 聲譜圖（下）就如同樂譜（上），縱軸代表音高，橫軸代表時間。雖然在這「一閃一閃亮晶晶」的曲例中沒有呈現聲音的力度（音量的大聲或小聲），但在聲譜圖中通常會以線條的明暗度來呈現力度變化。

中間沒有音高掃頻音的序列，而且單一首歌曲所包含的序列可能不只一個。有些歌曲聽起來快而狂躁，有些則聽起來從容不迫。

圖10.2是北方鶯鷦鷯曲庫中的一首歌。有些鳥類的曲目可能只有一首歌，如斑胸草雀或白冠帶鵐；有些鳥類的曲目高達1,000首以上，如褐矢嘲鶇。

說到這裡，鳥鳴和人類語言之間的相似度開始瓦解，因為不管哪個特定鳥種有龐大的曲庫，牠們的歌曲很明顯地缺乏靈活性。人類的語言有可以無限調整、重新排序的特質，而且可以為了傳達意義而不斷演變。雖然鳥類鳴唱可能會依據情境（展現異性吸引力、宣示領土、維持配偶關係等等）而有所不同，但大部分的鳴唱都是生硬且缺乏靈活性，不像人類語言蘊含著豐富的語意及無限的可塑性。

儘管鳥類鳴唱和人類的語言在聲學和解剖學上有許多相似之處，儘管鳥鳴是一種溝通方式，但因為缺乏人類語言所具備的開放性和無盡的靈活性，基於這些原因，所以鳥鳴通常不被視為是一種語言。

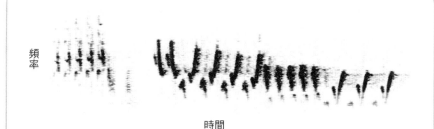

頻率

時間

圖10.2　北方鶯鷦鷯一首時長2.5秒的完整歌曲。聲譜圖是根據下載的音頻樣本所創建，下載網址為https://www.floridamuseum.ufl.edu/birds/florida-bird-sounds/。

鳥類的鳴唱和人類的音樂

如果鳥類的鳴唱不是語言，那它算是音樂嗎？畢竟，這是鳥在唱歌*啊！定義人類的音樂有哪些條件，其中有哪些條件是我們跟鳥類的鳴唱之間共享的呢？定義音樂所需具有的要素範圍很廣，大約在5至12之間任選一個數字，你可以找到網站列出構成音樂的要素有「6」、「9」或「12」個。

雖然各個網站所列舉的音樂要素的數量及各項的術語都有所不同，基本上都可歸結為我們熟悉的聲音元素：旋律、節奏、和聲（音高、和聲的變化和音色）。此外還有音量強度，以及一些用來表達音樂組成的詞彙，如結構、織體、曲式，在這邊我把它們統合為音樂布局。我們能在鳥類的鳴唱中找到這些要素嗎？

音高

在一首鳥類的鳴唱曲或其中一段動機裡，音高通常是準確且可重複的。音高組成似乎以和諧的音程型態出現，如完全四度或完全八度的大跳音程。隱士夜鶇的歌曲中所包含的音符屬於某個基音的泛音列（但基音沒有唱出來）[13]。有許多人主張鳥種歌曲中的音高都蘊含音樂性，如有人認為白喉帶鵐和紅玉冠戴菊會唱出和諧的音程[14]。有人認為隱士夜鶇和峽谷鷦鷯的歌曲分別遵循著五聲音階和半音音階的規則[15]*，儘

---

* 譯注：鳥類的鳴唱英文是 birdsong，字義中就有歌唱的意思。

* 自然音階就是我們熟悉的，由半音和全音所組成的七聲音階，即「do-re-mi-fa-sol-la-ti[-do]」。五聲音階為「do-re-mi-sol-la[-do]」。由12個音組成的半音音階則是填滿了自然音階中全音之間的空隙（譯注：鋼琴上一個八度內的白鍵跟黑鍵總和是12個）。

管並沒有什麼實際的聲學分析支持這項說法[16]。相反地，北方夜鶯鷦鷯其歌曲的大量樣本透露出牠們的歌曲中幾乎沒有產生任何人類建構的音階，不管是自然音階、五聲音階或半音音階[17]。

　　儘管如此，將鳥兒的鳴唱轉換為樂譜（圖10.3）仍是一件有趣且發人深省的事。韋瓦第、海頓、沃恩・威廉斯（Vaughan Williams）、巴爾托克、貝多芬、莫札特、弗雷斯科巴第（Frescobaldi）、舒伯特、梅湘（Messiaen）的作品都受到了鳥類鳴唱的啟發、召喚，或在作品中明確的引用鳥類的鳴唱[18]。雷斯匹基（Respighi）在「羅馬之松」（Pini di Roma）的第三樂章中還加入了夜鶯實際鳴唱聲的錄音。

音色、時間變化和強度

　　在鳥類的鳴唱中可以聽到廣泛的音色，雖然這可能不是鳥類刻意控制的結果。巴提斯塔（Baptista）和基斯特（Keister）注意到許多鳥類的鳴唱聲和樂器之間在音色上有相似之處：澳洲斑脇火尾雀的音色像單簧管、灰林鴞的音色像低音管、紅梅花雀的音色像長笛[19]。兩人還在許多鳥種的歌曲中舉出有關漸快／漸慢（時間變化），以及漸

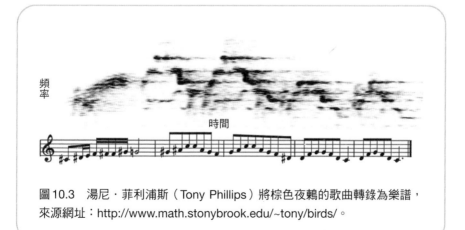

圖10.3　湯尼・菲利浦斯（Tony Phillips）將棕色夜鶇的歌曲轉錄為樂譜，來源網址：http://www.math.stonybrook.edu/~tony/birds/。

強／漸弱（強度）的例子。鳥類的鳴唱和人類的音樂之間在節奏模式上也有許多相似的地方。

音樂布局

聆聽鳥類鳴唱會注意到曲中有最後的華麗裝飾樂段、終止式、過渡樂段，以及類似鋼琴滑奏（調頻掃頻）的快速下行滑音[20]。曲庫龐大的鳥類可以把這些樂段串聯成樂章，有時還能令人聯想到音樂中的主題和變奏。成對的鳥兒（或者更多數量）有時會鳴唱一呼一應的卡農曲，會這麼做的鳥類包括索科洛嘲鶇和長嘴沼澤鷦鷯。

在我的印象中，曾是Brainvolts成員的提爾尼（Adam Tierney）從來沒跟我們討論過鳥類的鳴唱到底是不是一種音樂。儘管如此，他還是利用一個跟人類歌曲相關的假說來檢驗鳥類的鳴唱：人類的歌曲有三個著名的優勢特色：第一，音符之間的音程間距緊密；第二，旋律輪廓通常呈下行或 Λ 形（而非上行或 V 形）；第三，在樂句的結尾往往會使用延長的長音來結束。

提爾尼提出假說，認為這三項特色源自於發聲動作上面的限制，而非先天上或文化上的偏好。他所用的研究方法是先統計這些特色在鳥類鳴唱中的普遍性，就唱歌而言，鳥類跟人類所用的構造很相似，因此兩者會受到相似的發聲動作上的局限。在分析大量的鳥鳴錄音素材後，他發現鳥鳴也具備這些特色，這也為人類歌曲形式的研究提供了生理學基礎[21]。

然而，鳥類的鳴唱究竟是不是「音樂」，在很大程度上依然是個答案因人而異的問題。既是作曲家也是動物音樂學家的杜立德（Emily Doolittle）寫過一段文字[22]，提到她曾經列了一張清單，舉出鳥類鳴唱和人類音樂不相似的地方，其中包括了「結構沒有整體性的概念」、「不同動機之間沒有和聲的關係」，以及「有聲音的時候與無聲休止之間任意交替」。接著，她把這張清單拿給同為作曲家的安德里森（Louis Andriessen）看，得到的回應是：「史特拉汶斯基（Igor Fyodorovich Stravinsky）*就像這樣！」

學習發聲

聲音模仿跟聲音學習有所不同。

你養的狗可以進行聲音學習，牠可以清楚地瞭解「坐」和「走」的意思，但是牠永遠學不會說出這兩個字。不過，這兩種學習還有更多不一樣的地方。狗和許多其他動物，都是透過聲音學習學會如何適當地發聲。

舉例來說，動物必須透過學習才能知道某種叫聲只能在警告時使用，在不對的時機發出這種叫聲會給社群內其他成員帶來不適當的警告。但這些動物並不是透過明確的模仿其他同伴的叫聲學會發出警告（吠叫、吼叫、哀鳴……），是因為牠們天生就知道如何吠叫、吼叫或哀鳴。相反地，鳴禽雖然具備發聲的本能，但是牠們必須模仿其他同伴唱歌的行為才能學會鳴唱，而且必須透過練習才能讓牠們發出的聲音成歌，這個過程就是聲音模仿。

聲音模仿仰賴聽力、記憶力、模仿力，還要對發聲器官的肌肉有良好的控制力，這一點是許多沒有聲音模仿能力的動物所缺乏的。人類的學習多半是靠模仿，至於學習說話實際上是「完全」靠模仿。跟

---

* 譯注：俄裔美籍作曲家、鋼琴家及指揮，現代音樂的傳奇人物。

人類和其他少數幾種發聲學習能力動物一樣，鳴禽學習唱歌的過程有四種特色：模仿、聽覺—運動回饋、敏感期，以及大腦側化現象。

模仿

每一種鳴禽都有自己最有特色的歌曲（有些鳴禽還不只有一首），如旅鶇的「cheerily, cheer-up, cheerily」、北美金翅雀的「potato chip」和山齒鶉的「bob-white」（譯注：山齒鶉的英文原名就是 Bobwhite）[23]。年輕的雄鳴禽（傳統上，有關鳥類鳴唱的研究集中在雄鳥身上，不過這種情況開始有所改變）會先發出聲音，辨認自己的聲音和牠模仿的老師所唱的歌有何不同，然後進行必要的調整，直到唱得跟模仿的老師一樣為止。

過程中，老師可能會調整牠自己所唱的歌曲，如加入額外的重複片段，或者延長動機之間停頓的時間，就像父母教嬰兒說話時也會調整自己說話的方式一樣[24]。如果對一隻年輕的雄鳴禽隔離，不讓牠接觸牠的父親或其他可以擔任老師角色的雄鳥，那麼牠將無法學會屬於牠自己物種專屬歌曲的特色[25]。從小就被隔離飼養的蒼頭燕雀會發展出不正常的歌曲，但歌曲中還有一些符合物種專屬歌曲的動機[26]。

鳴禽與生具有學習其物種專屬的歌曲的傾向，但有一位活生生的老師更重要。比起聽到其他物種的歌曲，缺乏經驗的年輕鳴禽在聽到物種專屬的歌曲時，心跳速度會增加[27]，聽覺系統也會活躍起來[28]，並且會選擇性地發出聲音來回應[29]。

事實上，這種天生對自身物種的歌聲就有興趣的傾向在訓練鳴禽時就能看出：以聽到物種專屬歌曲的錄音做為獎勵，可以很輕易地訓練牠們去執行任務，以其他鳥類的歌曲做為獎勵則無法引起受訓鳴禽執行任務的動機[30]。

　　然而，年輕鳴禽如果是從錄音來學自己專屬的歌曲，學習效果不如現場互動來的好。當有機會現場互動時，年輕鳴禽甚至可以模仿其他鳥種的歌[*31]。人類嬰兒在年紀很小的時候就發展出對父母所說的語言的聲音偏好[32]，他們無法透過電視或錄音來好好地學習語言[33]，鳴禽也是如此，這種學習蘊含著強烈的社交互動成分。

　　人類可以輕鬆地辨認轉調後的旋律音高（即基本頻率），這種能力讓我們可以合唱，狼隻也有類似的能力，所以會在其他成員加入嚎叫時調整自己嚎叫的音高[34]。然而，鳥類無法辨認轉調後的旋律[35]，牠們是根據泛音（也就是頻譜的形狀）來辨認旋律，就像我們辨認字詞是透過泛音能量集中的頻帶（記得圖1.6嗎？），而不是語音的音高[36]。不同於人、狼和鼠[37]，鳥類通常不會跟其他鳥類合唱，牠們是唱給其他鳥類聽。

　　鳴禽透過模仿來學習唱歌，聽覺系統在其中占據了核心的位子。那麼，對於聽覺系統在鳥類鳴唱製造過程中所扮演的角色，我們又瞭解多少呢？

聽覺—運動回饋

　　對鳴禽來說，聽老師唱歌並學著唱出同樣的歌這件事和牠們腦中的「鳴唱系統」（song system）有關。

　　鳴唱系統的神經傳導路徑包含聽覺腦區及運動腦區，最終還包括控制鳴管的肌肉。重要的是，鳴唱系統中某些皮質內與皮質下的神經網絡（存在於聽覺系統內，或存在於聽覺系統和鳴管之間），只有具

---

* 譯注：亦即社交的互動甚至可以突破物種之間的隔閡，讓年輕的鳴禽有機會學會另外一個物種的歌。

聲音模仿能力的動物才有，沒有聲音模仿能力的動物就沒有，鳴禽以外的其他鳥類也沒有。

鳴唱系統的某些部分若受損，包括狹義的「聽覺感知」部分，將損害鳴禽的學習能力及唱歌能力，就像人類某些跟聽覺有關的皮質區受損時（例如因為中風），就可能會引發失語症和其他妨礙說話流暢程度的情況[38]。

跟人類一樣，鳴禽的聽覺皮質神經元一開始對任何聲音都有反應，但隨著經驗累積，聽覺皮質神經元會調整而產生對老師所唱的聲音更專一的反應[39]。位於聽覺和運動系統交會處的「比較迴路」（comparator circuit）讓鳴禽的學習不斷精進，直到唱得和老師沒有不同為止[40]，這樣就算學會一首歌了。但如果鳴禽在進入發聲練習階段前就已經耳聾，那麼牠將無法比較自己與老師的歌曲有何不同，這樣的鳴禽會發展出極為異常的歌曲[41]。

大部分鳴禽專注在屬於該物種專屬的歌曲上，但眾所周知嘲鶇（mocking birds）很擅長模仿其他鳥種的歌曲，琴鳥（lyrebird）*是另一種具備這種能力的模仿高手†。各地政府為了因應新冠疫情所採取的封鎖措施導致人為噪音大大減少，動作和聲音的緊密連結因此變得相當明顯，鳥類在這段期間得以製造出在技術層面和動作層面都更高難度的鳴唱[42]。

敏感期

鳴禽在生長發育的關鍵期（critical period）開始學習鳴唱。首

---

* 譯注：澳洲原生鳥。體型大不喜飛行，通常在林間的地上活動，有美麗的尾羽。

† 請各位看一段BBC工作室剪輯的影片，由艾登堡（David Attenborough）擔任旁白，講述一隻琴鳥模仿汽車警報器、鏈鋸，和相機快門的聲響。

先，牠們得聆聽並記住老師所唱的歌[43]，然後試著讓自己唱得跟老師所唱的範本一樣。就像人類嬰兒會經歷一段牙牙學語（babbling）的時間，鳴禽也是如此，這時牠們所唱的歌叫做未成歌（subsong）＊。透過聽覺回饋，牠們逐漸把未成歌調整成未定型歌（plastic song）†。

在未定型歌階段，除了練習還有選汰，鳴禽可能會試著學習好幾位老師的歌曲，經過一段可能練習了數萬首歌的漫長過程，到最後像成鳥一樣唱著定型歌曲（crystallized song）（圖10.4）[44]。鳴禽學習鳴唱的過程至此大致完成。鳴禽的歌曲一旦定型就終生不會改變，無論後來接觸到的歌曲有多少數量上或樣式上的變化‡。聆聽和記憶的階段通常發生在鳴禽出生後的幾個月內，後續的發聲練習、歌曲的精進和定型則是發生在性成熟期的初始。在這些關鍵的學習階段，若是把鳴禽跟牠的老師隔離開來，或讓鳴禽聽不見聲音，抑或干擾這個關鍵期學習的自然過程，都會導致鳴禽無法唱出跟老師一樣的歌曲。這種狀況下，鳴禽能唱出的歌曲可能非常有限，或者由一系列雜亂無章的聲音元素所組成[45]。

從上述提到在隔離環境下飼養的鳴禽（即無法接觸任何老師）發展出的歌曲中可以看出，鳥類鳴唱中有些聲音元素是鳴禽天生就會的，有些是後天習得的。

＊ 譯注：意思指這時期牠們的鳴唱可能還是很片段的動機，還不沒有歌的雛形，subsong這個名詞還沒有約定俗成的說法，另可參考蔡振家老師的《音樂心理認知學》，其中subsong翻成「次歌」。

† 譯注：指這時期牠們的鳴唱可能已經出現歌的雛形，但仍會受到外界影響而改變。plastic song這個名詞還沒有約定俗成的說法，《音樂心理認知學》翻成「塑歌」。

‡ 這當然有例外。好比金絲雀成鳥可以重複這樣的學習過程，一次又一次，然後在每年春大鳴唱新歌。

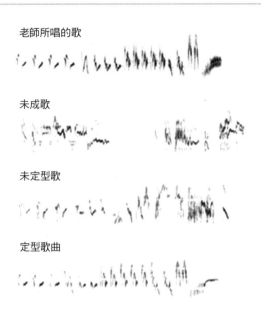

老師所唱的歌

未成歌

未定型歌

定型歌曲

圖10.4　蒼頭燕雀（chaffinch）終於唱出跟老師一樣的範本歌曲（最上排）。資料來源：M. Naguib and K. Riebel, "Singing in Space and Time: The Biology of Birdsong," in *Biocommunication of Animals*, ed. G. Witzany, 233–247（Dordrecht: Springer Science+Business, 2014）

大腦側化現象

　　為什麼有些大腦功能被側化到兩個半球的其中一邊？或許可解釋成不同的人對於相同工作有不一樣分工[46]：比方說如果你左半邊的視覺腦專注在覓食，那麼你右邊的視覺腦可以負責注意獵食者的動靜。

　　人類的左右大腦半球在語言這件事上扮演著相當不同的角色。鳴禽聆聽鳥類鳴唱時，左右半腦也存在著差異。以斑胸草雀為例，牠們的右前腦對牠們自己物種專屬的歌曲更有反應[47]。此外，跟人類一樣，鳴禽左右半腦處理聲音的過程也不同。

鳴唱行為的性別差異

　　大部分的狀況下鳴唱是雄鳥的事，雌鳥則是根據自己喜歡的歌來選擇交配對象。既然雌鳥是嚴格的聽眾，牠的聽覺神經系統調校方式，是否會不同於雄鳥？雄鳥鳴唱歌曲時會受到雌鳥給予的視覺訊號所影響，牠們會不斷改變自己的歌曲，直到唱出雌鳥喜歡的版本為止。此時雌鳥會以拍撲翅膀（快速地揚起翅膀遠離身體）之類的視覺展示當作訊號，雄鳥將這樣視覺訊號視為得到認可，然後重複地唱著引發雌鳥視覺展示的版本，通常最後就能順利地跟雌鳥交配[48]。

　　我想要進一步瞭解那些對雌鳥來說覺得性感的聲音元素，雌鳥對這些聲音元素的偏好如何影響子代的發育，而這最終如何體現在整個物種的演化發展上？鳴禽處理聲音的性別差異跟人類處理聲音的性別差異之間有何不同[49]？

　　鳴禽鳴唱時大腦會有哪些區域呈現活躍狀態，跟鳴唱時身處的時空背景有關。在沒有聽眾的狀況下，斑胸草雀的雄鳥鳴唱時，腦中活躍的區域跟學習以及自我監控（self-monitoring）有關。當有雌鳥在場時，雄鳥腦中的這些區域的神經活動便會安靜下來。鳥類跟人類一樣，似乎懂得分辨練習和表演的差別，就像人類在即興創作音樂或演奏已寫好的譜上的音時，腦中活躍的區域並不相同一樣[50]，鳴禽腦中活躍的區域也會根據鳴唱時所處的時空背景而有不同。

　　鳴禽每天和每季所唱的歌曲版本，有很大一部分是受到荷爾蒙激素調控的。雄鳥被閹割後就不再鳴唱，而睪固酮可以誘發雌鳥唱歌[51]。

　　有些種類的雌鳥會和雄鳥來場二重唱[52]。有些種類的鳴禽，如紋頭猛雀鵐，則是雌鳥比雄鳥更愛唱歌[53]。 一項對超過1,000隻鳴禽進行調查的研究結果顯示，有64%的雌鳥會唱歌[54]，但沒有任何一種鳴禽僅有雌鳥會鳴唱。雌鳥也會鳴唱的鳴禽往往是羽色相當亮麗的種類，雌鳥會尋找歌聲最悅耳，外表最漂亮的雄鳥來交配。羽色亮麗和鳴唱之間的關聯說明這可能是一起共演化的特徵。誠如沙費納所言：「美本身就是一項強大且十分重要的演化力量。」[55]

第十一章 噪音：別再吵了，吵得我頭都痛了

我們能擁有片刻的靜默嗎？

我義大利老家特里雅斯特在多洛米蒂山（Dolomite）附近，我這輩子都在那兒登山健行。最近的某個春天，我和我的表兄弟路西歐爬了好久的山，最後坐在世界之巔看著周遭的山峰和山谷，傾聽自然的聲音。我躺在草地上，就這麼躺了十分鐘左右，我開口跟路西歐說話。劃破寂靜的那一刻，我的聲音大到刺耳。在缺乏噪音的環境裡，聽覺的感受需要重新調整。

聽覺神經系統無時無刻不肩負著繁重任務，把空氣分子的運動轉變成感官的感受，把聲音轉換成意義。但聽覺神經系統如何面對那些阻撓我們從預期的聲音中汲取意義，有如路障一般的聲音呢？

我們那調校精準的聽覺系統要面對的一大阻礙就是噪音。我這裡所說的噪音是一般的噪音，是來自大腦之外的，我們不想要聽到的聲音。但我也想聊聊腦內的噪訊，也就是那些會阻礙聽覺神經系統好好工作的訊息。以及，如果可以的話，我們該如何對抗這些噪音？

何謂「噪音」?

在英文中,噪音(noise)的詞源很有趣,它來自古老的法文,有爭吵或爭執的意思。它也跟拉丁文中代表暈船的「nausea」(對某種不好的感覺產生了腸胃反應)有相同字根。噪音是我們不想要的聲音,是一種負面且可能有害的聲音。

自古以來,聲音就被視為是一種毀滅的力量,據說耶利哥之牆就是在巨大的聲響中倒下的。海妖塞壬(Sirens)的歌聲雖然優美,卻會引誘水手航向死亡。在現代,聲音也可以當做武器,包括向群眾播放超音波來維持群眾秩序,以及透過管道將響亮的高頻噪音傳送至公共或私人空間,用來驅趕動物或遊蕩的青少年。一般成人雖然聽不見這種高頻聲音,但他們的聽力有沒有可能因此受損?

經過演化,人類已經學會對意外出現的聲音做出反應。我們的祖先之所以沒有成為野獸的食物,是因為聲音讓他們對獵食者的行蹤有所警覺。意料之外的聲音持續地引起我們的注意,儘管很多時候它們與我們的生死無關:電話鈴聲、開門聲、馬桶沖水聲、狗叫聲、鬧鐘聲、窗外傳來的叫聲,這些並非是我們特別想聽到的聲音,就這一點而言,它們也許能稱得上噪音,但這並不是我這章要討論的噪音。

我要討論的也不是會損害耳中約三萬個特化毛細胞的響亮噪音。有充分的證據指出暴露在高分貝的聲音中會對毛細胞造成傷害,美國國家職業安全衛生研究所(National Institute for Occupational Safety and Health,NIOSH)發布了有關個人最大噪音暴露量(圖11.1)的指南。舉例來說,如果環境噪音達到100分貝*,那麼安全暴露量僅有15分鐘,超過這個時間的話,將會提升最終導致聽力損失的風

NIOSH 個人最大噪音暴露指南	
音量（分貝）	安全暴露時間
82	16 小時
85	8 小時
88	4 小時
91	2 小時
94	1 小時
97	30 分鐘
100	15 分鐘
103	7.5 分鐘
106	3.75 分鐘
109	<2 分鐘
112	~1 分鐘
115	30 秒

圖 11.1 按照音量強度劃分的噪音暴露時間指南。

險。儘管有了這樣的指南，但噪音引起的聽力損失在美國仍是最常見的職業災害[1]。

美國國家職業安全衛生研究所關注的是會造成耳朵聽力損失的大音量噪音，而我在這一章所要討論的重點是中等程度的噪音，也就是那些因為不會對耳朵造成傷害而通常被視為「安全」的噪音。簡言之，我要討論的是耳朵受到傷害以及大腦受到傷害之間的差別。

---

* dB 是分貝（decibel）的簡稱。達 100 分貝的常見活動包括使用手持電鑽、騎摩托車、搭乘地鐵、使用吹葉機。垃圾車壓縮機運作時的聲音，以及噴射機在 1,000 英尺高空翱翔的聲音大約也是 100 分貝。演奏某些樂器（甚至是在沒有使用擴音系統的狀況下）、參加音樂會，或是使用個人播音設備播放大音量的音樂，都可以使人暴露在這種強度的聲音之下。一天當中，你從事以上任何一種活動所累計的時間是否超過 15 分鐘？

「危險」的噪音對耳朵的傷害

「耳朵型」的聽力損失是什麼意思？聽力損失、聽覺障礙和失聰這三個名詞的界定，通常可以用聽力閾值上數值的差異來歸結。我們可以用熟悉的測驗方式「聽到嗶聲請舉手」來測量這些閾值。

聽力專家會以對聆聽語言而言很重要的一系列音高來測驗受試者察覺聲音的能力，然後給定一個閾值，代表這是受試者能偵測到最低的音量強度。一般而言，聽力閾值低於20分貝為聽力「正常」，當閾值的數字愈來愈高（代表聽力愈來愈糟），對應的聽力損失級別名稱有中度（moderate）、重度（severe）和極重度（profound）*。

聽力損失有水平型（flat，對各頻率的聲音有相同的聽力閾值），或斜坡型（sloping，對高音有較高的聽力閾值），或一些較少見的類型。用這種方法測量的聽力損失結果可用來評估受試者的耳朵是否正常運作。

噪音暴露（noise exposure）導致聽力閾值增加，這對我們的私人生活及職業都會產生影響。最近，我兒子在開車時聽見了一個雖然幽微但令人擔心的噪音，他猜測是變速箱出了問題，因此把車子送進車廠維修。修車技師開著我兒子的車出去試車後，沒聽到任何可疑聲響，跟我兒子保證沒什麼好擔心後便打發他回家了。結果是，一週之後車子的變速箱就壞了。看來多年來在嘈雜的修車廠工作很可能傷害了技師的聽力。

---

* 譯注：根據WHO的報告，界定中度聽力損失指聽力閾值41至60分貝、重度：61至90分貝、極重度大於90分貝。

對於從事各種產業，以及工廠和工地的工作人員而言，聽力保護是很重要的，對音樂家來說也是如此，但這一點經常遭到忽略。交響樂團的音量經常達到100分貝，在一段大音量的樂曲中，銅管樂器和打擊樂器的音量更是遠超過此。小提琴的聲音相較下不是特別大聲，但小提琴的f孔*距離演奏者的左耳只有幾英寸距離。小提琴家左耳的聽力閾值通常比右耳來得高。

大部分聽力保護的方式都會削減高頻音，造成高低頻聲音的不平衡），新型的聽力保護裝置則是平均地減低各頻率的音量。關於音樂家如何預防聽力損失以及其他相關主題在《聽見音樂：音樂家如何預防聽力損失》（*Hear the Music: Hearing Loss Prevention for Musicians*，暫譯）一書中有詳盡介紹[2]。

因此我們知道，接觸到大音量的噪音會導致聽力閾值提高，這是個很重要的問題，但不是這一章的重點。有興趣的讀者可以輕易地在美國疾病管制與預防中心（Centers for Disease Control & Prevention）和美國國家聽障及溝通障礙研究所（the National Institute of Deafness and other Communication Disorders）的網站上，找到關於噪音如何傷害聽力的相關資訊。

「安全」的噪音對大腦的傷害

在這個嘈雜的世界裡，我們不能再那麼漫不經心的看待日常的喧囂。這些噪音並沒有達到或超過一般所認定的「危險」程度，它們不

---

* 譯注：小提琴面板上有兩個音孔，形狀類似小寫的f符號，所以叫做f孔。

是新奇的聲音，也不是令人提高警覺的聲音，而是一些持續不斷的聲音，並且它們的聲學特質隨著時間推移後通常還能保持一致。因此，這些聲音傳遞不了多少訊息，它們大部分被視為「背景噪音」，所以經常遭到我們忽略。

我們不去聽這些聲音，但我們是真的沒聽到？或者我們只是在一種持續警戒的狀態下過活？我們都有過這種經驗：聲音消逝後才發現它的存在。常見的例子有空調壓縮機的運轉聲，或是卡車怠速時的引擎運轉聲，等空調的壓縮機結束運轉循環或卡車引擎關閉後，我們才突然「聽見」了寂靜，然後長舒一口氣，短暫地陶醉在這份平靜裡，直到聲音再次響起或被其他擾人的聲音所取代。

如果我們的耳朵沒有因此受損，而多數時候也可以不去理睬這些聲音，那麼我們還需要關心這樣的噪音所帶來的困擾嗎？科學給我們的答案是：我們確實該注意這些聲音，並且為我們的大腦感到擔心。

暴露於中等程度的噪音後，聽力閾值屬正常的人可能會在有噪音的環境中出現難以理解語言的情況。除此之外，嘈雜的環境本來就有許多跟聽力無關的負面影響，但這種情況卻時常被低估。長期暴露在噪音下如住在機場附近，會導致人們感受到整體生活品質的下降、感受到壓力增加並伴隨著壓力荷爾蒙皮質醇（cortisol）的分泌量增加、記憶力和學習能力產生問題、難以執行有挑戰性的任務，甚至會導致血管硬化和其他心血管疾病[3]。根據世界衛生組織估計，每一年因噪音暴露及其帶來的間接影響（如高血壓和認知表現衰退）而生病、引發殘疾，或早逝的人數相當驚人[4]。

噪音還會對學習和專注度產生干擾。在紐約市的公立學校，根據教室所在位置是學校鄰近繁忙的高架鐵路的一側，或是位於可屏蔽火車噪音的另一側，學生的閱讀測驗結果有明顯的差異[5]。教室位於嘈雜側的學生閱讀能力落後同儕三到十一個月。發現噪音有這般影響之後，紐約市公共運輸局在學校附近的鐵軌上鋪設了橡膠墊，教育局則是在環境最嘈雜的教室裡加裝了減噪建材，這兩項措施共計將噪音強度減少了6至8分貝，之後，不同教室間學生閱讀測驗的差異很快就消失了[6]。

噪音造成的影響不只局限於聽覺相關，或是語言相關（如閱讀）之類的任務。有一項實驗要求受試者執行追蹤視覺物體的任務：用滑鼠跟著螢幕上一顆會動的球移動，與此同時，螢幕上還有其他動來動去的球。執行這項任務時，因為職業關係而長期暴露在噪音環境中的受試者遇到較多困難，尤其當任務搭配著隨機出現的噪音時更是如此，這些受試者的反應比較慢，無法緊跟著目標球。

在《為什麼要睡覺？》（*Why We Sleep*）[7]一書中，加州大學柏克萊分校的睡眠科學家沃克（Matthew Walker）提到，缺乏良好的睡眠是「二十一世紀人類最大的公共衛生挑戰」。

睡眠逐漸被視為是影響健康的重要因素，我們的心血管系統、免疫系統以及思考能力，都會受到睡眠的影響。噪音是阻礙一夜好眠的最大凶手。噪音，甚至是音量極低的噪音，會破壞睡眠的品質，導致我們醒著的時間變多了，醒來的時間也提早了。環境中的噪音會影響我們的睡眠品質，促使身體產生動作、從睡眠中醒來，以及心跳速率變快。交通噪音會縮短睡眠時的快速動眼期（rapid eye movement，REM，即做夢期）和慢波期（slow-wave，即深眠期），並降低夜晚睡覺時所感受到的放鬆感受[8]。

在我們醒著的時候，「安全」的噪音對兒童的聲音意識尤其有害。兒童是學習語言的高手，孩子從說出生平第一個字到說出完整的句子的間隔時間經常短到讓父母很驚訝。孩子在極短的時間內就建立起聲音和意義的連結，環境中所出現的語言訊息讓他們不由自主的學會，即使接觸到的語言不只一種。但是，如果孩子在這關鍵年齡所接觸到的聲音是無意義的呢？

我們很難在人類身上設計實驗來回答這個問題，因為在真實世界裡我們無法適當地控制噪音程度。然而，我們可以透過動物實驗來尋找答案。藉由控制接觸聲音的時間長度、聲音強度以及聲音的品質，是有可能直接觀察到受試動物腦中的電子訊號（神經系統通用的訊息）受到了怎樣的影響。接觸到「安全」的噪音時，聽覺神經系統發生了什麼事？這些影響是短暫的還是永久的？

齧齒動物成年後，聽覺皮質中通常已經形成井然有序的音調拓撲排列（tonotopically）。然而，在牠們的生命之初，聽覺皮質中對應高低音的部位尚未固定下來。將發育中的齧齒類動物飼養在70分貝的連續噪音環境中（附帶一提，美國國家職業安全衛生研究所提供的表格中甚至沒有列出這麼低的分貝值，70分貝的噪音被視為「安全」的噪音），等到這些受試動物成年後，研究人員發現牠們的聽覺皮質依然沒有產生音調拓撲排列的現象，也就是並沒有形成對應低至高音的梯度（圖11.2）[9]。

這讓人擔心起那些處在我們認為吵歸吵，但不至於「造成傷害」的環境中的人類嬰兒，好比新生兒加護病房中的孩子[10]。早產兒不像足月兒，可以聽著子宮內常見的聲音（如有節奏的心跳聲、消化道的聲音，以及經過肚皮跟肌肉過濾後聽到的母親聲音）直至出生。加護病房內的早產兒則是聽著心跳監護系統、人工呼吸器、呼叫器發出的

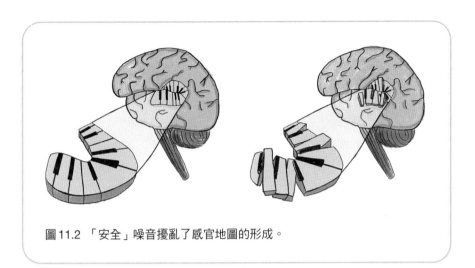

圖 11.2 「安全」噪音擾亂了感官地圖的形成。

聲響，這可能對他們聽覺皮質的排列造成什麼影響？發育過程中，早產兒要面對許多語言和認知層面的挑戰，在生命之初接觸噪音可能會提升這些挑戰的難度[11]。

科學家已經提出方法來降低新生兒加護病房的噪音[12]。其中一項研究將母親的心跳聲和說話聲傳送到早產兒所在的保溫箱裡。比起只接觸到環境中不良聲音的早產兒，同時接觸到「好聲音」與「不良聲音」的早產兒聽覺皮質發育得更為完全[13]。在新生兒加護病房進行現場音樂表演還可以穩定新生兒的心跳、減少壓力，並促進睡眠[14]。

皮質的感官地圖失序未必是永久的。受到噪音影響導致腦中音調拓撲排列混亂的齧齒類動物，在噪音移除後，皮質中的音調拓撲排列就會回復秩序[15]。同樣地，在噪音造成的傷害已形成後，接觸豐富的聽覺環境可使音調拓撲排列失序的程度減到最低[16]，就像豐富的聲音可為加護病房的新生兒帶來正面影響一樣。我們的聽覺神經系統不斷地自我重塑。

聽覺神經系統對「安全」噪音的感受性會隨著年齡漸增而減少嗎？已成年的動物接觸「安全」噪音（同樣是60至70分貝）幾週後，其聽力閾值並沒有改變，但聽覺皮質回應聲音的方式改變了，反映出根據音調拓撲排列來處理音高的機制發生混亂[17]。噪音的頻率占據了腦中原本屬於其他頻率的位置，因此，「安全」噪音所造成的傷害不僅局限於發育過程中的敏感期，成年後也會受到影響。

既然我們已經知道「安全」噪音帶來的生物性傷害，那就應該重新思考是否需要廣泛地使用那些提供白噪音幫助入睡的機器，尤其是面對正在發育當中的孩子。那些提供白噪音的機器常見的用途是遮蔽家庭噪音以防中斷人們（包括嬰兒）的睡眠。白噪音機器每次運作時間起碼8小時，有可能讓聽覺神經系統變得遲鈍，並對於我們從聲音中汲取意義的效率造成長期衝擊。

腦內的噪訊及噪音

我們應該對腦內的噪訊和腦外的噪音投以相同的關注。聲音抵達大腦時並不是以純粹「淨身入戶」的方式被處理。就像我們轉動收音機的旋鈕時，在棒球轉播電台和音樂播放電台之間總有靜電的聲音一樣，我們的大腦永遠靜不下來，始終有著基本程度的背景活動（處於怠速狀態的大腦也會有神經放電），聽覺神經系統必須在這些背景神經活性上調校工作。

聲音所引起的神經反應必須超越背景活動的強度，才能讓聲音被聽覺神經系統記錄到，所以怠速狀態的神經活性不能過於強勢，這一點很重要。我們發現，腦部背景活動的活躍程度和語言發展之間有意想不到的關聯。母親的教育程度通常跟孩子可能得到的語言刺激程度是相關的，除此之外，母親的教育程度還被廣泛地當成是家庭社經地位的參考依據[18]。

　　研究指出，根據母親的受教程度將孩子分類，可發現母親受教程度愈高的孩子腦中背景活動的程度愈低 —— 即腦中的噪訊較少，而且這些孩子處理聲音元素的過程更為精確（圖11.3）[19]。也就是說，學會有效地在聲音和意義之間建立起連結這件事，很有可能使腦內的訊號變得更清晰，並減少神經背景活動的活躍程度，因此可以讓聽覺神經系統更有效地、精確地處理聲音。

　　社經地位較低的家庭所提供的語言環境可能比較貧乏[20]，而且居住環境往往較為嘈雜：也許，長時間接觸交通和火車帶來的噪音，或

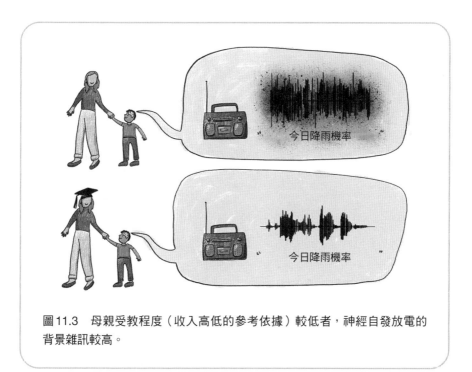

圖11.3　母親受教程度（收入高低的參考依據）較低者，神經自發放電的背景雜訊較高。

者是因為住的地區鄰近工業區，也可能是低收入社區擁擠的住家等等因素，提高了大腦的神經背景噪訊[21]。

這樣的說法得到動物實驗結果的支持：噪音暴露會導致聽覺中腦和聽覺皮質的自發性大腦神經雜訊增加，這是一種腦部過動的狀況[22]。所以，腦外的噪音可能導致腦內產生噪訊。當腦內神經背景噪訊的基本活動（baseline activity）較活躍時，就會跟語言等重要的聲音競爭「腦部空間」。終生暴露在噪音環境中，再加上語言刺激不足，這樣的惡性循環會危及個人理解聲音的能力。

耳鳴（tinnitus，這個英文單字的是唸做「TINN-i-tus」還是「ti-NITE-us」？就連專家們也無法達成共識）是一種「腦內噪音」。對耳鳴最常見的形容是「耳中有鈴聲」，但耳鳴的聲音也可以是嘶嘶聲（hiss）、茲茲聲（buzz）或嗡嗡聲（hum）。不過，這些聲音並非來自外在環境，而是在腦內形成的。

耳鳴可以是短暫的，如發生在參加完一場音量很大的演唱會之後；或者，耳鳴也可以是慢性的，導致耳鳴患者出現壓力、抑鬱、疲勞，以及難以專心的情況。造成慢性耳鳴的原因有許多，但我們對這些原因所知甚少，坦白說是一無所知[23]。耳鳴通常伴隨著聽力損失，造成聽力損失的一大罪魁禍首是噪音。因此，透過耳鳴，我們可以直接看到腦外噪音和腦內噪音的關聯。*

即使有聽力損失的存在，但耳鳴的根源還是跟腦有關†。耳鳴的

---

* 譯注：作者是指可能因長期暴露在外界噪音而造成聽力損失。通常有聽力損失的病患也有耳鳴的情形，因此作者認為有可能是外界的噪音造成腦內的噪音。

† 譯注：這裡的聽力損失是指耳朵相關的聽力損失，但造成耳鳴很多的因素不跟耳朵的損傷有關，反而是跟大腦有關。

聲音如果聽起來像是鈴聲的話，鈴聲的頻率通常符合耳鳴患者聽力損失的頻率。如果你有一個持續的聽力損失（聽力閾值變高）發生在2,000赫茲的聲音時，那麼你耳鳴鈴聲的頻率大約就是2,000赫茲。

這就像是聽覺版的幻肢症候群（截肢者感覺到已經被截除的、不存在的肢體有疼痛感），原因可能是聽覺神經元即使沒有接收到來自耳朵輸入的訊號，但還是隨機放電所導致的。聽覺神經系統總是在尋找刺激的來源，當外界沒有聲音的時候，大腦可以自己製造。遭遇語言剝奪問題的兒童腦中的神經背景噪訊之所以會增加，可能就是這個原因。

製造白噪音的機器有時可用於分散耳鳴患者的注意力，讓他們不去注意討厭的耳鳴。但事實上，白噪音可能會使這個問題變得更嚴重，因為白噪音可能會刺激大腦，讓那些原先造成耳鳴的腦部中樞的異常功能更加惡化，進而導致耳鳴變嚴重[24]。就治療的角度而言，如果要用聲音來屏蔽耳鳴，那麼比起使用製造出一成不變的白噪音的機器，使用音樂、海浪聲或是風聲等更有意義的聲音可能是比較有幫助的做法。

聽覺過敏（hyperacusis）和恐聲症（misophonia）指的是對中等音量的聲音過度敏感。這些症狀常跟耳鳴一起發生，但也可以單獨存在。耳鳴、聽覺敏感和恐聲症提供了相當明顯的例子來證明聽覺系統與情緒之間的連結：將注意力放在令人不悅的聲音，以及這麼做所引起的負面情緒和壓力，會驅動一個導致狀況變得更加糟糕的惡性循環[25]。

就治療而言，刺激控管情緒的邊緣系統帶來了一些希望，這麼做可以教會大腦減少產生這些對聽覺神經系統造成干擾的狀況[26]。一般認為是過度活躍的聽覺中腦和聽覺皮質引發了耳鳴、聽覺敏感和恐聲症，而這可能是因為傳出回饋系統（efferent feedback system）的功能發生異常，無法執行抑制（inhibitory）工作所致[27]。

環境噪音對其他生物的影響

能夠穿越距離是聲音的特色之一。傳統上，擅長航行的因紐特人（Inuit）和特林吉特人（Tlingit）會聆聽船身下方是否傳來的鯨魚聲音。圖西人（Tutsi）和胡圖人（Hutu）可以聽到大象溝通時所用的低頻聲音[28]。但這些能力已經超過大部分人能夠掌握的範圍，因為我們從未學習如此詳盡地去聆聽聲音細節。

我們之所以無法仔細聆聽聲音，並且轉變為一個如此偏重視覺的社會，就是因為噪音。在《一平方英寸的寂靜》（*One Square Inch of Silence*）中，漢普頓（Gordon Hempton）告訴我們，當他徒步一百五十英里走進華盛頓特區時，他的注意力如何從聽覺逐漸地轉移到視覺[29]。當他逐漸接近美國首府，空中交通帶來的噪音幾乎是持續不斷的。

漢普頓認為全世界只有十二個地方可以體驗到連續十五分鐘的寂靜。且讓我說得清楚些，「寂靜」並不代表沒有任何聲音，在漢普頓看來，樹葉的窸窣聲、溪流的流水聲，以及鳴禽的歌聲都歸屬於寂靜，汽車、飛機、農業機具、吹葉機發出的聲音和其他人造聲音則不算。人為噪音累積的程度如此之大，連用來偵測地殼構造擾動和地震所用的地震儀都能偵測到人為噪音[30]。

噪音對動物有何影響？鳥、蛙，甚至鯨魚都在提高叫聲的音量，改變叫聲的發生率，或改變叫聲的音質，因為牠們的生活環境遭受噪音汙染的程度愈來愈高[31]。比如說都會地區的麻雀將叫聲的音高從1,000赫茲左右拉高到2,000赫茲，以避開最高頻率低於2,000赫茲的城市環境噪音[32]。

2020年新冠病毒大流行使得環境中人為噪音大大減少之際，許多人注意到鳥類的叫聲和歌聲變得愈來愈響亮，然而這段期間由於人類活動減少，鳥類歌聲的音量其實是降低的，歌聲能夠傳遞的距離也增加了一倍。與此同時，鳥類歌曲的複雜度也有所提升[33]。對於鯨魚來說，噪音汙染過於嚴重時，牠們會選擇沉默*。此外，船隻所用的聲納系統會使仰賴回聲定位來判斷行進方向的鯨魚感到困惑，可能因此導致某些鯨魚擱淺[34]。

美國非常幸運，在一百多年前就出現了一位對自然環境保育相當有遠見的總統。羅斯福（Theodore Roosevelt）成立了五個國家公園，十八個國家紀念區，以及超過兩百處國家森林、野生動物保護區以及禁獵區。在伯恩斯（Ken Burns）的紀錄片中，他說成立國家公園是「美國最棒的點子」。羅斯福認為替後代保護自然資源以及自然資源所在的空間相當重要，他說：「這個國家面對的所有問題當中，除了挺過大戰之外，留給後代一片比我們接手時更好的土地是核心任務，沒什麼比這個更重要的。」[35]

有太多時候，聲音得到的重視比不上視覺畫面。我們支持減少看

---

* 水跟空氣一樣是傳播聲音的媒介，水分子透過運動來傳播聲音的過程也會受到人為噪音的影響。聲音在不同介質中的傳播方式是個十分有趣但已超出本書範圍的主題，氦氣氣球效應就是個明顯的例子。氦氣是一種密度低的氣體，聲音在氦氣中能夠以更快的速率傳播，因此我們的聲音透過氦氣傳播時聽起來音高會比較高。播客節目「2萬赫茲」（Twenty Thousand Hertz，https://www.20k.org）在2017年的節目中曾推測聲音在太陽系中大氣各不相同的行星上如何傳播。

得到的汙染，減緩森林消失的速度，但令人遺憾的是，我們對於噪音給動物的溝通、交配乃至於生存所帶來的破壞性影響缺乏認知。我們應該對失去的寂靜感到遺憾，也應該對失去寂靜帶給我們和其他生物的影響感到抱歉。

面對噪音，我們能做些什麼？

波斯克（Bianca Bosker）曾在《大西洋》（*The Atlantic*）雜誌上寫過一篇文章，描述一個男人開始注意到家裡有個無所不在的、單調的嗡嗡聲[36]。起先他以為這是別人家泳池的抽水馬達在運轉，或是哪戶人家在使用地毯吸塵器，但很快地，他發現這是個讓人躲不開的聲音，關上窗戶或戴上耳塞都無法隔絕它。經過一番偵蒐，他追查到半英里之外的數據中心。

活在二十一世紀這個電子世界，我們的日常活動，如Instagram社群發文、ATM轉帳、線上購物、寫這本書要做的相關研究，都跟資料存取有關，而這些資料必須儲存在某個地方。因此，配備著大量伺服器和大型冷卻系統的數據中心發出了波斯克稱之為「排出人類活動廢氣」的噪音。究竟我們能如何處理噪音汙染？如何減輕它對聲音意識的影響？

首先，我們必須認知到噪音是一種強大且有害的力量，即使不是會讓人本能地搗上耳朵的噪音，也一樣對我們不利。噪音從根本上改變了我們的聲音意識，並影響了我們的健康，這類生物學層面的證據沒有得到大眾的注意，也沒有大量的媒體報導。

事實上，我們是躲不開噪音的，因此解決這個問題並不容易，但減少噪音是我們可以努力的方向。透過我們的行為、透過科技、透過豐富我們的聲音環境，我們是可以採取一些步驟來減少噪音。第一步就是對聲音有更深入的瞭解，各位是否意識到暴露在「安全」噪音下可能造成的傷害？

請各位在手機上下載可以測量音量／聲音響度的應用程式，以瞭解你在居家環境、工作場所、通勤過程以及健身房時所遭遇的聲音場景。你有注意過健身房到底有多吵嗎？頭頂上傳來的音樂、槓鈴的碰撞聲、團課老師的喊叫聲、可怕的空間回響……那是個很不友善的聽覺環境。

說來諷刺，我們上健身房是為了鍛鍊肌肉和骨骼並增強心臟功能，但卻很有可能傷害了其他層面的健康。也許，我們關上健身房儲物櫃的時候可以不需要那麼用力。

當我們愈來愈能察覺到周遭的聲音時，可能會問：「這些聲音有必要存在嗎？」在我們被動地接受現代化帶來的最新便利之前，其實可以試著抵抗世界的改變並做點思考：我們真的需要一台會說話的乾衣機嗎？每次開關汽車車門鎖的時候，真的有必要讓汽車發出鳴聲或喇叭聲嗎？解除設定的方法就在汽車手冊裡，花幾分鐘就能搞定。走在街上時，我們真的需要把手機拿很遠，開擴音大聲講電話嗎？我們真的需要在候機室這樣的空間裡，聽到別人手機遊戲的聲音嗎？我喜歡聽音樂會，搖滾音樂會的聲音是很大聲，但為什麼我們不在換場的時候調低場館外場音響的音量呢？這段時間如果可以不用大聲說話來跟朋友討論樂團的表演，或者就只是短暫地休息一會兒，讓自己充電一下，應該都是不錯的選擇。

一百年前，想要聽音樂時，我們得找找哪裡有音樂會，或者，更有可能的做法是自己演奏音樂，這其中總是有主動參與的成分。我們得騰出時間給音樂，而花費這些時間可以得到滿足的回饋，邊緣系統的酬賞網絡變得活躍，多巴胺的釋出提供了正向的強化作用，讓我們一再從事這些活動[37]。

但如今，音樂從前景變成了背景，從訊號變成了噪音。在機場、電梯、雜貨店以及電話通話中的等待時刻，我們都被迫聽音樂，我們不再是主動地參與其中，我們發現自己甚至必須忽略這些音樂，抑或是這些音樂已經成為讓我們聽得咬牙切齒的噪音。當音樂混雜在我們一堆不想聽到的聲音裡，我們便無法透過主動參與音樂來形塑我們的大腦，我們無法學習如何汲取聲音所蘊含的重要細節，音樂不再跟我們的情緒產生有效的互動。我們學會了忽略音樂，這對不斷演變的聲音意識來說怎麼會有好處呢？

減噪科技

想要減低噪音，最直截了當的方法就是使用隔絕聲音的耳塞。大多數耳塞是泡棉製成的，而且這種一體適用的設計很方便，不過我個人在使用這種耳塞時總是遇到困難，因為我的耳道太彎曲，導致耳塞經常掉出來。我比較喜歡使用可以貼合耳道輪廓，不那麼容易掉落的蠟質耳塞，尤其是在健身房或在嘈雜的地方入睡時使用。

另外也有客製化的耳塞，這種耳塞通常稱為「音樂家耳塞」（musician earplugs），在整個可聽見的頻率範圍內，這種耳塞可以平均地降低音量，因此你不會聽不到某些高頻或低頻的聲音。有些客製化的耳塞還配備了可更換的濾器（filter），讓你可以根據環境或多或少地減低噪音音量。舉例來說，搭乘地鐵時使用8分貝的濾器，打鼓時則換上25分貝的濾器。想當年我的辦公室外有長期進行的建築工程時，我每一天都會戴上客製化耳塞，這麼做可以大幅度地減低噪音對我的干擾。

主動式的消噪耳機非常適合減輕飛機或火車這種連續噪音源。這種耳機作用的原理是產生跟噪音同步播放相反相位（out-of-phase）的聲音。兩個相位相反的聲音相遇時會互相抵銷，但同時會產生更大的聲壓。有些人，包括我自己在內，在使用這類裝置一段時間後往往會感到疲倦。主動式和被動式的噪音衰減耳機有不同的樣式，有些具有播放音樂的功能，讓你在減低背景噪音程度的狀況下，以較低的音量聆聽音樂、有聲書或播客節目。

音樂家進行現場演奏時，通常會使用舞台監聽喇叭，將樂器發出的聲音傳送到音樂家的耳裡，讓音樂家更清楚地瞭解自己的演奏狀況。入耳式監聽耳機提供了值得考慮的優勢：直接把經過混音處理的聲音（以無線的方式）從混音機台傳送到耳朵裡。客製化的耳機（custom-fit ear mold）*可以減弱舞台上的其他聲音，例如鼓聲的干擾。此外，機動性也提升了，歌手不需要煩惱自己所站的位置是否靠近舞台監聽喇叭。噪音程度減低了，歌手不再需要提高音量以蓋過樂器或群眾的聲音，所經歷的聲音跟身體的疲累程度也會減低。最後，入耳式的監聽裝置可以將不同場館之間聲學特性的差異降到最低。

雖然空間殘響（Reverberation）或稱回音（Echoing）並不屬於我們目前為止所討論的噪音，但它也會干擾我們對語言的理解，並且造成音樂失真。使用泡棉墊、橡膠或隔音毯可以減少阻礙聆聽的空間殘

---

* 譯注：耳機本身除了傳遞聲音的單體外，還有按照不同使用者的耳朵形狀形塑的模組，可以貼合不同使用者的耳朵形狀。

響。餐廳、音樂場所和其他公共空間所採用的建築設計愈來愈關注噪音，在歌劇院的樂池和餐廳的天花板上經常可以看見隔音板。

由麥克風錄下環境音，再透過喇叭將其播放出來，可以將空間殘響減至最低程度，類似我們前面提過的消噪耳機的做法（相反地，有些空間會利用主動式音響來加強回響，讓聲音環境變得更立體）。除了測量音量的手機應用程式之外，還有許多由群眾共同參與的手機應用程式可以針對公共空間的噪音友善程度進行評價。想找個安靜的地方讀書或找個不受干擾的地方好好聊天？我們愈來愈有機會可以去拜訪那些設計時納入聲學考量的空間。

整合了數位減噪技術的助聽器可以即時區分語音和噪音*。這種助聽器可以透過程式強化某些聲音元素（如聊天對象的聲音），並可以巧妙地即時放大或減弱特定頻率，以達到強化語音的效果，同時有效地抑制餐廳廚房傳來的餐盤碰撞聲。如此一來，助聽器不只幫我們聽見聲音，還可以說是一種促進主動聆聽的工具。

的確，許多減噪的最佳選項確實所費不貲。隔絕噪音的客製化耳機要價遠超過現成的耳機，入耳式的監聽器也很昂貴，有減噪功能的助聽器更是提高了本就費用高昂的健保支出。市面上是有比較安靜的吹風機，但售價是一般吹風機的兩倍。在我們的社會變得更加注意噪音危害之前，這些仍然只是少數人會使用的高價產品，不過，為了自己和鄰居好，我們還是可以採取一些成本低廉或不用花錢的措施。

---

* 噪音的整體聲波形狀（頻譜圖）通常是固定不變的，相反地，語言所蘊含的聲學特質則是有較多變化，但不同說話者的語速、動態範圍和頻譜是差不多的。

面對噪音我們應有的態度

我曾經參加過一些演唱會，音樂家在其中大喊：「我們要大聲演奏，大聲到讓你們耳朵流血！」。對此，聽眾的反應是齊聲讚「好！」。聆聽音量大到具有破壞性的聲音是需要以頑強的韌性來對抗的，這種韌性就像運動員的韌性（像是在比賽過程中撞到了頭但又立刻投入賽場）。

「甩開它！」可能會有人說我才不需要那些減噪方案！但想想車上的安全帶、安全氣囊，或是運動員穿戴的護具。1970 年代，只有少數的職業曲棍球選手會戴上安全帽，而大聯盟的棒球選手一上壘包就會脫掉頭盔。時至今日，你實在很難想像在球場上看到沒戴安全帽的曲棍球選手，現在的棒球選手就連跑壘時依然戴著頭盔，各式配備著加長型下巴檔片的頭盔也很常見。如今，就連那些重視男子氣概的傻瓜，大部分都會在開車時繫上安全帶。人們愈來愈注重運動賽事的安全性，甚至到了那些直接需要身體接觸的運動逐漸式微的程度（姑且不論這是好是壞）。

大家的態度正在轉變。如漢普頓以及他提倡的寧靜公園（Quiet Parks）行動，像他這樣的人正在努力地保護寧靜的空間[38]。在新冠疫情封城期間，世界各地的人們注意到噪音音量的減低，也領會到這樣的寧靜。當巴黎再度恢復喧囂時，人們對噪音的投訴增加了，尤其是針對嘈雜的摩托車。警方的反噪音小組也加強巡邏，並在街角設置噪音感測器，對超過噪音允許值的摩托車逐行開罰[39]。

在聲音的世界裡，聲音意識會影響我們所做的選擇。我們愈不懂得欣賞寂靜，我們的大腦就會愈習慣於噪音，世界也會因此變得更嘈雜，這是一個惡性循環。令人感到鼓舞的是，我們有許多可以豐富聲音意識的機會，跟對的聲音產生互動就像是一種噪音解毒劑，如同我們在加護病房嬰兒、雙語使用者和音樂家身上看到的那樣。

第十二章　老化與聲音意識

別這麼大聲。我聽得見你說話，但我聽不懂你在說什麼。

我的三個兒子年齡相仿，有時候，他們之間存在著彼此競爭的關係。我經常會在他們的午餐盒上留紙條，他們三個人都時不時會接到「你是我最愛的孩子」這樣的一行字。我想他們是夠精明的，知道沒有哪個孩子是我的最愛。或者，他們在得意洋洋地炫耀時終於發現三個人都拿到了一樣的紙條。

就跟對待我的孩子一樣，Brainvolts實驗室目前迄今訓練過的三十多位博士生中，我並沒有特別偏愛誰。但安德森（Samira Anderson）絕對值得我在她的午餐盒上留紙條。Brainvolts的研究生大多數是二十幾歲的年紀，不同於他們，安德森進入研究所時已自稱是個「老女人」，她在明尼蘇達州的私人診所和醫療院所擔任聽力師長達三十年。

是她的客戶（多半是老年人）引起了她的興趣：意思是，聽力在老化的過程中扮演什麼樣的角色？老化又對聽力有什麼樣的影響？在她的指導下，Brainvolts開始研究老年人的聲音意識。事實上，安德森絕對是帶頭展開這項工作的最佳人選，身為臨床聽力師，她渴望從生物學的角度去瞭解她這幾十年來所處理的情況，而且受試者都很喜歡她！她大方地分享老化對溝通能力所造成的影響的相關知識，面對急切與她合作的各界人士也毫不藏私。我們的「老化腦」計畫結束多年後，仍有一些她之前的受試者來電詢問 Brainvolts 是否還在招募受試者。

從某個角度來說，我們對於耳朵（我指的是耳蝸）相關的老化過程瞭解得不少。老化過程中，我們一生所累積的噪音暴露，以及中、內耳構造的退化會損害我們的聽力，造成聽力閾值上升。到了中老年交接之際，我們的聽力閾值（可聽到的最小音量）會以一種獨特的方式發生改變。

一項研究發現，四十八歲以上的人有聽力損失的比例為46%[1]。另一項研究則是發現七十歲以上的人有聽力損失的比例為63%[2]。這種以耳朵為主的聽力損失就是所謂的老年性聽損（presbycusis，由希臘文的「presbys」和「akousis」兩字組成，意指「老年聽力」）。

像安德森這樣經驗豐富的聽力師可能光憑聽力圖（audiogram）* 就能猜出受試者的年紀，誤差不超過五歲。但安德森以及任何人都無法猜測的是，受試者對於他實際能夠聽到的聲音有多少理解。事實上，有些老年人聽力閾值並沒有問題，但他們就是無法理解自己聽到的聲音。這種對聲音的無法理解通常會呈現在噪音環境中，在噪音環境中他們會有聽不懂語言的狀況。這其中的緣故，以及我們能夠對此採取哪些行動，向來是聽力學領域專家追尋的聖杯。

除了跟年齡有關的耳蝸聽力衰退（通常是高頻音聽力受到影

---

* 譯注：在聽力圖上可以看到不同頻率能被聽見的聽力閾值差別，年紀大的人會先失去高頻的聽力。

響），腦內的聽覺中心也會衰退，這有時是耳朵接受的訊號輸入變少所致[3]。我們的大腦需要聲音才能發揮理想功能，戴上助聽器可以提升記憶力以及在噪音環境中的聆聽能力，值得注意的是，大腦對聲音元素的反應也會因此有所改善[4]。我們常聽別人說戴上助聽器可以幫助他們「更好地思考」，就像我接電話之前要戴上隱形眼鏡一樣，看得清楚可以幫助我想得明白。

腦部的變化通常跟聽力損失無關[5]，但老化確實伴隨著一些聽覺神經系統的生理變化，如處理不同頻率音的音調拓撲排列會變得失序，導致可對頻率選擇性進行微調的抑制作用受阻[6]。此外，神經計時變慢[7]，相關腦區之間的連結性會減少[8]，神經噪訊也會增加[9]。

隨著老化，整個腦部都會出現生理變化，而非僅局限於聽覺系統。當我們的年紀愈來愈大，左右腦半球的活躍情形會變得較無側化情況而更對稱，腦部的血液量減少，腦部可能會發生萎縮的情形（四十歲之後，我們的大腦大約每過十年就會縮小5%，灰質白質都會受到影響[10]）還有輕微的認知衰退，大腦處理資訊的速度和記憶能力會受到影響[11]。

神經處理能力隨著年紀增長發生的整體性改變，會進一步阻礙我們理解聲音的能力[12]，我所指的是隨著年齡漸增愈見普遍的日常困擾，像是看著餐廳帳單時突然覺得小費難以計算，或是記不得剛才讀過的小說內容。隨著老化所產生的認知障礙往往發生在需要「當下」解決的問題，這種能力在我們二十幾歲時最為鼎盛。相反地，固定智力（crystallized intelligence），也就是一生中經一而再、再而三學習所獲得的技能、知識及能力,則是可以持續增進至七十多歲[13]。*

再來是失智症,失智症並不是單一種特定的疾病,除了記憶喪失外,還包含了許多症狀,像是對事物的混淆、集中力減退、物品錯放、對時間及空間產生混淆,通常還伴隨著性格改變。

阿茲海默症是最常見的失智症,據估計全球如今有五千萬人得跟這種疾病一起生活。我們尚不清楚前面提到的腦部生理變化跟哪一個面向的失智情況有何直接關聯。根據阿茲海默症患者及正常人的大體解剖結果,往往無法從中得出確定性的結論,腦部萎縮或退化的程度與認知衰退的有無或嚴重程度之間通常沒關係[14]。

但我們很清楚的是,當失智症抹去了患者與這個世界的其他聯繫時,聲音可以帶領他們通往記憶之門。世界級的歌劇演唱家居斯塔夫森(Nancy Gustafson)分享了一則有關她母親的個人軼事。

南希的母親罹患失智症,病程已經發展到讓她認不得南希,也只能簡單地用是與否來回答問題的程度。有一天,南希來到了母親所在的安養中心坐在鋼琴前彈奏聖誕歌曲,她的母親幾乎立刻開口唱和,並且跟南希對話了一陣子。

因為這件事的啟發,讓南希成立了「心中之歌」基金會(Songs by Heart),鼓勵住在長照機構的失智症患者開口唱歌。音樂可以處理失智症患者所面臨的情緒和認知問題[15]。

---

* 譯注:固定智力是美國心理學家卡特爾(R.B. Cattell)於1963年所提出的智力理論中的一種型態。固定智力相較於流動智力受到更多後天影響,通常是指受經驗和教育所獲得的知能,所代表的是文化知識方面的智力。流動智力則與遺傳因素較有關,會反映在需要反應速度或較依賴短期工作記憶的任務上。

老化的聽覺神經系統特徵

知道了這些以後，像安德森這樣想要幫助七十多歲的病患充分利用聽覺的聽力師必須瞭解：病患難以理解語言這件事跟病患反應耳朵狀態的聽力閾值之間，充其量可能只存在著非常粗略的關係。病患遭遇的聽覺障礙可能源自於老化對聽覺以及非聽覺腦區所造成的影響。

在安德森的帶領之下，Brainvolts展開了一項大規模的計畫，目的是研究老年人的聽覺神經系統反應有什麼特殊之處。藉由頻率跟隨反應，我們想要知道老化的聽覺神經系統會呈現怎樣的反應特徵？有哪些聲音元素受到影響，再看看如何延緩或逆轉老化對聲音意識造成的影響。

若說聲音在「年老的」聽覺神經系統中所引起的生理反應之所以比在「年輕的」聽覺神經系統中來得小，完全是因為年長者有耳朵部分造成的老年性聽損，這個論點並不是很有說服力*。如果聲音無法順利從耳朵移動到聽覺腦的各個中繼站，那麼大腦對聲音的反應當然不會是正常的。所以，我們採用一項雙管齊下的方法，把耳朵聽力閾值這個混擾變數（confounding variables）的干擾減至最低。

首先，我們盡力讓受試者的聽力圖彼此相符。說到老年人的聽力損失，雖然我先前引用了一些看來不太樂觀的統計數字，但一定還是有年齡介於六十到七十五歲之間且耳朵聽力閾值正常的人。我們也在「年輕的」組別中找來一些有聽損狀況的受試者，以求取實驗組別間

---

* 譯注：年老聽覺受損情形，可能來自接收訊號的源頭，也就是耳朵的損耗，也有可能是源頭之外其他聽覺系統的問題，至於是什麼原因是作者在這裡想釐清的。

的平衡。

　　其次，我們針對受試者進行客製化的音量放大。我們先是詳細地記錄每位受試者在整個可聽頻率範圍內的聽力閾值，然後根據每個人獨特的狀況給予客製化的聲音：例如在1,000到4,000赫茲的範圍內，我們幫金恩逐步提高音量，以符合他斜坡型的聽損狀況。面對瑪裘莉時，我們則是全面性地調高各個頻率音的音量。如此一來，在能力所及的範圍內，我們盡力確保每位受試者聽到聲音時，耳朵活化的程度都是相當的。

　　即使在可聽度（audibility）相同的情況下，根據頻率跟隨反應的測量結果，年長者腦部對聲音的反應仍幾乎呈現全面性的衰退[16]。不同年長者的反應之間有些細微差異，但整體而言，聲音在他們腦中引起的反應比較小，這些反應是延遲的、不穩定的（即不一致）、同步性較低的，且對聲音內所蘊含不同泛音的反應也減弱了（圖12.1）。最明顯的差別在於反應時間，這說來倒也合理，因為老化造成的腦部處理速度下降，可能源自於白質的完整性產生變化[17]。

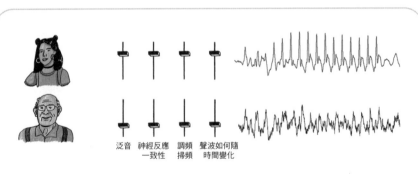

圖12.1　年長者大腦的神經反應在許多方面都顯現出衰退的情形。

年長者的大腦在處理語言音節時有延遲現象，尤其是面對那些聲波隨著時間變化較複雜的語音，如「dog」之類包含調頻掃頻的語音。我們看到年長者處理調頻掃頻音的延遲時間最常可達1毫秒（這對聽覺神經系統來說簡直像一輩子那麼長）他們的聲音意識就是沒辦法像幾年前那樣迅速做出反應。

除此之外，我們還發現反應退化的程度與受試者自述的經驗有關。稱自己在噪音中聆聽能力還算可以的受試者，測量結果顯示他們的反應退化程度較低，至於稱自己在噪音中聆聽會有困難的受試者，神經反應的退化程度確實比較高[18]。但各位別忘了，我們已經針對受試者的個人情況進行音量放大，所以他們的耳朵全都「聽到」相同的訊號。受試者自述的經驗說明了我們記錄到的大腦訊號確實反映出他們對聲音的理解程度。

改善聲音的聆聽狀況可以減少認知老化的情形嗎？讓有聽力損失問題的年長者戴上助聽器六個月之後，他們在噪音中的聆聽能力以及認知能力都變好了，甚至連摘下助聽器也是如此。除此之外，他們的聽覺神經系統也顯現出重組的跡象[19]。

我們無法判斷年長者的聽力衰退是因為跟聽覺有關的腦區無法做出適當的反應，或是因為隨著年紀漸增，其他受老化影響的認知中心傳來的資訊輸入太少而導致聽覺腦區變得遲鈍。不管如何，證據清楚說明老化的聲音意識所產生的問題不能全歸罪於耳朵。就算戴上了由一流聽力師所研發、設計、客製化的，全世界最好的助聽器，年長者的大腦可能還是難以完成在背景噪音中理解語言之類的任務。

那麼，解決之道為何呢？安德森決心要找出方法幫助年長病患恢復被老化所影響的聲音意識。

延緩聽覺老化

訓練

　　隨著個人電腦和智慧型手機的普及，以電腦為基礎的「腦部訓練」應用程式也跟著蓬勃發展。有些應用程式鎖定年長者為目標，有些則是以學齡兒童為目標，應用程式商宣稱使用這些應用程式可以讓「大腦重組」，以改善記憶力、認知能力和注意力。

　　有些應用程式看起來是有其道理，並有科學證據撐腰；有些應用程式可能只是商人在追逐潮流中所開發的賺錢產品。科學家（神經科學家以及其他領域的專家）對此態度不一，有人支持，有人抱持懷疑的態度[20]。儘管如此，安德森意識到，就現狀而言，她可以用一種客觀的方式，來衡量這些應用程式對聲音意識的影響，評估是否能夠透過訓練來強化年長者大腦對聲音的反應。如果可以，這對我們所有人以及促進聽力健康的從業人員來說都是大好消息。

　　安德森選擇一項強調有「聽覺訓練」功能的商品，特別的是，它還可以訓練使用者將注意力放在特定的聲音元素上，包括分辨聲音（如調頻掃頻音）、音節，以及發聲時間點不同的字詞。這些訓練還可以在複雜程度逐漸提升的聆聽環境中進行：一開始，使用者很容易聽出聲音元素的存在，但訓練難度會隨著使用者逐漸學會分辨聲音的細微差別而提高。

　　安德森似乎可以利用這個現成的產品來處理年長客戶所面對的問題，以及她發現的老化大腦的特徵。她招募了七十九位年齡介於五十五和七十歲之間的受試者，並隨機分配一半的受試者接受為期八週的腦部訓練，另一半受試者則是在這期間觀看有教育目的的紀錄片並接受測驗。兩組受試者從事相關活動的時間為每天1小時，每週五天，在八週訓練開始之前與之後，每位受試者都要接受跟記憶力、噪音中聆聽能力、大腦處理速度及頻率跟隨反應相關的測試。

八週後，接受腦部訓練者的記憶力、噪音中聆聽能力和處理速度都有改善，神經計時能力提升了，也就是反應速度以及腦波與聲波同步的狀況都改善，面對噪音背景中語言音節如果含有調頻掃頻音時尤其如此[21]。那些觀看具有教育目的的紀錄片的受試者身上則是沒看到這些變化。

看來透過這種具明確目的的短期聽覺訓練就足以對聲音意識進行調整，並減輕年長者最主要的一項聽力困擾：難以在複雜的聲音環境裡搜尋聽覺目標，如在噪音環境中聆聽語言。

安德森想起了弗萊德這位接受腦部訓練的受試者，他說他簡直無法相信自己的聽力變好到可以跟上電影情節。「突然間，我被笑話逗樂了，不再持續納悶著『這傢伙又是誰？』感覺聽力變敏銳以後，我整個大腦都變敏銳了！」另一位受試者珊蒂則表示加入孫輩嘈雜的聚會時，自己變得更能夠融入其中。令人遺憾的是，有跡象顯示這種聽力變好的情況可能不會持續[22]，或許還要再來點「加強訓練」？儘管如此，但經過精心挑選的大腦訓練方法似乎能讓年長者重拾部分因為老化而變弱的神經計時精確度。

但是，如果有方法可以在一開始就阻止年長者失去這種神經計時精確度呢？

健康地變老

隨著愈來愈長壽的老年人口逐漸增加，如何健康地變老也成為人們日益關注的觀念。美國國衛院的老年研究所（The National Institute on Aging）提出讓銀髮生活變得更豐富、更有意義的四要素：維持健康的體重、注意飲食、保持體能活動、培養嗜好並參與社交活動。這麼做除了能降低失智症風險，還有助延年益壽[23]。

這四個要素中顯然沒有提到聲音意識在健康老化中所扮演的角色，但銀髮族的生活品質與聲音和聽覺息息相關。即使當其他的風險因素（年齡、性別、教育程度等等）都謹慎地控制的狀況下，聽力損失和認知障礙間仍存在著強烈且獨立的相關性[24]*。在失智症患者之中，有聽覺障礙的人認知衰退的速度較快[25]。美國國衛院和英國的國家衛生機構都將聽力損失視為失智症風險因素中可改變性最高的一項因素[26]。

如果以聽力與失智症之間的關聯性來說，失智症的發生可能與大腦聽覺神經系統的障礙有關，也可能與耳朵的問題有關。罹患阿茲海默症及其他類型記憶障礙疾病的年長者，他們在噪音中的聆聽能力（除了聽到聲音，還要能思考聲音的意義）都有所減退[27]。

我們還可以從另一個不利的角度來看待聽力損失和失智症之間的關聯：聽力出現問題，無論是可聽度產生整體性的下降，或是在噪音環境中聽聲音特別吃力都會造成孤立。如果你聽不清楚別人講話，你就不太願意跟朋友出去、上教堂、打電話給孩子，或是跟雜貨店店員聊天。你會變得愈來愈退縮，與社會脫節的孤獨感日益加深，生活不再多采多姿，這些確實都是美國國衛院列舉出來和失智症有關的社會因素。

---

* 譯注：意即聽力損失有可能造成認知障礙，對於年齡、性別、教育程度相仿的老年受試者來說，有聽力損失的受試者較容易發生認知障礙的狀況。

就像年輕人可以從今天起開始運動，採取良好的飲食習慣，為健康老化做好準備一樣，我們也可以為我們的聲音意識做些對以後有好處的事情——想要健康地老去，從童年就可以開始準備。

音樂可以讓我們的聽覺神經系統保持年輕

音樂訓練可以帶來健康的老年生活。年長的音樂家在噪音中聆聽語言的能力，比同齡的非音樂家來得好，在大腦對聲音的反應中也可以看出這一點[28]。此外，有音樂經驗的年長者在記憶力和認知能力方面的表現也比同年齡的非音樂家維持得還要好[29]。

Brainvolts以年長音樂家為對象，研究他們聽覺神經系統的功能。我們招募了四十五至六十五歲之間的音樂家及非音樂家，這些音樂家從童年開始持續著長達數十年的音樂練習。

我們先是仔細地篩選出聽力及智商皆為正常的受試者，並依據認知能力、平常從事的體育活動和社交活動相似程度將音樂家與非音樂家進行配對分組，然後測驗他們在噪音環境中的聆聽能力，結果顯示音樂家在噪音環境中有較好的聆聽能力[30]。

接著，我們想要知道從事音樂活動對我們先前發現的老化腦的神經特徵有何影響。說來驚人，相較於其他老年人對所有聲音元素的處理能力皆下降的情況（對於聲波如何隨時間變化的掌握能力、反應的一致性等等，圖12.2），在年長的音樂家身上程度較輕微，甚至根本不存在，他們的大腦反應趨近於健康的年輕人[31]。就連耳朵受損造成聽力損失的年長者也能藉由從事音樂活動中獲益：就噪音環境中的聆聽能力而言，有聽損狀況的年長音樂家表現比起年紀相仿且聽力正常的非音樂家，可能更好，甚至都還能比得上年紀小他們一半的非音樂家的狀況[32]。

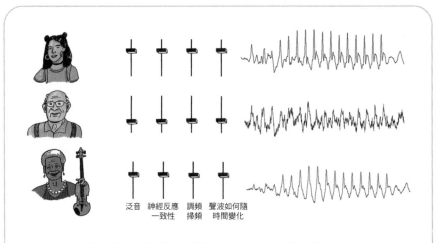

泛音　神經反應　調頻　聲波如何隨
　　　一致性　掃頻　時間變化

圖 12.2　年長音樂家聽覺神經系統的反應跟年輕人的很接近。

　　不管有沒有聽力損失，音樂家的大腦在老化過程中都會持續產生跟年輕人一樣清晰的神經活動。

路遙知馬力

　　我的母親晚年時為關節炎所苦，雙手失去力氣，而且關節腫脹疼痛，導致她打不開瓶蓋也繫不了鞋帶。但是，感謝一輩子從事音樂活動給她留下的聽覺—運動記憶，讓她還是能夠彈奏鋼琴。

　　從事音樂活動帶來的正面效果是可以持續的，即使你不再演奏音樂。我常問我的聽眾：「這輩子曾經演奏過音樂的請舉手？」許多人舉起手，「現在還在演奏音樂的呢？」多數人把手放下了。

　　我們之中有許多人曾經接受過音樂訓練，這就像你在年輕時投資一筆小錢，等到退休時可能獲得豐厚報酬一樣，我們想要知道年輕時演奏音樂的經驗，會不會在幾十年後帶來回報？一旦聲音意識透過音樂學會有效地建立起聲音和意義的連結，往後是否會持續地自動強化這項能力呢？

有研究指出，在幾十年前只要曾經有過三年樂器演奏經驗，就會在老年的時候呈現「較年輕」的大腦反應[33]。說得具體一點，這些年長者在面對聲學上較難處理的聲音元素時（如語言中的調頻掃頻音）其神經反應的即時性比較好。這樣的結果也充分符合了一些動物實驗的發現，那些實驗證明了在生命早期接觸豐富的聽覺環境，可以為生命晚期提供更好的聽覺處理能力[34]。

不過，在長期持續從事音樂活動的年長者身上，這樣的好處更加明顯。

在圖12.2中各種聲音元素處理能力都比較強的年長者，是那些終生與音樂為伍的音樂家。其他跟早期音樂訓練有關的研究還發現，比起各項條件相符，但未曾接受過音樂訓練或僅有幾年音樂訓練經驗的年長者相比，至少接受過十年音樂訓練的年長者，在記憶力、執行功能（executive function）和認知彈性（cognitive flexibility）的表現都比較好[35]。

永遠不嫌晚

如果你已經老了，也從來沒有玩音樂的經驗，現在開始從事音樂活動還能帶來幫助嗎？

當然可以！就像我們在戴上稜鏡的倉鴞和其他動物身上看到的一樣[36]，在老化過程中，人類的聲音意識仍會持續演變。等到年紀大的此刻才開始從事音樂活動的老人家，神經系統的處理能力和真實生活中的聆聽能力都會有所提升：五十五歲至將近八十歲的年長者參加每週2小時的合唱課程，搭配每週一次的聲樂訓練課程，持續十週後，他們在噪音中的聆聽能力有了改善，面對語音中的基本頻率（即音高線索）時，神經反應也變好了[37]；在晚年學習鋼琴也可以提升噪音中的聆聽能力，並強化腦中的語言—運動系統[38]；另一項研究以六十至八十歲的年長者為對象，比較只聆聽音樂或是實際演奏音樂兩種情況，結果發現實際演奏音樂可以改善年長者的工作記憶能力和手部協調性[39]。

　　在芬蘭，年長者很流行參加歌唱團體，加州大學的教授強森（Julene Johnson）以此為靈感展開一項大規模的研究。她發現參加社區合唱團後，年長者的孤獨感會降低，生活品質會提升[40]，而且在可量化的健康數據方面，如就醫、領取處方藥和跌倒的次數，參加合唱團的年長者皆為最低[41]。因此，對年長者而言，從事音樂活動除了對聲音意識產生直接影響以外，還可以帶來其他好處，像是改善生活品質、使記憶力變得更敏銳，並提升整體的幸福感[42]。

雙語能力可以健腦

　　與認知健康相關的因素包括：認知鍛鍊、教育程度、飲食、身體活動和活躍的社交生活。雙語能力是另一項可以添加到清單上的因素。在執行需要使用注意力及抑制控制等認知能力的任務時，雙語使用者的表現往往比單語使用者來得好，而且年長的雙語使用者依舊保有這項優勢[43]。對於阿茲海默症患者來說，通常講雙語的阿茲海默症患者，其大腦的退化程度比單語者還要來得嚴重，才會開始影響執行任務的表現[44]。有一些研究試圖量化這樣的差異，並聲稱可以講第二語言的年長者其失智症的發作時間可能比起單語使用者推遲四至五年[45]。

擁抱老年生活

說真的，我很享受變老的過程。比起青少年，像我這般年紀的人有更多時間和素材能夠運用。

我的人生經歷（多年來我所喜愛的聲音以及我生活中的聲音）造就了我：在鋼琴下聽著母親彈奏傳來的琴音、在義大利傾聽著山脈的聲音、紐約市的聲音、我二十幾歲時彈奏電吉他的聲音、我最愛的兒子們的聲音、我六十幾歲時彈奏電吉他的聲音，隨著聲音意識不斷演化，我還打算在九十歲寫一齣搖滾歌劇呢！

我參加過許多跟老化有關的研討會，普遍而言，這些研討會傳達的訊息是「老等於不好」。得到這個是因為我們只關注在可以測量的數據上，如聽力閾值、反應時間、腦的萎縮。但我們沒有研究那些無法量化的東西，如智慧、耐心、慈悲和喜悅。隨著年紀增長，我們學會了傾聽，也懂得哪些東西值得聆聽。我們無法測量生活經驗的結晶，但如果這是可以測量的，我想會出現更多以「老等於好」為主題的研討會（這也許只是一種扭曲的觀點，來自我那認知衰退的腦）。

我希望聽覺、思考以及感受之間的關聯可以得到愈來愈多人的認可與關注。目前，時光之旅仍是遙不可及的夢想，我們無法回到過去打造我們的聲音意識。但學習（或再學習）音樂和語言，透過訓練強化聲音和意義的關聯，可以為我們提供許多可能性。我們的聲音意識可以是一條通往多采多姿生活的管道。

第十三章　聲音與大腦健康：運動員
和腦震盪

> 要調整⋯⋯或是傷害⋯⋯聲音意識的方式都不只
> 一種。

　　我的父執輩親戚漢斯是整形外科醫生，他喜歡滑雪和攀岩，在美
國紐約的雄望格山脈和義大利的多洛米蒂山脈完成多次首攀。漢斯主
張兒童應該要提升體適能，而他的研究對學校的課程安排產生了長遠
的影響。

　　在1950年代，漢斯認為所有兒童在就學期間都應強制接受體育
教育，不是只有渴望加入大學校隊的孩子才要接受體適能訓練。他之
所以採取這樣的立場，是因為經過研究後他發現，美國兒童的體適能
比歐洲兒童來得差[1]。讓數千名美國、奧地利、義大利和瑞士的兒童
接受克勞斯—韋伯體適能測驗（Kraus-Weber Fitness Test），進行六項
跟靈活度及力量有關的評估後，漢斯得到一些發人深省的數據：58%
的美國兒童在六項測驗中至少有一項無法通過，而歐洲兒童這樣的比
例只有9%[2]。

　　漢斯把這樣的發現呈報給艾森豪總統，艾森豪知道後，便成立了
總統體育、健身和營養委員會（President's Council on Sports, Fitness,
and Nutrition）。1950年代末到1960年代，美國的公立學校進行大量
的體適能計畫。漢斯看待青少年體適能的觀點，跟我對音樂教育的想

法是相互呼應的：不應該只有精通體育或音樂的學生才能接受體適能訓練或音樂訓練。身體健康對每個孩子都有好處。體適能和音樂一樣，應該是每個孩子成長過程中不可或缺的一部分。

值得一提的是，漢斯看待青少年體適能的觀點在當時可謂另類。然而如今，我們知道運動訓練是強身健體最好的方法之一，可以提升體適能，改善心血管功能，鍛鍊認知能力，並促進神經健康[3]。

攀岩和體育教育跟我們的聲音意識有什麼關係？

運動的好處：運動員的聲音意識

我們的大腦會受到運動的影響。成年人學習一項新的體能活動可以使大腦的灰質量增加，並使認知能力變得更敏銳[4]。學習新的活動除了可以增加大腦灰質外，有研究指出，髓磷脂（myelin）這種可以提升神經元之間的溝通速度的神經絕緣物質，和學習新技能之間存在直接關聯[5]。

從事運動能夠強化身體很多系統，然而聽覺神經系統可能是其中不容易引人注目的那個。但運動員會說，聲音在她的運動表現中占有重要地位，從明顯的聲音（聆聽隊友的暗號和教練的指示，並快速做出回應）到微弱的聲音（注意場上聲音的動靜以調整自己的動作）都一樣[6]。運動員在場上的表現必須仰賴反應靈敏且精確的聽覺神經系統，因此，Brainvolts 想要知道能不能從生理的層面驗證，運動員的大腦對聲音反應是否有其特殊性。

我們在西北大學找來了近五百位美國國家大學體育協會第一級別賽事的運動員，再另找五百位非運動員的大學生，測量他們大腦對聲音的反應。

我們想要觀察聲音在他們腦中所引起的反應（相對於神經系統中始終存在的背景噪訊）究竟有多大。就像面對有背景靜電干擾的收音機訊號時，我們可以透過將靜電減至最小程度，或提高播音員的音量來改善聆聽的狀況。

大腦處理聲音時也有類似情況：我們測量受試者（運動員與非運動員）對語言的反應程度比背景噪訊高出多少，結果顯示運動員的訊噪比（sound-to-noise ratio）比較高。這個結果並不是因為運動員的大腦調高了訊號值，而是因為他們的大腦調低了噪訊值（圖13.1）[7]。這表示體能活動可以使大腦的聲音處理過程變得「更乾淨」，有可能進而強

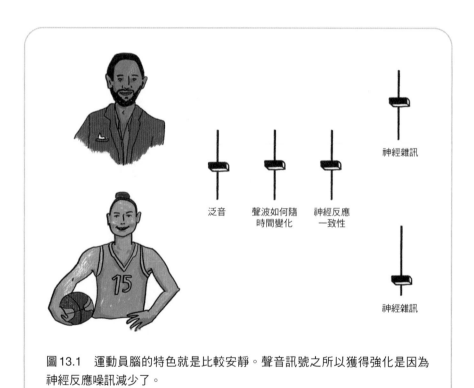

圖13.1　運動員腦的特色就是比較安靜。聲音訊號之所以獲得強化是因為神經反應噪訊減少了。

化溝通能力。

　　音樂家和雙語使用者也跟運動員一樣有著強化的聽覺神經系統，但跟運動員不一樣的是，他們是透過調高訊號值來強化聲音。對音樂家來說，得以對語言中可傳達訊息的重要聲音元素──如聲波如何隨著時間變化的訊息、泛音、調頻掃頻音等──有更精準的處理。

　　雙語使用者則是對基本頻率（有助於鎖定談話對象的聲音）有較強的反應。對運動員而言聲音之所以顯得突出，是因為聲音訊號沒有受到背景神經噪訊的影響。就前面收音機的例子來說，運動員、雙語使用者和音樂家都能聽清楚播音員的聲音，但他們的聽覺神經系統運用了不同方法來做到這件事（圖13.2）。

　　背景神經活動反應了大腦的健康狀況，如我們之前所見，社經地

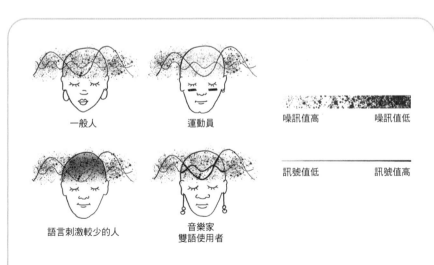

圖13.2　跟一般人相比（上排左），語言被剝奪的受試者（下排左）腦中噪訊值較高，訊號值較低，導致他們難以聽到重要的訊息。音樂家和雙語使用者（下排右）腦中的訊號值較高，而運動員（上排右）則是腦中的噪訊值較低。訊號值較高或者是噪訊值較低都可以讓重要的訊息更容易被聽見。

位不同的人大腦中背景噪訊存在著差異，此外，老化以及受過聽力創傷都會導致神經噪訊增加[8]。「語言被剝奪者」（譯注：通常是指在學習語言的關鍵期沒有接受足夠多語言刺激的人）大腦中的神經噪訊值較高，由於他們在一生中語言方面所累積的聲音—意義連結較少，導致大腦過度嘈雜，因而難以注意重要的聲音。

運動員的大腦則是恰恰相反，在他們腦中，持續性的神經活動程度是減少的，表示相對於非運動員，運動員的神經基礎噪訊值比較低，讓他們得以更俐落地處理聲音。由於聽覺神經系統和認知、感官知覺、運動及情緒系統之間是互相連結的，一個比較安靜的大腦可以更有效地理解聲音[9*]。至於運動員能夠加強處理聲音是跟運動員整體的體適能水平有關，或是因為運動員特別需要跟聲音互動並做出反應，或是兩個因素兼而有之，這一點仍有待探討。

運動的壞處：腦震盪

我們交付給大腦處理的任務中，理解聲音代表的意義稱得上是最困難的其中一項。可以想見當頭部受到撞擊時，這種細緻又精確的處理能力將會受到干擾。因此，透過觀察大腦處理聲音的過程有何改變，可以進一步暸解腦震盪造成的生理變化。

腦震盪又稱輕度頭部外傷（mild traumatic brain injury, mTBI），在運動賽場上的常見程度值得我們注意，尤其是運動員身體會互相接

---

* 譯注：作者的意思是指更安靜的大腦，其聽覺系統跟其他系統間能夠更有效率的溝通，因此能更有效率的理解聲音背後的意義。

觸的運動類型。

美國人熱衷橄欖球比賽，超級盃的收視率經常比收視率第二名的節目（通常是總統的演講或大選辯論會）還要多出一倍。從2012到2019年，美國國家美式足球聯盟（NFL）每年平均診斷出242例腦震盪，相當於每年有7%運動員可能有腦震盪的機率。

美國國家美式足球聯盟中因腦震盪而退役的球員不勝枚舉。足球、橄欖球、曲棍球和其他運動正面臨愈來愈多球員提早退役的問題。著名的美國國家美式足球聯盟退役球員，包括多塞特（Tony Dorsett）和麥克馬洪（Jim McMahon），正在控告聯盟未能適當地告知球員腦震盪與長期健康問題之間的關聯。

另一項估計美國腦震盪普及率的研究發現，每年20萬例與運動相關的頭部受傷急診室就診紀錄中，有超過65%是十八歲以下的青少年 [10]。一些知名的美國國家美式足球聯盟退役球員呼籲，針對十四歲以下的球員取消擒抱動作 [11]。呼籲學校修正接觸型運動比賽規則的意見也開始受到重視 [12]。

面對腦震盪及頭部反覆遭撞擊所帶來的威脅，接觸型運動的參與者存在著短期及長期的腦傷風險，尤其是一種稱為慢性創傷性腦病變（chronic traumatic encephalopathy，CTE）的疾病，有數十位美國國家美式足球聯盟退役球員的大體解剖結果都證實了這種病症的存在。

慢性創傷性腦病變的定義是指患者出現認知障礙，包括記憶力、處理速度和決策能力都會受到影響。慢性創傷性腦病變一詞約出現在1940年，描述一種過往被稱為「拳擊手腦暈」（punch-drunk）的症狀和拳擊手型失智症（dementia pugilistica）。

1928年，一篇刊登在《美國醫學會雜誌》（*Journal of the American*

Medical Association）的論文指出，罹患拳擊手腦暈的拳擊手「有明顯的精神狀態惡化，可能需要住進精神病院」[13]。的確，憤怒、抑鬱、衝動和其他情緒上的變化是頭部反覆受傷常見的長期影響，這些症狀有時在美國國家美式足球聯盟退役球員身上特別明顯[14]。自殺者的大體經過解剖檢驗後，常常發現他們生前罹患了慢性創傷性腦病變*。參與橄欖球、拳擊等接觸型運動還有可能遭遇輕度震盪衝擊（subconcussive）帶來的傷害，這些傷害沒有嚴重到引起急性腦震盪症狀的程度，但長時間累積下來，有可能導致漸進性腦萎縮（progressive brain atrophy）和慢性創傷性腦病變。

　　慢性創傷性腦病變的盛行率之所以難以確定，一部分是因為一般若是會讓大腦接受相關檢查的人往往有重複性的腦創傷史，且反覆出現神經相關的問題行為，也因此有極高機率被診斷為慢性創傷性腦病變[15][†]。2017年，《美國醫學會雜誌》的一篇報告承認這樣的內在偏差確實存在，他們在111位美國國家美式足球聯盟退役球員的大體解剖報告中，發現有110人顯現出罹患慢性創傷性腦病變的跡象，且病變程度被認定為「嚴重」的比例高達86%[16]。

　　各層級的運動組織正在重新評估如何預防運動參與者遭受頭部傷

---

* 目前，對大體進行腦部組織的解剖檢驗是確診慢性創傷性腦病變的唯一方法。證據指出，慢性創傷性腦病變的判斷標準取決於腦部是否出現異常的磷酸化tau蛋白質束（p-tau），這是慢性創傷性腦病變和阿茲海默症共有的特色。

† 譯注：所謂某個疾病的盛行率的計算方式，是以患有特定疾病的人口數除以研究中的總人口數，並以百分比或每一萬人、十萬人中患病的人數來表示。這邊的慢性創傷性腦病變的盛行率難以計算，是因為通常是有腦創傷史且已經出現腦創傷後遺症的人才會來就診或參與研究。因為研究本身取樣的母體狀況，以至很難推定盛行率。

害，或使傷害程度降至最低 *。除了修改規則之外，建立及時、準確又方便的頭部傷害評估方式也是有必要的。不需要運動員主動參加檢測的客觀生物標記顯然是具有優勢的評估方式，畢竟頭部剛受傷的運動員不適合主動參與檢測。

此外，有關個人毅力和球隊忠誠度的運動文化，可能導致運動員虛報或掩飾自己的症狀，頭部受傷的運動員可能會試圖忽略傷勢，堅稱自己並無大礙可以重返賽場。

再者，運動員可能會故意在進行檢測前的基礎測試（baseline testing）時表現不佳，企圖藉此欺瞞評估系統。舉例來說，知道自己有機會在賽季中遭遇嚴重衝撞的外場接球員（wide receiver，美式橄欖球的進攻球員），可能會在賽季前接受單腳站立之類的基礎測試時，刻意表現身體有點搖搖晃晃的樣子，「教練，我沒受傷前也站不穩呀，所以讓我繼續上場吧。」理想狀況下，要有一種「讓大腦自己說」（the brain does the talking）的評估方法。

我們有充分的理由認為可以透過對聽覺系統的瞭解，來有效減少腦震盪診斷一向的模糊空間。現在我們已經知道一些腦震盪對感官知

---

* 舉個例子，一項研究指出美式足球賽中有超過20%的腦震盪事件發生在開球時。此後，常春藤聯盟將開球位置從35碼線移動到40碼線，使達陣率提高一倍，進而降低球員全力以赴高速回攻的企圖心。施行這項新規則的第一年，球員的腦震盪率下降了。自2016年起，美國國家美式足球聯盟將達陣位置調整至25碼線，進一步促使接球員不要在得分區接到球時冒險回攻，甚至有報導指出，美國國家美式足球聯盟正在考慮取消開球。更嚴格的裁判和更嚴屬的處罰減少了球場上發生非法阻擋，以及衝撞傳球員或射門員的次數。負責監控比賽的獨立醫生也獲得授權，可以要求球員下場接受腦震盪檢查程序。在其他運動方面，歐洲足球聯盟正在推行延長頭部傷勢的評估時間。世界橄欖球總會也降低了非法「高擒抱」的高度，以減少球員頭部受傷的發生率。

覺、認知、運動和情緒系統的影響[17]，而這些系統都跟聽覺神經系統有密不可分的關係。

用聲音來評估大腦健康程度：簡史回顧

利用聲音來進行腦傷和其他神經疾病的診斷及處理方式是有先例可循的。神經學家史塔（第二章有幾張圖是重製他的神經水彩畫[18]而來）是利用頭皮電極來測量聽覺反應並以此做為神經健康程度指標的先驅。皮質下聽覺系統是大腦裡的計時專家，腦瘤、中風、多發性硬化症以及其他神經疾病可能會傷害大腦對聲音反應的計時能力。

一切正常時，聽覺神經系統的計時精確度可謂奇蹟。正因有腦部深層結構的神經反應可以同步跟上聲波隨著時間的變化，這些精準的神經反應勉強傳達到頭皮，才能以電流波動的形式被記錄下來。以神經的反應時間靈敏度而言，最微小的擾亂就足以抑制這種微弱的訊號或導致訊號傳遞延遲，或者根本偵測不到訊號。神經反應的波峰或波谷出現時間就算只比預期晚了幾分之一毫秒，對我們而言都是一種強烈的訊息，說明大腦裡發生了令人擔心的事情。

在過去的研究，針對皮質下聽覺結構的計時精確度測量，只局限於大腦對聲音起始時間的反應。但現在，透過頻率跟隨反應，我們可以看到大腦如何處理其他聲音元素（音高、聲音如何隨著時間變化的訊息、音色……）。頻率跟隨反應可以用來診斷的項目愈來愈多，包括一些無法透過大腦核磁共振造影看出來的疾病，如思覺失調症、注意力不足過動症、自閉症、語言障礙、高膽紅素血症和愛滋病[19]。

腦震盪和聽覺神經系統

腦震盪無法透過單一種檢驗方式加以診斷。就算核磁共振造影的速度快、符合成本效益，而且機器的移動便利性也高，但是從腦部影像看出腦震盪跡象的例子少之又少。醫生必須根據許多檢驗的結果，以及病患自述的症狀（有時不太可靠）來進行評估。

除此之外，腦震盪的症狀以及認知障礙持續時間可能很短暫，或者並不會在大腦受碰撞後馬上出現。腦震盪的診斷指南包括觀察病患是否出現身體、認知、情緒、行為或睡眠層面的問題，而且這些症狀並非是病人既有的身體狀況，也不是醫療或使用藥物後的結果[20]。

然而，不同醫生對同一位病人進行評估後，很有可能得出不同結論。對腦震盪進行評估本身就有極高的風險，如果下判斷的人是美式足球賽的場邊教練，他得判斷下一次發球時進攻截鋒（offensive tackle）要不要回到碼線上，這時候錯誤的決定有可能危及球員的健康，或者給一場關鍵比賽的結果帶來負面影響。

腦震盪如何影響大腦處理聲音？我們對這件事的瞭解大部分建立在從一些士兵身上得來的觀察結果，這些士兵曾經歷路邊炸彈爆炸或其他跟爆炸有關的情況，因而產生創傷性腦損傷或腦震盪。當土製炸彈（又稱簡易爆炸裝置）爆炸時，如果你靠得夠近以至爆炸產生的震波造成腦震盪的狀況，那爆炸的聲音毫不意外也可能對你的耳朵造成傷害。

長久以來，一直沒有什麼理由讓專家學者認為，爆炸對某人造成的實際衝擊（造成的腦損傷本身）會導致在處理聲音時遭遇困難，他們認為，任何在經歷爆炸後所產生的聽覺問題源自於受害者接觸到會造成聽覺傷害的聲音（譯注：這裡指的聽覺傷害是單就耳朵的部分）。但有愈來愈多證據指出「跟聲音無關」的腦部傷害有可能對理解聲音的能力產生不利影響。

　　腦震盪患者在執行聽覺任務時可能會遭遇困難。這些聽覺測驗涵蓋的範圍從音型辨識（嗶—嗶—啵、「你聽到什麼？」、「高音—高音—低音」）到語言感知。難以在噪音環境中聆聽語言是腦震盪患者最常抱怨的情況。

　　加倫（Erick Gallun）在控制聽損程度這個變因的前提下，對有創傷性腦損傷，但聽力閾值正常（譯注：表示耳朵的狀況可能是健康的）的士兵進行觀察。他發現，這些士兵在噪音環境中聆聽語言的能力是控制組受試者的三分之一[21]。在運動相關的腦震盪案例中也有類似的發現：曾有過一次以上腦震盪經驗的運動員在處理聲音時會遭遇困難[22]。另有一項研究指出，以節奏為基礎的聽覺治療方式有望讓腦震盪患者恢復認知能力[23]，間接說明了聲音跟腦震盪的關係。

　　腦震盪通常會造成腫脹，進而壓迫到腦部組織[24]。腦震盪可能造成神經纖維的斷裂或撕裂[25]。神經系統中有一些最長的纖維負責連接腦部的皮質下區域和皮質區，有研究發現，參與美式足球運動的大學生中腦神經纖維完整性變差了[26]。聽覺皮質的功能會受到腦震盪干擾[27]。皮質下聽覺神經結構對聲音起始的計時精確度會受到頭部傷害的影響[28]，訊息傳遞的延遲程度則是和頭部傷害的嚴重程度有關[29]。

兒童運動員的腦震盪

　　多數腦震盪病人在一週內就會康復，但其中有三分之一的腦震盪症狀會持續至少一個月或更久。Brainvolts 和既是小兒科醫師又是腦震盪專家的拉貝拉（Cynthia LaBella）合作，針對症狀持續的腦震盪病人，研究他們聽覺處理的過程。拉貝拉帶領一間大型兒童醫院的運動醫學部門，這間醫院每年約有三百起腦震盪病例，而運動傷害是大多數腦震盪病例的肇因。

在拉貝拉的診間，我們針對腦震盪後症狀不僅持續且時常發生的兒童進行測驗。果不其然，這些兒童在噪音環境中聆聽語句顯得特別困難[30]。

在受試者的耳朵並沒有受傷，可將耳朵造成的聽損因素排除在外的前提下，這項研究提供了證據，說明聽覺處理障礙和腦震盪的連結。為了改進腦震盪的評估方式，我們開始研究在腦震盪發生後所造成聽覺處理的問題是否可以做為生理性的測量？

拉貝拉醫師的運動醫學門診看診對象包括肌肉、骨骼受傷（如腳踝扭傷、手臂骨折）以及腦震盪的兒童。曾是Brainvolts同仁的湯普森（Ellie Thompson）測試這些兒童在噪音環境中的聆聽能力，並取得了頻率跟隨反應的結果。

我們發現，觀察受試兒童的頻率跟隨反應是否能同步跟上聲波隨著時間的變化，並且也比較不同兒童之間的頻率跟隨反應中對基本頻率的反應強弱，這兩項結果可以幫助我們辨識兒童是否有腦震盪情形*，而且以這兩項結果的數據辨識出控制組（肌肉、骨骼受傷的兒童）沒有腦震盪的比例更高[31][†][‡]。

---

* 譯注：辨別率達90%，表示頻率跟隨反應做為腦震盪診斷工具具有相當的靈敏度。

† 譯注：辨別率達95%，表示頻率跟隨反應做為腦震盪診斷工具具有相當的特異度。

‡ 使用任何診斷工具時，必須在靈敏度和特異度之間小心拿捏。靈敏度是真陽性率：在已被診斷出腦震盪的患者中，頻率跟隨反應能標記出多少人？特異度是真陰性率；在確定沒有罹患腦震盪的控制組受試者中，可以透過頻率跟隨反應顯示出多少人的確沒受傷。

　　不僅如此,這些腦震盪兒童都在不同的康復階段中,而他們對基本頻率的反應程度與症狀的嚴重程度之間存在著相關性,因此可以透過觀察聽覺神經系統來監測腦震盪的復原狀況。的確如上所述,這些接受測試的腦震盪兒童在症狀消除後接受了第二次的測試,結果顯示他們的聽覺神經系統也確實恢復正常。後續還有更多相關研究鞏固了聽覺神經系統和腦震盪之間的關聯[32]。

　　上述跟基本頻率相關的研究結果,事實上也可以解釋腦震盪青少年為何難以在噪音環境中理解語言:在噪音環境中,我們根據每個人說話的音高來理解語言,鎖定說話者的音高就可以把對方的聲音整合為單一個聽覺目標,使其從令人分心的背景噪音中脫穎而出[33]。

大學運動員的腦震盪

　　西北大學體育代表隊副主任暨首席訓練員林德利(Tory Lindley)當然希望西北大學能贏,為了達成目標,他得在健康和安全兩方面帶領運動員前進。

　　我認為自己稱得上是個運動員——我常做的運動有健美操、拳擊、嘻哈舞和騎自行車。好久以前,我曾在三十三天內騎了3,000英里的越野路程,但我沒有參加團隊運動。克里茲曼則是聚焦在所有的團隊運動上(她的好勝心可能超越林德利)。克里茲曼相當關注運動員的頭部傷害,說起建立大腦聽覺處理和腦震盪之間的關聯,克里茲曼功不可沒。

　　克里茲曼很瞭解運動語言並很能跟運動員溝通,這是我明確無法做到的部分。是她在其中穿針引線,讓Brainvolts和西北大學體育代表隊建立合作關係,以便我們用好壞兼顧的全面角度,看待運動和聽覺神經系統之間的關係。

　　跟美式足球隊合作時，我們先找來25位沒有腦震盪症狀的球員，他們過去至少曾有一次腦震盪經驗，但在接受測驗時他們都已經康復。他們的聽覺神經系統會留下過往傷害的遺毒嗎？我們檢視這些球員大腦對聲音的反應，將他們的反應跟另外25位球場上位置相同，但從來沒有腦震盪經驗的球員做比較：一如我們研究過的腦震盪兒童，曾經罹患腦震盪的美式足球員對基本頻率的反應變弱了[34]。看來，評測聽覺神經系統的反應，不只能夠評估當下是否還有腦震盪狀況，也對過往的頭部傷害具備敏感度。目前，對慢性創傷性腦病變的診斷只能透過大體解剖，而頻率跟隨反應這項研究工具或許有助於及早發現慢性創傷性腦病變。

　　我們將研究對象拓展及至西北大學所有第一級別賽事運動員，無論男女。在每個賽季開始和結束時對500名運動員進行測驗，運動員一旦罹患腦震盪，我們會立即進行評估並每週追蹤狀況。再將每位運動員大腦對聲音的反應跟他自己的基礎神經訊號做比較。

　　我們的研究發現大腦對音高、聲波隨時間變化訊息和泛音的處理，似乎與頭部傷害的不同階段有著系統性的關聯。在急性階段，三種聲音元素的處理過程都受到干擾。隨著症狀開始消失，大腦對泛音的處理最先恢復。受試者康復之後，大腦對聲波如何隨時間變化訊息的處理也恢復了，但對聽覺系統來說，有可能在大腦裡留下音高編碼困難的遺毒（圖13.3）。

　　隨著時間的推移，這項長期研究將會讓我們知道，即使運動員的腦震盪已經康復，但參與碰撞型的運動可能帶來什麼風險。頻率跟隨反應的靈敏度、精細度和易感度使其成為一種牢靠的方法，可以擷取整個聽覺處理過程在受到干擾時所產生的細微變化，而這些細微變化

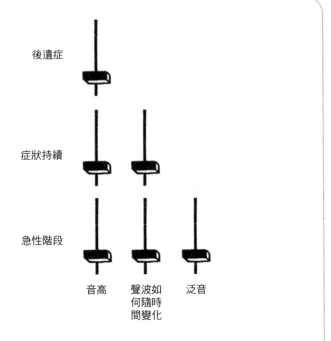

後遺症

症狀持續

急性階段

音高　　　聲波如　　泛音
　　　　　何隨時
　　　　　間變化

圖 13.3　腦震盪的不同階段呈現出神經系統處理聲音不同程度的干擾。

可能是頭部遭受輕度震盪衝擊累積而來的結果。運動員參與接觸型運動的四年期間，就算在臨床上沒有被診斷出腦震盪，但他們的大腦有沒有受到傷害？還是如前面章節說的，我們只看到運動員的大腦如何「安靜地」強化聲音的處理？

重回賽場

「貝絲需要停賽嗎？」「斯圖何時可以上場？」初次罹患腦震盪之後，再次罹患腦震盪的機率會增加[35]。這可能是因為腦部並未完全康復，因此提高了運動員未來再次受傷的風險。我們希望可以透過測量大腦對聲音的反應來判斷運動員何時可以重新上場。

重返學校

我們之所以可以用聽覺神經系統來偵測腦部傷害是因為聽覺處理的過程受到了影響。頭部近期有受傷的年輕人在嘈雜的教室裡可能無法好好上課，這讓我們得好好思考因為運動而罹患腦震盪的孩子，回到學校後所面對的狀況。如今，醫生和老師逐漸意識到當理解聲音的能力受損，生活受影響的範圍不僅局限於運動賽場，在課堂上或工作場所的生活也會遭受波及。

視力、平衡感和聽力

視力和平衡感是評估腦震盪常用的指標。聽力呢？拉貝拉醫生是芝加哥北區青少年美式足球聯盟的隊醫，透過跟她合作，我們得以連續兩季追蹤擔任截鋒的青少年球員他們感官神經系統的狀況。值得注意的是，每一次測驗（視力、平衡感、聽力）都提供了獨特的洞見，讓我們進一步瞭解球員的腦部健康程度[36]。這三項測驗的任一項結果並無法預測其他兩項測驗的結果，因此在評估腦震盪時應合併使用。

總結

聲音鮮少成為新聞焦點，在國際政治中尤其如此。2016年倒是有個例外，當時美國和加拿大的駐古巴外交團人員表示，他們持續聽到很明確的聲音。檢查過後，有許多外交人員出現包括頭痛和暈眩在內的腦震盪典型跡象。在一條指涉這是攻擊事件的新聞中，《紐約時報》（*New York Times*）稱這些外交官得了「完美的腦震盪」（immaculate concussion）。這些聲音的來源依舊成謎，眾說紛紜，有人認為這是鎖定目標的微波爆炸；有人認為這是蟋蟀的相思情歌。但不管聲音來源為何，對聽覺神經系統進行的評估有助於判斷這種聲音造成的傷害是否相當於腦震盪。

在利用聲音來評估腦損傷和其他神經疾病的歷史基礎上，加入聽覺神經系統健康程度做為評估標準，可使評估的精確度和潛力更上一層樓。將聽覺神經系統的測試加入腦震盪的標準做法中，可以改善運動員的健康狀況。當我們愈來愈瞭解腦震盪如何影響聽覺神經系統，就可望進一步瞭解複雜的聽覺神經系統。

運動訓練對腦部處理聲音以及整體的腦部健康都有正面效益，我想我的長輩漢斯（每當攀上陡峭岩壁時他總是最開心的）會同意這樣的觀點。無論從事哪種運動，運動員跟音樂家一樣需要接受訓練。我希望能看到教育界和我們的社會把身體健康視為更重要的優先事項。

第十四章　聲音世界的過去、現在與未來

> 現在我們對聲音所做的選擇，會成為我們聲音世界的未來。

聲音無所不在 —— 即使在最意想不到的地方

聲音是一種強大的力量，形塑著我們的聲音意識以及我們所生活的世界。但目前為止，我只談論到一部分跟聲音有關的研究而已。

植物也聽得到聲音！我們都知道有些人會對自己養的植物說話或唱歌，試圖促進植物生長。其實，對於聲音可以影響植物生長這項說法，科學家做過驗證。在一項研究中，科學家觀察到傑克松（jack pine）的幼苗接觸超聲波（音高太高，人耳無法聽到）時，生長速度會加快[1]。另一項研究則顯示，人耳可聽範圍內的振動（50赫茲）可以促進稻米和小黃瓜的種子發芽及根系延長[2]*。

任何一位水管工都知道，植物的根系會想辦法接近埋在地下的水管。加利亞諾（Monica Gagliano）深入研究這個現象：她把豌豆種植在一個底部分岔的花盆裡，豌豆的根可以往左邊或右邊生長。接著她在花盆的某一邊分岔處播放預先錄好的水聲（重要的是，實際上並

---

* 其他對聲音有反應的植物包括秋葵、櫛瓜、甘藍、菊屬植物、胡椒，和番茄。

沒有提供水給植物），發現豌豆根系確實往有水聲的方向生長[3]。此外，植物就像脊椎動物的神經元一樣會鎖定特定的聲音頻率，浸在水裡的玉米根系只會往頻率220赫茲的聲音來源處生長，對其他頻率的聲音沒有反應[4]。

植物藉由聲音來蒐集環境中對生存有利的資訊。所謂的振動授粉（buzz pollination）是指植物（包括茄子、藍莓和蔓越莓）只在某些蜂類以正確的頻率（介於200至400赫茲）振翅發出嗡嗡聲時，才會釋出花粉[5]，這麼做可以避免「種類不對」的昆蟲（沒有傳播花粉專用的毛茸茸身體）來沾取花粉。

生物聲學（Bioacoustics）是一門研究動物與其周遭聲學環境有何關係的科學，可以用來研究聲音的產出和感知：從水下聲音（如可以傳遞幾百英里的鯨魚歌聲）到蝙蝠的回聲定位，再到鳥鳴，生物聲學涵蓋的研究範圍正在逐漸擴大。

利用水下聲音可以幫助珊瑚礁復原。在自然狀況下，珊瑚礁是個嘈雜的地方，有海馬發出的喀嗒聲，有魚類發出的呼嚕聲、嗚嗚聲甚至是叫聲，形成擁有相當豐富的聲音地景。當極端熱浪和過度捕撈造成珊瑚礁開始死亡，聲音也就隨著珊瑚礁動物的離開而消逝。

當居住在珊瑚礁的動物變得愈來愈少，聲音也愈來愈單薄，對於用聲來評斷珊瑚礁是否為理想棲地的動物來說，珊瑚礁的吸引力也就愈來愈低。一項研究想要檢驗水下聲音的重要性，於是找了一處因珊瑚死亡導致生態毀滅的地區並新建一些珊瑚礁，他們在其中幾塊新建的珊瑚礁上安裝喇叭，播放健康珊瑚礁環境會有的聲音，至於其他珊瑚礁則是無聲的對照組。結果顯示，聲音豐富的珊瑚礁引來的魚類和其他海洋生物的數量，是對照組的兩倍[6]。

　　飛機餐是另一個例子，說明聲音有著意想不到的影響。各位是否曾經想過飛機餐的味道為什麼有點不太對勁？似乎比想像中淡了點？為什麼飛機上點番茄汁或血腥瑪麗的乘客好像特別多？是因為空氣乾燥的關係嗎？還是因為氣壓低？或者跟海拔高度有關？其實最大的原因是聲音。

　　像噴射引擎運轉這種大音量的噪音會影響味覺感知，尤其會抑制我們對鹹味和甜味的感受[7]。另一方面，鮮味（番茄主要的味道）則是幾乎不受影響[8]。飛機乘客之所以特別愛喝番茄汁，是因為在3萬5,000英尺的高空上，番茄是少數幾樣味道「正常」的食物，其他的食物如果鹹味或甜味的標準是設定在「在安靜的環境裡吃起來很合適」，那些食物可能會因此令我們不太滿意。從演化的觀點來看，大音量的聲音會抑制胃口是很合理的，雪崩來的時候誰還會覺得餓？

　　無論用途好壞，聲音都可以當成武器。在商店外播放古典樂能夠阻止閒晃的青少年惹事生非。美國軍方已經開發出真正的聲音武器，像是對個人或團體（如官方想要驅散的抗議群眾）進行「射擊」的聚焦聲束，聲波的威力可以讓幾百公尺外的某個人暫時感到身體虛弱。透過窄波束聲音科技，可以將聲音傳送到遙遠處某個精準的位置，像是對遠方一艘身分不明、距離海軍船艦太近的船隻發出警告。至於古巴外交人員的類腦震盪症狀，仍有可能是聲音武器造成的。

解釋本書所用的譬喻

　　對我來說，把大腦比擬為電腦是一種沒有說服力的譬喻方式。說到大腦，還有很多我們不知道的事，包含聲音意識在內，但我們確實知道大腦運作的方式跟電腦完全不一樣[9]。

在這本書裡，我大量使用了許多譬喻，尤其常把聲音意識比擬為混音器。然而，這跟其他的譬喻方式一樣有其局限，因為混音器是個死板板的東西，而聲音意識是活生生地存在於一個鮮活的世界裡。

小學二年級的學生會想像飢餓鱷魚張口方向來幫助確認數學的大於小於符號（譯注：大於>以及小於<符號）是否使用正確。剛開始接觸電子學的學生會想像水槽和水管來幫助自己瞭解無形的電子如何流動。同樣地，混音器做為聲音意識的譬喻，是以一種較能想像的方式，來表達潛在的真實狀況。儘管透過這樣的譬喻能幫助我們想像大腦處理聲音的過程，但這個譬喻還是未能完全表達我們對於整個聽覺神經處理訊號的理解。

聲音是我們和現實世界的橋梁

某天，我一邊走在艾凡斯頓鎮上（也就是我住的地方），一邊跟我那住在幾千公里之外的兒子講電話。突然間，他打斷了自己正在跟我說的事情，然後大叫一聲：「艾凡斯頓的小鳥！」他認得家鄉的聲音，每個人都是這樣。

家鄉的聲音會引起我們的本能反應，無論是鄰居養的鳥、沙沙作響的樹葉、遠方的教堂鐘聲、市區公車氣動煞車器突然出現的聲音，還是街頭籃球賽的聲音。就算是交通噪音吧，當它被周遭房舍和樹木過濾後再傳到我家後門時，也有了獨特的音色。這些聲音給人一種專屬於某處的感受，心的歸屬感的所在。

根據多年來的經驗，我發現演講時若覺得自己是直接對著聽眾講話（沒有講稿、不必照稿唸、沒有講台），那麼我的表現會是最好的。即使對於自己要講的主題做足了準備，但我都還是會留些自由發揮的空間。我從來不知道我會使用哪些字詞，向來都是憑當下感覺脫口而出＊。

我也是以這樣的態度面對音樂創作。對於樂曲的結構有深入瞭解是最讓我開心的事，但我渴望能有即興發揮的空間，沒有樂譜擋在我、我所製造出來的音樂，以及其他聽眾之間。我讓音樂帶領我去到它想去的地方，但我也一直注意著要記得帶它回到主音，帶它回家。

比起其他任何感官，聽覺或許更能串起人與人之間的連結，即使我們相隔遙遠。有些人認為，音樂的起源來自於母親以歌唱來跟孩子建立親子連結。這麼一來，即使媽媽在稍遠一點的地方處理其他事情，還是能用她的聲音安撫孩子。再從這一點往外拓展，我們可以透過音樂凝聚更大型的社會團體[10]。歌唱是人類史上的第一種音樂行為，而且音樂依然具備相當強大的社會連結功能。

和聲也是我所學會的語言之一。同時聽到自己和同伴的歌聲時，你會根據這樣的反饋來調整自己的發聲動作，這樣的互動牽涉到調整聲音之間的音高間隔，跟別人產生緊密結合，對於別人的聲音以及他們聲音之間的音高間隔要有敏感度。一起唱歌而形成和聲可以說是體現了聲音串起人們的力量。

聲音是活生生的。我們在現實世界中建立我們的聆聽經驗，也創造了聲音。

＊ 各位是否想過為什麼有些演講被稱為「主題演講」（keynote lecture）？主辦方為整個活動設定了基調，就像為樂曲定調一樣。

情境與聲音意識

有天晚上，我和兒子女友的家人共進晚餐，我向她的父親道謝，感謝他教出一個這麼棒的女兒。「她能有今天的樣子，大部分是靠她自己。」她的父親這麼說。把這個說法套用在我看待聲音意識的態度上，可謂道盡我對聲音意識的欣賞。

耳朵的角色——就像父母的角色——當然很重要，然而就我們的聲音世界而言，我們之所以成為我們，是我們的聲音意識與我們在生活中所遇到的聲音產生互動的結果。是聲音意識給了耳朵傳來的聲音一個情境。

我們可能從鋼琴老師那兒學會了降 B 是 F 之上的純四度音，如果我們夠怪咖，可能會知道中央 C 之下的降 B 基本頻率為 233 赫茲；我們在學習過程中可能偶然知道了「malaria」（瘧疾）的詞源是「mal aria」，意指「不好的空氣」……單看這些事情，它們就只是「事實」，若沒有情境的存在，它們只是無意義的知識。能夠把跟音程有關的知識整合到樂曲中，或將對於某些字彙的知識寫入小說，就為相關知識提供了情境。聲音意識的角色就是把它所遇到的聲音放到我們的生活情境中。

聲音意識會影響我們創作出來的樂曲。作曲家巴哈在創作時為什麼沒有使用一些我們後來才知道的爵士樂特色，如不和諧音、獨特的節拍和節奏？巴哈一樣有十二音可以使用，但他的作曲受限於他的聲音意識，而他的聲音意識是他所處的聲音環境所打造出來的產物，任何人都是如此。

雙語使用者、音樂家、讀寫障礙的人和老年人，這類人都有明確的聲音意識特徵，表現在他們聽覺神經系統的反應中，但若要探索有趣的問題，就得去瞭解每個個體的聲音意識。在《人類的音樂性》（*How Musical Is Man?*，暫譯）[11]一書中，布拉金（John Blacking）提到：「談起莫札特在他的交響曲、協奏曲或四重奏作品中的某個小節到底要傳達什麼意義，每個人都激烈地反對他人意見，並押上自己的學術聲響。如果我們能夠知道莫札特作曲時腦中到底在想些什麼，那就只會有一種答案。」莫札特有他自己的聲音意識，每個人都有自己獨特的聲音意識。

說到聲音，「萬能的 da」這個語音是個好例子。這個如此短的音節蘊含了聲波如何隨著時間變化的訊息、音高的訊息，以及調和度（harmonicity），有著調頻掃頻音和獨特的泛音組合形成的頻帶（harmonic bands）。我們可以在非常細微的程度上，測量大腦對這些聲音元素的反應。

根據大腦對個別聲音元素的反應，我們可以看出某個人的大腦處理聲波如何隨著時間變化的線索時不太對勁，或者某個人對語音的音高特別有反應。或者，我們也可以採取綜觀角度從個人生命經驗的脈絡來看待這些聲音中不同的特性：受試者的生活經驗形塑他的聽覺神經系統成為完整的聲音意識，而聲音意識會對聲音中不同的特性進行整體性的處理。我們可以用製作調查表的方式把這些事實放在一起：

對聲波隨時間變化的掌握度 ＝ □ 反應過早 □ 正常 ■ 反應過慢

基本頻率的反應 ＝ ■ 大　□ 正常　□ 小

神經反應一致性 ＝ ■ 一致 □ 不一致

依此類推。

單看一項屬性，我們判斷「受試者的大腦在處理時間相關訊息時比較慢」，或者「受試者的大腦對聲音的反應很一致」。然而，我們也可以在綜觀整份資料後做出判斷「這是有雙語能力的讀寫障礙人士！」或者「這是喬伊！」（圖14.1）。我們必須以情境（context）為前提來判讀聲音以及聽覺神經系統針對聲音做出的電生理反應。

聽覺神經系統是一個整合得相當出色的系統。雖然我們的各項聽覺構造各自有著令人印象深刻的複雜結構，但它們並非獨立運作。關於聲音的學習，我們一定得要依賴跟思考、感官知覺、動作和情緒感受有關的腦區提供情境，這樣才能讓聽覺處理過程變得有意義。

當我們聽到某個聲音時，所有相關的感受、視覺線索以及我們對這個聲音所知的一切會立刻隨之而來（好比一聽就知道「喔，這是義大利口音」）。在所謂的「感知整合」（perceptual binding）中，我們會把所有的相關元素以整體的方式全部記錄起來。長久以來，科學家

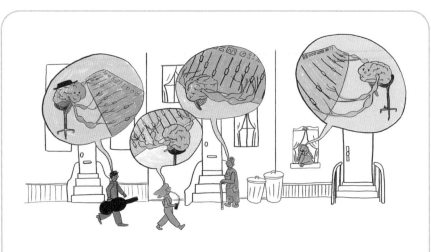

圖14.1　聽覺神經系統會根據我們一生中與聲音有關的感官知覺、情緒感受、動作和思考經驗，加強或減弱我們對某些聲音元素的反應來調整我們處理聲音的方式。

和哲學家一直努力探索我們是如何整合這些元素，以及整合的過程又在哪裡發生。我們對聲音的瞭解，我們對聲音的感受，以及隨著聲音而來的眼前景象，都會影響我們對聲音的理解，知道這一點後，我們對感知整合如何進行也有了進一步的瞭解。

聲音的人格

我們聆聽經驗如何在我們無意識的狀況下建立起屬於我們自己的聆聽方式，這是一個在我們一生過程中持續發生的生物適應能力，讓我深深的著迷。

最近我又重新彈起巴哈的義大利協奏曲，我學會用鋼琴彈奏這首曲子已經是幾十年前的事。剛開始重溫這首曲子時，我感到很迷茫，接著回憶開始湧現，起初很慢，接著愈來愈快……從聲音意識中汲取記憶這件事揭露了一部分的我，而我自己並不知道這一部分的存在。我的意識與理智幫不上忙，但最終這首曲子逐漸從我的指間流瀉出來。

像這樣的經驗激勵著我更加注意自己的直覺。我們經常聽到告誡像是要跳之前要先看、要懂得權衡每種狀況的利弊、要保持理性，但是當我們的直覺在告訴我們什麼時，或許我們也該聽聽直覺想說的。因為直覺不是隨意產生的，它們是多年經驗累積而來的。吉格倫澤（Gerd Gigerenzer）在他的著作《直覺思維》（Gut Feelings）中提到，在某些時候，我們會抗拒理性邏輯的運作結果[12]。

以投資股票為例，沒有足夠的資訊可以讓我們百分之百地確定這項投資是對的，你可以觀察這支股票過去的表現，研究公司的財務狀況，評估高層主管的表現，但到頭來，這都不能保證讓你賺錢。你之所以會選擇投資Ａ公司而非Ｂ公司，通常是出自你的直覺。

對於經驗豐富的投資人來說，聽從直覺進行某種投資之所以比較能帶來更豐厚的報酬，通常是因為他們長期針對無形資產蒐集數據所累積下來的經驗，這使他們能夠做出好的投資選擇。我們是否能聽從直覺而做出好的選擇，關鍵在於經驗。

把直覺的概念套用在聲音處理的機制上，就像是經過鍛鍊的聲音意識在預設狀態下有著既有的聲音處理策略，根據我們累積而來的經驗隨時準備好對聲音做出即時反應，或讓我彈奏出一首束之高閣已久的協奏曲。我們對這個世界的感知，大部分是建立在像直覺這樣無形的基礎上。

然而，藉由分析聲音如何在大腦內進行訊號處理，我們得以一窺經驗如何打造出我們對腦外聲音的詮釋方式。每個人的聲音意識都有像指紋一樣的獨特性，在我們聽覺神經系統裡的那個混音器上，推桿的位置是如何調整的？從事音樂活動或學習第二語言有可能鍛鍊我們的聲音意識嗎？暴露在噪音環境中或是沒能接觸足夠豐富的語言聲音，會讓我們的大腦變得遲鈍嗎？我們如何根據當下的聲音做出選擇，讓聲音改變我們的決定使我們未來的生活變得更好？

聲音意識塑造了我們未來的聲音世界

聲音的力量向來是不為人知的秘密。我寫這本書的目的是為聲音的力量發聲，希望呼籲大家改變由視覺主導及物質外觀所影響的觀點，轉而注意聲音提供的資訊，即使只是偶爾這麼做。有了這些知識，在面對自己的生活、他人的生活和其他生物時，聲音可以成為我們的盟友。

我們是誰以及我們的價值觀，會影響我們所生活的世界。按照我們喜歡的、及厭惡的事物發展出來的聲音意識，形塑了我們的聲音世界。我們因此所做出的選擇也會影響後代子孫的聲音世界，而我們根據聲音意識做出的決定，會左右我們自己生活中面對不同事物的輕重緩急。

在結束這本書之前，我想跟各位分享一些根據我自己的聲音意識而為自己和家人所做的選擇，讓各位參考可以如何從聲音意識出發來選擇生活方式：

■ 在我的孩子還小時，我給他們設了三條規矩。第一，認真看待學業；第二，永遠要讓我知道他們人在哪裡；第三，好好練習樂器。

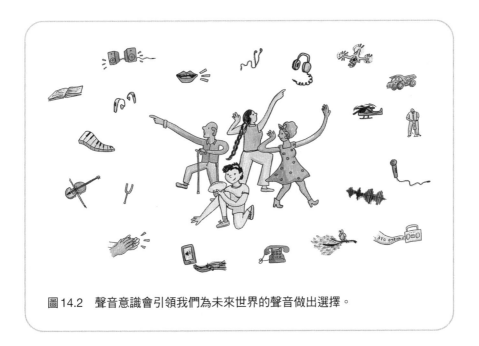

圖14.2　聲音意識會引領我們為未來世界的聲音做出選擇。

做到這三件事情，他們就可以擁有自由且無拘無束的生活。如今，他們之中雖然沒有人成為職業音樂家，但他們對音樂這項語言已經很熟悉到可以自己玩或跟他人一起玩音樂。我很珍惜我們一起玩音樂的時光。

■ 這世界大部分地方開始把英語當作實際的通用語言。聲音意識會隨我們使用的語言而演變，更多人使用英文這件事能幫助我們進一步瞭解彼此嗎？熟悉一種以上的語言聲音如何使我們更容易感受彼此？

■ 當我們看不清楚路牌時，我們知道該安排視力檢查了。相較之下，聽力的損失難以察覺得多，因為我們太容易怪罪聲音的來源不夠清楚。你永遠不會覺得交通部門設立的路牌上會有字體模糊不清的問題，但你可能會怪罪某個人喃喃自語。隨著年齡漸長，當我們開始覺得別人都在「喃喃自語」時，助聽器可以幫助我們持續對聽覺神經系統輸入清晰的訊號。

■ 聆聽低傳真音樂的經驗會對聲音意識產生什麼影響？現在的我們在聆聽音樂這件事上，以前所未見的壓縮方式進行檔案傳輸（串流音樂及MP3），並透過手機的喇叭聆聽音樂。

　　一位音樂老師曾告訴我，他有許多學生無法分辨透過高傳真揚聲系統和手機喇叭所播放的音樂有何差別。如果我們的大腦適應了擬真程度這麼低的音樂，它還能學會聆聽音樂中蘊含的豐富聲音嗎？我們是不是變得愈來愈不願意參與現場演奏的音樂會、愈來愈不願意透過高傳真喇叭聆聽音樂，也愈來愈不願意打造能夠保留豐富聲音元素的建築空間呢？我們會不會變得聽不到這些聲音元素？我們創作出來的音樂會不會變得不那麼有趣了？

包括朗絲黛（Linda Ronstadt）、伊諾（Brian Eno）、布希（Kate Bush）以及後期的披頭四樂團在內的一些音樂家，選擇在較小的場地或在錄音室進行演出，來傳達他們最看重的音樂作品，不讓他們的樂聲因為被過度放大而被體育場的屋頂彈回顯得混濁不清。他們傾聽著自己的聲音意識傳達的訊息。

漠視噪音會對環境造成什麼影響？一個珍視荒野聲音的人，會想要保有聆聽這種聲音場景的權利。一個對聲音沒什麼感受或體悟的人，可能會把荒野視為賺錢的機會：「觀光直升機之旅，半小時七十五美元。」

■ 有些學生告訴我他們會選擇在咖啡店讀書，或在讀書時開著電視當背景聲音。根據他們的說法，因為必須忽略這些聲音，所以讓他們能夠更專心。通常，我發現這麼做的孩子來自嘈雜的成長環境。從很小的年紀開始，他們的聽覺神經系統就受到這種需要聽到噪音來提高生產力的訓練。在我們的腦部網絡裡，如果預設狀態就是把聲音視為該忽略的東西，那會造成什麼樣的結果？

■ 音樂的目的是建立人與人的連結，但在大部分的公共場所裡，音樂已經成為普遍存在的背景特色。如果音樂成為你逐漸排除在外的聲音，那會發生什麼事？

■ 噪音會帶來壓力，壓力會帶來噪音。當你感到有點壓力時，你的反應也許是在屋子裡踱步，環境中的噪音大小因此上升，而你的室友則是調高電視音量來彌補這個狀況。電視機發出很大的音量讓你覺得更煩躁，於是你更用力地踱步。科學家對這類由噪音引起的正回饋迴路進行研究，果不其然，暴露在噪音環境中的受試者會變得更有攻擊性，想要用電擊的方式來攻擊其他受試者[13]。剛才朝著你按喇叭的那傢伙，你對他有什麼感覺？

■ 腦震盪會對聲音意識造成傷害。運動員跟所有人一樣，要能夠理解聲音才有辦法完成工作。倘若運動員知道他的聲音意識表現不佳時，自己就無法展現最佳實力，那麼重回賽場似乎沒有那麼急。

■ 身為聲音意識的擁護者，我們能做些什麼來影響都市規劃？我們要如何確保人造環境提供了最好的機會讓我們清楚地聆聽，讓我們可以好好思考、學習，並與他人溝通？想想人類對地球生態造成的衝擊（住宅、商業、交通等等）我們關注的重點經常放在永續性、環境感受性（environmental sensitivity）*和視覺審美觀。我們是否願意為了更安靜的空調機器、暖氣系統、地鐵車輛付出更多……以進一步滿足聽覺審美觀？

■ 簡訊和電子郵件正在迅速取代電話的功能。這樣的方式可以傳達訊息，但無法傳達情境。我們都有過這樣的經驗：某人誤把諷刺的話當作憤怒的語氣，或者誤把隨意的提議當成緊急的需求。充滿表情符號的簡訊能溝通的事情是有極限的。隨著面對面說話這種溝通方式逐漸式微，我們是不是漸漸失去了對「語氣」（tone of voice）的敏感度？

■ 當我們真的打電話到某間公司時，通常得聽上一輪電腦語音選單，才能接通到正確的部門。持續接觸這種沒有細微聲音表情的語音，聲音意識察覺語音中細微表情的能力是否會因而變得遲鈍？

■ 面對生物學家和哲學家努力了幾個世紀想要解決的重要問題，例如何謂意識？「自我」的本質是什麼？人跟世界有何聯繫？心靈、記

---

* 譯注：環境感受性指個體對於環境訊息的接收感知與處理。

憶的本質為何？大腦、身體和心靈的交集為何？聲音意識或許可以提供一些答案。

就生物學層面而言，是我們的所作所為定義了我們是誰。是我們專注投入的事物，以及我們將時間花費在什麼樣的事物上，形塑了我們的樣貌。是那些令我們感動，以及我們深愛的事物，成就了你我。

在這本書裡，我跟各位分享了我的科學直覺，而這些直覺立基於多年來我在生物學的層面對聽覺的思考。科學無法回答所有問題，但有足夠豐富的證據讓我們相信，聲音是一項可以形塑心智的力量。

透過從事音樂活動、學習第二語言和運動員的例子，我們呈現了聲音的力量。在人類的醫療領域（以及珊瑚礁的復原），聲音的重要性也占有一席之地。我們可以更欣賞寂靜、家鄉的聲音和那些我們喜愛的柔和聲音，並在日常消磨時間的地方避免接觸過多噪音。在打造新的空間時，我們可以把建築聲學視為考量因素。我們可以試著跟著家人及朋友一起玩音樂。我們可以帶著敬畏的心欣賞聲音之美。

誌謝

　　沒有 Trent Nicol，就沒有這本書。他是我的夥伴，陪伴我度過撰寫此書的每個階段，就像過去三十年來，他在 Brainvolts 實驗室擔任的角色一樣。當我還不能將想法轉換為字詞時，是他替我的想法發聲，他比我更能優雅地表達我的想法。通常，讀過他的文字之後，我會覺得「沒錯，這就是我想要說的」。

　　此外，Trent 總是有辦法用聰明又風趣的方式表達想法，我多希望自己能像他一樣。一如他為 Brainvolts 提供了各種大大小小的貢獻，他為這本書編纂參考資料，建構圖表和淺顯易懂的圖示。最後，他還負責修理老舊的收音機，我每天能聽到收音機傳來異常甜美的聲音，都是他的功勞，在我的辦公室和我們的廚房裡，也都有 Trent 提供的收音機。

　　開始動筆寫這本書的時候，我並不知道自己需要經紀人，我甚至不知道何謂作家經紀人。我的經紀人 Anne Edelstein，我親暱的稱呼她 Agent Anne，是她為我的寫作經驗提供了基石。在寫作這條路上，是她耐心、熱忱地引導著我，教導我踏出每一步。她給我的第一封電子郵件，內容有一段是這樣的：「只是想讓你知道，你的提案和各章節內容深深吸引著我，跟丈夫開車前往緬因州的途中，我一直大聲朗讀給他聽。」在當時這是我需要得到的確認，讓我知道自己走在正確的道路上。

我有幸透過Anne縝密的觀點、改編敘事的手法和對文字的巧妙運用，親身體驗到我過去從來不知的「內容編輯」為何物。當無數跟書籍有關的問題冒出來時，Anne的一句「我來處理」，就能讓我感到寬心和放鬆。

Katie Shelly的工作是展現科學的藝術性，這本書大部分的插圖出自她的構思和畫筆。除了在藝術作品中展現顯而易見的美感和想像力之外，遠在另個大陸（西班牙）的Katie反應能力通常比其他同事還要快。她以無盡的彈性、耐心和接受度來應對我的諸多建議和批評，這使得跟她一起工作變得非常有趣。很多時候，Katie能在我那些雜亂無章的要求中聚焦，把它們變成富有想像力、創新又可行的想法，用遠超乎我預期的設計呈現出來。

Hannah Geil-Neufeld讀過本書初稿的每一個字。做為目標受眾的代表，這位深思熟慮又充滿好奇心的讀者指出哪些內容是難以理解的，哪些內容專業含量太多或是對讀者的科學背景要求太高。她提出需要我多加解釋的地方，藉此引領我思考和寫作的方向。我非常感謝Hannah對本書的編輯，她是美麗的作家，跟她合作是好玩的事。

至於我的編輯Robert Prior，我對他有說不完的感謝，感謝他信心滿滿地歡迎這本書成為麻省理工學院出版社的作品。面對這本書的章節名稱，他提出了非常有見地的建議，從一開始就幫助我建立了這本書的基調。感謝這本書的生產編輯Judith Feldmann、美術指導Sean Reilly、助理策劃編輯Anne-Marie Bono以及公關Angela Baggetta。感謝麻省理工學院出版社邀請的每一位匿名審稿者——請讓我知道你是誰，以便我親自獻上感謝之意。

感謝每一位對這本書早期版本提供意見的人：Dan Rocker、Jennifer Krizman、Travis White-Schwoch、Silvia Bonacina、Rembrandt Otto-Meyer、Graham Straus、Curt和Linda Matthews，以及Salvatore Spina。

動筆寫書期間，我需要一位學習生物學專家在我走錯方向時給我指點，謝天謝地我能向Kasia Bieszczad求助。她是一位神經科學家，在細胞層級的聽覺學習有縝密的研究。她也是一位教育家，相當重視能夠傳達複雜想法的教學方式，以便讓任何有興趣的人都能習得這些知識。她給我的回饋是無價之寶。

從過去到現在，如果沒有許多跟我合作的科學家和良師益友的幫助，我的熱狗攤無法開張。有些人幫我設置了燒烤架，有些人提供了不斷擴張的儲藏室，裡面裝滿了可以持續吸引顧客的麵包、調味料和薯條。

多年前，感謝為人親切的 Raymond Carhart 願意傾聽我這位無知的學生，親自把我介紹給廳裡另一個角落的 Peter Dallos。在我後續的學習道路上，John Disterhoft、Laszlo Stein、Earleen Elkins 和 Ed Rubel 都是我的良師。

我要感謝曾在 Brainvolts 和我共事的博士生 Anu Sharma、Cynthia King、Kelly Tremblay、Jenna Cunningham、Brad Wible、Jill Firszt、Erin Hayes、Gabriella Musacchia、Krista Johnson、Dan Abrams、Nicole Russo、Jade Wang、Judy Song、Kyung Myun Lee、Jane Hornickel、Samira Anderson、Erika Skoe、Dana Strait、Karen Chan、Alexandra Parbery-Clark、Jennifer Krizman、Jessica Slater 以及 Elaine C. Thompson。也要感謝在 Brainvolts 擔任博士後研究員的 Alan Micco、Thomas Littman、Anu Sharma、Elizabeth Dinces、Ann Bradlow、Ivy Dunn、Catherine Warrier、Lauri Olivier、Karen Banai、Frederic Marmel、Bharath Chandrasekaran、Yun Nan、Jason Thompson、Erika Skoe、Dana Strait、Adam Tierney、Ahren Fitzroy 和 Spencer Smith。還要感謝數十位大學生、高中生、臨床醫學博士生，以及 Bob

Conway，他對我們的工作空間投入的關注以及創意。說到利用皮質下神經同步性（subcortical neural synchrony）來觀察人類的大腦如何處理語音，是我的同事Therese McGee率先開啟了相關的討論，要是少了她，誰知道過去二十五年來我會忙些什麼事。說到一切基礎的奠定，感謝Jim Perkins打造了這個美妙的大家庭。

說到我目前的研究，我要感謝Jennifer Krizman，她手上負責好幾個正在進行的計畫。感謝博學的Travis White-Schwoch，感謝節奏專家Silvia Bonacina，她的義大利口音總讓我想起我的母親（這就是聲音與家鄉的連結），感謝在疫情肆虐期間仍肩負收集資料重要責任的Rembrandt Otto-Meyer。Jennifer建立了Brainvolts的網站，呈現眾人辛勤研究的成果，Rembrandt則是幾乎每天都會更新我們的網站。基於科學的本質，基於長期以來所建立的連結以及在各個研討會自然而然見面的機會，在Brainvolts，一日同仁，終身同仁。Jennifer、Erika和Travis身兼多項長才，包括很會舉辦Brainvolts聚會，很有名的一次是最近在一場國際研討會上舉辦的超棒聚會。Brainvolts就像我們的第二個家。

Brainvolts的研究主要取決於我們在教育界、音樂界、生物界、運動界、醫療界和產業界的合作夥伴，他們都是在實驗室以外讓世界持續運轉的人，我希望我們的科學研究能夠進駐到人們生活的世界。特別感謝Margaret Martin、Kate Johnston、Tory Lindley、Cynthia LaBella、Daniele Colegrove、Jeff Mjaanes、Ann Bradlow、Tom Carrell 和Steve Zecker。在各種運作模式之間互相支持讓我們有很好的做事效率，合作過程也很愉快。Renée Fleming、Mickey Hart及Zakir Hussain是我的榜樣，我從中看到了藝術如何跟科學產生良好的結合，謝謝你們讓我在其中略盡綿薄之力。感謝Arne Starr願意在本書的圖2.3、2.4和2.6上分享自己的畫作。

Brainvolts持續透過美國國家科學基金會以及美國國家衛生院的許多部門（兒童健康與人類發展、心理健康、神經疾病與中風、失聰與溝通障礙以及老化）拿到聯邦資金。對於來自The American Hearing Research Foundation、The Cade Royalty Fund、The Dana Foundation、The G. Harold & Leila Y. Mathers Foundation、The Hunter Family Foundation、The Rachel E. Golden Foundation、The Spencer Foundation、The National Academy of Recording Arts and Sciences、The National Association of Music Merchants以及The National Operating Committee on Standards for Athletic Equipment等機構的支持，我們銘感五內。我們一直很幸運，能夠得到Med-El、Interactive Metronome 及Phonak的商業支持。感謝Knowles聽力中心和西北大學給了 Brainvolts一個家。

　　我要對我的家人獻上最大的感謝之意。從我小時候開始，我的父母就滋養了我的聲音意識。Nick Friedman、Leah Campbell、Hannah Geil-Neufeld、Grant Dawson、Susie Richard、Lucio Sadoch 和 Lynn McNutt 一直對我的計畫保持熱忱，儘管我老是說個不停。自始至終，他們不斷提供實質的評論，並鼓勵我完成這本書。

　　感謝 Brainvolts 的守護天使，也是我最好的朋友 Bic Wirtz，每個人都需要一位最好的朋友，而我得到一個最好的！Mikey、Russell、Nick Perkins 和 Marshall Dawson 特別值得一提，因為我要將這本書獻給他們。

　　我的兒子 Nick 每天都提醒著我注意感官和腦的合作關係。Nick 是一位創造營養佳餚的主廚。他善用自己對食物、風味、食材和廚房化學的知識，讓每道菜都變得美味。他自己是一位對乳製品過敏的人，對他來說使用有生命威脅的牛奶和奶油，他一樣可以創造出美味的佳餚。我們稱他為「我們的貝多芬」。

　　我的兒子 Mikey 幫助我記得珍惜家、歸屬感和共同體的觀念。他實踐這些觀念的方法就是用木材這種有生命力的材質，打造供人居住的地方，促進人與人之間的連結。他向我發起挑戰，要我好好思考聲音如何融入這些情境。在依照自己的價值觀而活這件事上，Mikey 是我見過最堅定的人。

Nick 和 Mikey 根據歸屬感的概念打造了工作場域。像這樣的作為一直是 Brainvolts 的靈感來源，因為透過合作、整合和累積，科學研究才能有最好的表現。

生性一絲不苟卻又能接受無限的可能性，藝術和科學之間的連結體現在我的兒子 Russell 身上。兼具藝術家、學者和音樂家身分的他，把自己的想法當成禮物，用親切的態度分享給他人。說到學習，Russell 從小就非常自律，他熱愛學習是因為學習本身就能吸引他，因為他覺得學習是一件對的事，我認為這是從事藝術創作和科學研究最重要的基礎。

對我的聲音意識來說，沒什麼比跟我的丈夫 Marshall 住在一起更好的事了。是他讓我看到聲音意識的潛力，從根據配音員的聲音來分辨卡通人物，到他如何用照譜演奏、或是以模仿和即興音樂家的方式過生活。他的教學和表演為聲音世界增添光彩。一直以來，包括我撰寫這本書的期間，能夠依賴誠實而不對我太過寬大的 Marshall，我真的滿懷感激。此外，我很高興他認為麥克風和電阻抗是適合在晚餐時討論的話題。

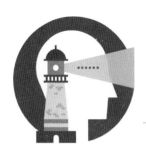

詞彙表

傳入 Afferent

往節點（如腦部）移動的行進方向。在聽覺系統中則是指從耳蝸經中腦、丘腦至聽覺皮質的移動方向。

振幅調變 Amplitude modulation（AM）

聲音強度或是音量的波動（大聲—小聲—大聲—小聲，如許多警報器）。聲帶開啟和關閉時產生的振動會對聲音進行振幅調變。振幅調變率（AM rate）是一個語音的基本頻率，以音高的形式呈現（男性較低，女性較高）。

整合問題 Binding problem

多個感官系統輸入的資訊如何結合並整合成一個整體性的感受。

傳出 Efferent

離開節點（如腦部）的行進方向。在聽覺系統中，傳出路徑包括了神經訊號從皮質，經丘腦、中腦至耳蝸的移動方向。

頻率　Frequency

某個事件在固定時間單位內發生的次數。聲音的頻率以每秒發生的週期數計之（即赫茲），可決定聲音的音高（pitch）。

頻率跟隨反應　Frequency following response（FFR）

是一種大腦對聲音的神經生理反應，可以反映出大腦如何處理聲音中的不同元素，如音高、聲音如何隨時間變化的訊息和音色。

調頻掃頻　FM sweep

頻率調變（FM）指聲音的頻率會隨著時間而改變，可想像滑過鋼琴鍵盤的聲音或鳴笛警報聲。調頻掃頻音是語音的重要元素，跟子音關係尤深，子音中常會有聲音能量集中的頻帶會從低頻往高頻的方向掃過，或從高頻往低頻掃過的情形。

基本頻率　Fundamental frequency

泛音中頻率最低的稱為基本頻率。我們根據聲音的基本頻率來感知音高。

毛細胞　Hair cell

生長於內耳處，發聲體發出聲音造成空氣振動，這個振動的能量會在內耳中轉化為液體流動的能量，因而帶動毛細胞擺動。毛細胞的擺動會觸發電訊號，完成了聲音轉換為電流的過程。

泛音 Harmonics

泛音是指頻率比基本頻率高，而且為基本頻率之整數倍數者。以基本頻率為150赫茲的聲音為例，其泛音會有300赫茲、450赫茲、600赫茲……。物理學上通常稱為諧波。

聽覺過敏 Hyperacusis

低強度或中等強度的聲音對聽覺過敏患者的感知中會顯得很大聲，甚至令他們不舒服。

抑制作用 Inhibition

將神經元放電率抑制到低於自發放電率（spontaneous firing level）的過程。以聽覺系統為例，接收到一個具備特定頻率的聲音時（例如300赫茲），鎖定該聲音頻率的神經反應被凸顯，可能是由於對該聲音鄰近頻率（如290或310赫茲）做出反應的神經元放電率受到抑制的原因。

邊緣系統 Limbic system

腦部的網絡，與情緒、動機和喜悅等感受有關。

中腦 Midbrain

介於腦幹和皮質之間的腦區。在聽覺系統中，中腦坐落在感官、運動、認知及酬賞系統的匯集處，它就像是一扇有用的窗口，讓我們得以窺看聽覺神經系統。

不匹配負向波　Mismatch negativity

當持續的聲音發生改變所引發的神經生理反應。舉例而言，蛇在草叢中移動所製造的聲音會導致草叢原本的窸窣聲發生改變。

恐聲症　Misophonia

此症患者覺得咀嚼聲、時鐘滴答聲之類的聲音相當惱人。

神經可塑性　Neural plasticity

大腦神經元如何透過學習來改變其反應的能力。神經可塑性經典的例子如：小提琴家左手手指由於長期音樂演奏訓練，使其對應的大腦體感覺地圖（somatosensory）和運動（motor）地圖擴張現象即是很好的例子。

神經反應的同步性　Neural synchrony

因為接收到聲音在時間某一瞬間改變的訊息時，神經元跟著聲音變化即時一起放電的現象。

從神經科學角度出發的教育概念　Neuroeducation

也稱為教育相關的神經科學，意指以科學研究的結果為基礎來影響教學方法，目的是希望盡可能提高兒童的學業成績。

神經生理學　Neurophysiology

探討神經系統的生理功能的研究。

耳聲傳射 Otoacoustic emission

由耳朵本身發出的聲音，可用以評估外毛細胞的功能以及控制耳聲傳射的傳出路徑是否正常。

相位鎖定 Phaselocking

面對反覆出現且具週期性的聲音訊號，如正弦波或手持電鑽發出的聲音，神經元會產生重複的放電模式。

音素 Phoneme

語言中最小的聲音單位。音素跟字母之間並非一對一的關係，舉例來說，英語有44個音素，/f/是其中一個，在 fact、phone、half 及 laugh 等單字中都可找到音素 /f/。

音高 Pitch

聲音頻率被感知的形式。一般而言，頻率高的聲音聽起來是高音，頻率低的聲音聽起來是低音。

網狀活化系統 Reticular activating system

與醒覺程度（arousal）和注意力有關的腦部中樞。

頻譜樣貌 Spectral shape

即聲音中泛音能量的分布，這會讓我們感知為音色。我們說出口的是子音或母音，是由語音的頻譜形狀來決定。在音樂的領域中，聲音的頻譜形狀決定了樂器的音色。

頻譜 Spectrum

以視覺化的方式呈現聲音或腦波訊號的頻率組成。聲譜圖
（spectrogram）則是以視覺化的方式呈現頻率隨時間變化的狀態。

音色 Timbre

聲音的一種特質，由頻譜樣貌決定。即使雙簧管和長號吹奏著相同的
音符，但兩者音色並不一樣。雖然我們鮮少談論到語音的音色，但在
區分「ah」和「oo」時，同樣可以套用根據音色來區分樂器的原理。

音調拓撲排列 Tonotopy

聽覺傳導路徑中的聽覺結構傾向根據其偏好的頻率從低頻到高頻進
行地圖式的拓撲排列，也稱為tonotopicity。喜歡以beautifulness取代
beauty的人大概會以tonotopicity來取代tonotopy。

轉換 Transduce

指形式的轉變。如在本書中，耳蝸將聲音所造成的空氣壓力波動轉變
為電流即稱之為轉換。

工作記憶 Working memory

一種可存取可操控的短暫記憶。舉例來說：回聲記憶，就是機械性地
複誦五個聽到的字詞；而工作記憶則是要依據字母順序重新排列這五
個字詞。

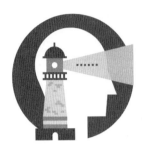

注釋

前言

1. E. H. Lenneberg, *Biological Foundations of Language* (New York: Wiley, 1967).

2. D. Harris, P. Dallos, and N. Kraus, "Forward and Simultaneous Tonal Suppression of Single-Fiber Responses in the Chinchilla Auditory Nerve," *Journal of the Acoustical Society of America* 60 (1976): S81.

3. N. Kraus and J. F. Disterhoft, "Response Plasticity of Single Neurons in Rabbit Auditory Association Cortex during Tone-Signalled Learning," *Brain Research* 246, no. 2 (1982): 205–215.

4. A. W. Scott, N. M. Bressler, S. Ffolkes, J. S. Wittenborn and J. Jorkasky, "Public Attitudes about Eye and Vision Health," *JAMA Ophthalmology* 134, no. 10 (2016): 1111–1118.

5. F. R. Lin and M. Albert, "Hearing Loss and Dementia—Who Is Listening?" *Aging & Mental Health* 18, no. 6 (2014): 671–673.

6. A. Krishnan, Y. S. Xu, J. Gandour, and P. Cariani, "Encoding of Pitch in the Human Brainstem Is Sensitive to Language Experience," *Cognitive Brain Research* 25, no. 1 (2005): 161–168.

7. N. Kraus & T. Nicol "The Power of Sound for Brain Health," *Nature Human Behaviour* 1 (2017): 700-702.

第一章

1. T. D. Hanley, J. C. Snidecor, and R. L. Ringel, "Some Acoustic Differences among

Languages," *Phonetica* 14 (1966): 97–107; A. B. Andrianopoulos, K. N. Darrow, and J. Chen, "Multimodal Standardization of Voice among Four Multicultural Populations: Fundamental Frequency and Spectral Characteristics," *Journal of Voice* 15, no. 2 (2001): 194–219.

2. S. A. Xue, R. Neeley, F. Hagstrom, and J. Hao, "Speaking F0 Characteristics of Elderly Euro-American and African-American Speakers: Building a Clinical Comparative Platform," *Clinical Linguistics & Phonetics* 15, no. 3 (2001): 245–252.

3. B. Lee and D. V. L. Sidtis, "The Bilingual Voice: Vocal Characteristics when Speaking Two Languages across Speech Tasks," *Speech, Language and Hearing* 20, no. 3 (2017): 174–185.

第二章

1. R. Wallace, *Hearing Beethoven: A Story of Musical Loss and Discovery* (Chicago: The University of Chicago Press, 2018).

2. J. Cunningham, T. Nicol, C. D. King, S. G. Zecker, and N. Kraus, "Effects of Noise and Cue Enhancement on Neural Responses to Speech in Auditory Midbrain, Thalamus and Cortex," *Hearing Research* 169 (2002): 97–111.

3. E. M. Ostapoff, J. J. Feng, and D. K. Morest, "A Physiological and Structural Study of Neuron Types in the Cochlear Nucleus. II. Neuron Types and Their Structural Correlation with Response Properties," *Journal of Comparative Neurology* 346, no. 1 (1994): 19–42.

4. J. J. Feng, S. Kuwada, E. M. Ostapoff, R. Batra, and D. K. Morest, "A Physiological and Structural Study of Neuron Types in the Cochlear Nucleus. I. Intracellular Responses to Acoustic Stimulation and Current Injection," *Journal of Comparative Neurology* 346, no. 1 (1994): 1–18.

5. Source for figure 2.5: N. B. Cant, "The Cochlear Nucleus: Neuronal Types and Their Synaptic Organization," in *The Mammalian Auditory Pathway: Neuroanatomy*, ed. D. B. Webster, A. N. Popper, and R. R. Fay, Springer Handbook of Auditory Research (Springer-Verlag, 1992), 66–119.

6. R. D. Frisina, R. L. Smith, and S. C. Chamberlain, "Encoding of Amplitude Modulation in the Gerbil Cochlear Nucleus: I. A Hierarchy of Enhancement," *Hearing Research* 44, no. 2–3 (1990): 99–122.

7. T. C. T. Yin, "Neural Mechanisms of Encoding Binaural Localization Cues in the Auditory Brainstem," in *Integrative Functions in the Mammalian Auditory Pathway*, ed. D. Oertel, R. R. Fay, and A. N. Popper, Springer Handbook of Auditory Research (New York: Springer, 2002).

8. C. E. Schreiner and G. Langner, "Periodicity Coding in the Inferior Colliculus of the Cat. II. Topographical Organization," *Journal of Neurophysiology* 60, no. 6 (1988): 1823–1840; G. Langner, M. Albert, and T. Briede, "Temporal and Spatial Coding of Periodicity Information in the Inferior Colliculus of Awake Chinchilla (*Chinchilla laniger*)," *Hearing Research* 168, no. 1–2 (2002): 110–130.

9. G. M. Shepherd, *Neurogastronomy: How the Brain Creates Flavor and Why It Matters* (New York: Columbia University Press, 2012).

10. G. H. Recanzone, D. C. Guard, M. L. Phan, and T. K. Su, "Correlation between the Activity of Single Auditory Cortical Neurons and Sound-Localization Behavior in the Macaque Monkey," *Journal of Neurophysiology* 83, no. 5 (2000): 2723–2739; J. C. Middlebrooks and J. D. Pettigrew, "Functional Classes of Neurons in Primary Auditory Cortex of the Cat Distinguished by Sensitivity to Sound Location," *Journal of Neuroscience* 1, no. 1 (1981): 107–120.

11. L. Feng and X. Wang, "Harmonic Template Neurons in Primate Auditory Cortex Underlying Complex Sound Processing," *Proceedings of the National Academy of Sciences of the United States of America* 114, no. 5 (2017): E840–848.

12. Y. I. Fishman, I. O. Volkov, M. D. Noh, P. C. Garell, H. Bakken, J. C. Arezzo, M. A. Howard, and M. Steinschneider, "Consonance and Dissonance of Musical Chords: Neural Correlates in Auditory Cortex of Monkeys and Humans," *Journal of Neurophysiology* 86, no. 6 (2001): 2761–2788; M. J. Tramo, J. J. Bharucha, and E. E. Musiek, "Music Perception and Cognition Following Bilateral Lesions of Auditory Cortex," *Journal of Cognitive Neuroscience* 2, no. 3 (1990): 195–212; I. Peretz, A. J. Blood, V. Penhune, and R. Zatorre, "Cortical Deafness to Dissonance," *Brain* 124, no. 5 (2001): 928–940.

13. A. Bieser and P. Muller-Preuss, "Auditory Responsive Cortex in the Squirrel Monkey: Neural Responses to Amplitude-Modulated Sounds," *Experimental Brain Research* 108, no. 2 (1996): 273–284; H. Schulze and G. Langner, "Periodicity Coding in the Primary Auditory Cortex of the Mongolian Gerbil (Meriones Unguiculatus): Two Different Coding Strategies for Pitch and Rhythm?" *Journal of Comparative Physiology A: Neuroethology, Sensory, Neural, and Behavioral Physiology* 181, no. 6

(1997): 651–663.

14. C. T. Engineer, C. A. Perez, Y. H. Chen, R. S. Carraway, A. C. Reed, J. A. Shetake, V. Jakkamsetti, K. Q. Chang, and M. P. Kilgard, "Cortical Activity Patterns Predict Speech Discrimination Ability," *Nature Neuroscience* 11, no. 5 (2008): 603–608.

15. P. Heil and D. R. Irvine, "First-Spike Timing of Auditory-Nerve Fibers and Comparison with Auditory Cortex," *Journal of Neurophysiology* 78, no. 5 (1997): 2438–2454.

16. R. C. deCharms, D. T. Blake, and M. M. Merzenich, "Optimizing Sound Features for Cortical Neurons," *Science* 280, no. 5368 (1998): 1439–1443.

17. A. S. Bregman, *Auditory Scene Analysis: The Perceptual Organization of Sound* (Cambridge, MA: MIT Press, 1990).

18. L. J. Hood, C. I. Berlin, and P. Allen, "Cortical Deafness: A Longitudinal Study," *Journal of the American Academy of Audiology* 5, no. 5 (1994): 330–342.

19. G. Vallortigara, L. J. Rogers, and A. Bisazza, "Possible Evolutionary Origins of Cognitive Brain Lateralization," *Brain Research Reviews* 30, no. 2 (1999): 164–175.

20. R. J. Zatorre, A. C. Evans, E. Meyer, and A. Gjedde, "Lateralization of Phonetic and Pitch Discrimination in Speech Processing," *Science* 256, no. 5058 (1992): 846–849; M. J. Tramo, G. D. Shah, and L. D. Braida, "Functional Role of Auditory Cortex in Frequency Processing and Pitch Perception," *Journal of Neurophysiology* 87, no. 1 (2002): 122–139.

21. I. McGilchrist, *The Master and His Emissary: The Divided Brain and the Making of the Western World* (New Haven: Yale University Press, 2009).

22. N. Kraus and T. Nicol, "Brainstem Origins for Cortical 'What' and 'Where' Pathways in the Auditory System," *Trends in Neurosciences* 28 (2005): 176–181.

23. A. Starr, T. W. Picton, W. Sininger, L. J. Hood, and C. I. Berlin, "Auditory Neuropathy," *Brain* 119, no. 3 (1996): 741–753; N. Kraus, Ö. Özdamar, L. Stein, and N. Reed, "Absent Auditory Brain Stem Response: Peripheral Hearing Loss or Brain Stem Dysfunction?" *Laryngoscope* 94: (1984): 400–406.

24. M. N. Wallace, R. G. Rutkowski, and A. R. Palmer, "Identification and Localisation of Auditory Areas in Guinea Pig Cortex," *Experimental Brain Research* 132, no. 4 (2000): 445–456.

25. N. Kraus and T. White Schwoch, "Unraveling the Biology of Auditory Learning: A Cognitive-Sensorimotor-Reward Framework," *Trends in Cognitive Sciences* 19

(2015): 642–654; N. M. Weinberger, "The Medial Geniculate, Not the Amygdala, as the Root of Auditory Fear Conditioning," *Hearing Research* 274, no. 1–2 (2001): 61–74; E. Hennevin, C. Maho, and B. Hars, "Neuronal Plasticity Induced by Fear Conditioning Is Expressed During Paradoxical Sleep: Evidence from Simultaneous Recordings in the Lateral Amygdala and the Medial Geniculate in Rats," *Behaviorial Neuroscience* 112, no. 4 (2008): 839–862.

26. E. D. Jarvis, "Learned Birdsong and the Neurobiology of Human Language," *Annals of the New York Academy of Sciences* 1016 (2004): 749–777.

27. M. H. Giard, L. Collet, P. Bouchet, and J. Pernier, "Auditory Selective Attention in the Human Cochlea," *Brain Research* 633, no. 1–2 (1994): 353–356.

28. M. Ahissar and S. Hochstein, "The Reverse Hierarchy Theory of Visual Perceptual Learning," *Trends in Cognitive Sciences* 8, no. 10 (2004): 457–464.

29. M. Schutz and S. Lipscomb, "Hearing Gestures, Seeing Music: Vision Influences Perceived Tone Duration," *Perception* 36, no. 6 (2007): 888–897.

30. R. Gillespie, "Rating of Violin and Viola Vibrato Performance in Audio-Only and Audiovisual Presentations," *Journal of Research in Music Education* 45, no. 2 (1997): 212–220.

31. H. Saldaña and L. D. Rosenblum, "Visual Influences on Auditory Pluck and Bow Judgments," *Perception and Psychophysics* 54, no. 3 (1993): 406–416.

32. H. McGurk and J. MacDonald, "Hearing Lips and Seeing Voices," *Nature* 264, no. 5588 (1976): 746–748.

33. J. A. Grahn and M. Brett, "Rhythm and Beat Perception in Motor Areas of the Brain," *Journal of Cognitive Neuroscience* 19, no. 5 (2007): 893–906.

34. A. Lahav, E. Saltzman, and G. Schlaug, "Action Representation of Sound: Audiomotor Recognition Network While Listening to Newly Acquired Actions," *Journal of Neuroscience* 27, no. 2 (2007): 308–314; J. Haueisen and T. R. Knosche, "Involuntary Motor Activity in Pianists Evoked by Music Perception," *Journal of Cognitive Neuroscience* 13, no. 6 (2001): 786–792.

35. B. Haslinger, P. Erhard, E. Altenmuller, U. Schroeder, H. Boecker, and A. O. Ceballos-Baumann, "Transmodal Sensorimotor Networks during Action Observation in Professional Pianists," *Journal of Cognitive Neuroscience* 17, no. 2 (2005): 282–293; G. A. Calvert, E. T. Bullmore, M. J. Brammer, R. Campbell, S. C. Williams, P. K. McGuire, P. W. Woodruff, S. D. Iversen, and A. S. David, "Activation of Auditory

Cortex During Silent Lipreading," *Science* 276, no. 5312 (1997): 593–696.

36. B. W. Vines, C. L. Krumhansl, M. M. Wanderley, D. J. Levitin, "Cross-modal Interactions in the Perception of Musical Performance," *Cognition* 101, no. 1 (2006): 80–103; C. Chapados, D. J. Levitin, "Cross-modal Interactions in the Experience of Musical Performances: Physiological Correlates," *Cognition* 108, no. 3 (2008): 639–651; B. W. Vines, C. L. Krumhansl, M. M. Wanderley, I. M. Dalca, and D. J. Levitin, "Music to My Eyes: Cross-modal Interactions in the Perception of Emotions in Musical Performance," *Cognition* 118, no. 2 (2011): 157–170.

37. E. Kohler, C. Keysers, M. A. Umilta, L. Fogassi, V. Gallese, and G. Rizzolatti, "Hearing Sounds, Understanding Actions: Action Representation in Mirror Neurons," *Science* 297, no. 5582 (2002): 846–848; V. Gallese, L. Fadiga, L. Fogassi, and G. Rizzolatti, "Action Recognition in the Premotor Cortex," *Brain* 119, no. 2 (1996): 593–609.

38. L. M. Oberman, E. M. Hubbard, J. P. McCleery, E. L. Altschuler, V. S. Ramachandran, and J. A. Pineda, "EEG Evidence for Mirror Neuron Dysfunction in Autism Spectrum Disorders," *Brain Research: Cognitive Brain Research* 24, no. 2 (2005): 190–198; G. Hickok, *The Myth of Mirror Neurons: The Real Neuroscience of Communication and Cognition* (New York: W. W. Norton, 2014).

39. S. Montgomery, *The Soul of an Octopus: A Surprising Exploration into the Wonder of Consciousness* (New York: Atria Books, 2015).

40. J. Panksepp, *Affective Neuroscience: The Foundations of Human and Animal Emotions* (New York: Oxford University Press, 1998).

41. L. Selinger, K. Zarnowiec, M. Via, I. C. Clemente, and C. Escera, "Involvement of the Serotonin Transporter Gene in Accurate Subcortical Speech Encoding," *Journal of Neuroscience* 36, no. 42 (2016): 10782–10790; L. M. Hurley and G. D. Pollak, "Serotonin Differentially Modulates Responses to Tones and Frequency-Modulated Sweeps in the Inferior Colliculus," *Journal of Neuroscience* 19, no. 18 (1999): 8071–8082; L. M. Hurley and G. D. Pollak, "Serotonin Effects on Frequency Tuning of Inferior Colliculus Neurons," *Journal of Neurophysiology* 85, no. 2 (2001): 828–842; J. A. Schmitt, M. Wingen, J. G. Ramaekers, E A. Evers, and W. J. Riedel, "Serotonin and Human Cognitive Performance," *Current Pharmaceutical Design* 12, no. 20 (2006): 2473–2486; A. G. Fischer and M. Ullsperger, "An Update on the Role of Serotonin and Its Interplay with Dopamine for Reward," *Frontiers in Human Neuroscience* 11 (2017): 484.

42. B. J. Marlin, M. Mitre, J. A. D'Amour, M. V. Chao, and R. C. Froemke, "Oxytocin Enables Maternal Behaviour by Balancing Cortical Inhibition," *Nature* (2015), https:-doi.org/10.1038/nature14402.

第三章

1. W. Penfield and E. Boldrey, "Somatic Motor and Sensory Representation in the Cerebral Cortex of Man as Studied by Electrical Stimulation," *Brain* 60 (1937): 389–443; J. L. Hampson, C. R. Harrison, and C. N. Woolsey, "Somatotopic Localization in the Cerebellum," *Federation Proceedings* 5, no. 1 (1946): 41.

2. M. M. Merzenich, J. H. Kaas, J. Wall, R. J. Nelson, M. Sur, and D. Felleman, "Topographic Reorganization of Somatosensory Cortical Areas 3b and 1 in Adult Monkeys Following Restricted Deafferentation," *Neuroscience* 8, no. 1 (1983): 33–55.

3. M. M. Merzenich, P. L. Knight, and G. L. Roth, "Representation of Cochlea Within Primary Auditory Cortex in the Cat," *Journal of Neurophysiology* 38, no. 2 (1975): 231–249.

4. C. A. Atencio, D. T. Blake, F. Strata, S. W. Cheung, M. M. Merzenich, and C. E. Schreiner, "Frequency-Modulation Encoding in the Primary Auditory Cortex of the Awake Owl Monkey," *Journal of Neurophysiology* 98, no. 4 (2007): 2182–2195; G. H. Recanzone, C. E. Schreiner, M. L. Sutter, R. E. Beitel, and M. M. Merzenich, "Functional Organization of Spectral Receptive Fields in the Primary Auditory Cortex of the Owl Monkey," *Journal of Comparative Neurology* 415, no. 4 (1999): 460–481.

5. G. H. Recanzone, C. E. Schreiner, and M. M. Merzenich, "Plasticity in the Frequency Representation of Primary Auditory Cortex Following Discrimination Training in Adult Owl Monkeys," *Journal of Neuroscience* 13, no. 1 (1993): 87–103; M. M. Merzenich, P. L. Knight, and G. L. Roth, "Representation of Cochlea Within Primary Auditory Cortex in the Cat," *Journal of Neurophysiology* 38, no. 2 (1975): 231–234; J. S. Bakin and N. M. Weinberger, "Classical Conditioning Induces Cs-Specific Receptive-Field Plasticity in the Auditory Cortex of the Guinea Pig," *Brain Research* 536, no. 1–2 (1990): 271–286; K. M. Bieszczad, A. A. Miasnikov, and N. M. Weinberger, "Remodeling Sensory Cortical Maps Implants Specific Behavioral Memory," *Neuroscience* 246 (2013): 40–51; M. Brown, D. R. Irvine, and V. N. Park, "Perceptual Learning on an Auditory Frequency Discrimination Task by Cats: Association with Changes in Primary Auditory Cortex," *Cerebral Cortex* 14, no. 9 (2004): 952–965; J.

M. Edeline, and N. M. Weinberger. "Receptive Field Plasticity in the Auditory Cortex During Frequency Discrimination Training: Selective Retuning Independent of Task Difficulty," *Behavioral Neuroscience* 107, no. 1 (1993): 82–103; G. A. Elias, K. M. Bieszczad, and N. M. Weinberger, "Learning Strategy Refinement Reverses Early Sensory Cortical Map Expansion but Not Behavior: Support for a Theory of Directed Cortical Substrates of Learning and Memory," *Neurobiology of Learning and Memory* 126 (2015): 39–55.

6. B. Röder, O. Stock, S. Bien, H. Neville, and F. Rösler, "Speech Processing Activates Visual Cortex in Congenitally Blind Humans," *European Journal of Neuroscience* 16, no. 5 (2002): 930–936.

7. N. Sadato, A. Pascual-Leone, J. Grafman, V. Ibanez, M. P. Deiber, G. Dold, and M. Hallett, "Activation of the Primary Visual Cortex by Braille Reading in Blind Subjects," *Nature* 380, no. 6574 (1996): 526–528.

8. H. Nishimura, K. Hashikawa, K. Doi, T. Iwaki, Y. Watanabe, H. Kusuoka, T. Nishimura, and T. Kubo, "Sign Language 'Heard' in the Auditory Cortex," *Nature* 397, no. 6715 (1999): 116.

9. E. I. Knudsen, G. G. Blasdel, and M. Konishi, "Sound Localization by the Barn Owl (Tyto-Alba) Measured with the Search Coil Technique," *Journal of Comparative Physiology* 133, no. 1 (1979): 1–11.

10. G. Ashida, "Barn Owl and Sound Localization," *Acoustical Science and Technology* 36, no. 4 (2015): 275–285.

11. E. I. Knudsen, "Instructed Learning in the Auditory Localization Pathway of the Barn Owl," *Nature* 417, no. 6886 (2002): 322–328.

12. M. S. Brainard and E. I. Knudsen, "Sensitive Periods for Visual Calibration of the Auditory Space Map in the Barn Owl Optic Tectum," *Journal of Neuroscience* 18, no. 10 (1998): 3929–3942.

13. B. A. Linkenhoker and E. I. Knudsen, "Incremental Training Increases the Plasticity of the Auditory Space Map in Adult Barn Owls," *Nature* 419, no. 6904 (2002): 293–296.

14. M. S. Brainard and E. I. Knudsen, "Sensitive Periods for Visual Calibration of the Auditory Space Map in the Barn Owl Optic Tectum," *Journal of Neuroscience* 18, no. 10 (1998): 3929–3942.

15. J. Fritz, S. Shamma, M. Elhilali, and D. Klein, "Rapid Task-Related Plasticity of

Spectrotemporal Receptive Fields in Primary Auditory Cortex," *Nature Neuroscience* 6, no. 11 (2004): 1216–1223; M. Ahissar and S. Hochstein, "The Reverse Hierarchy Theory of Visual Perceptual Learning," *Trends in Cognitive Sciences* 8, no. 10 (2003): 457–464.

16. O. Kacelnik, F. R. Nodal, C. H. Parsons, and A. J. King, "Training-Induced Plasticity of Auditory Localization in Adult Mammals," *PloS Biology* 4, no. 4 (2006): e71.

17. V. M. Bajo, F. R. Nodal, D. R. Moore, and A. J. King, "The Descending Corticocollicular Pathway Mediates Learning-Induced Auditory Plasticity," *Nature Neuroscience* 13, no. 2 (2010): 253–260.

18. A. H. Teich, P. M. McCabe, C. C. Gentile, L. S. Schneiderman, R. W. Winters, D. R. Liskowsky, and N. Schneiderman, "Auditory Cortex Lesions Prevent the Extinction of Pavlovian Differential Heart Rate Conditioning to Tonal Stimuli in Rabbits," *Brain Research* 480, nos. 1–2 (1989): 210–218.

19. X. F. Ma and N. Suga, "Plasticity of Bat's Central Auditory System Evoked by Focal Electric Stimulation of Auditory and/or Somatosensory Cortices," *Journal of Neurophysiology* 85, no. 3 (2001): 1078–1087.

20. Y. Zhang, N. Suga, and J. Yan, "Corticofugal Modulation of Frequency Processing in Bat Auditory System," *Nature* 387, no. 6636 (1997): 900–903.

21. N. Suga and X. F. Ma, "Multiparametric Corticofugal Modulation and Plasticity in the Auditory System," *Nature Reviews. Neuroscience* 4, no. 10 (2003): 783–794.

22. F. Luo, Q. Wang, A. Kashani, and J. Yan, "Corticofugal Modulation of Initial Sound Processing in the Brain," *Journal of Neuroscience* 28, no. 45 (2008): 11615–11621.

23. M. V. Popescu and D. B. Polley, "Monaural Deprivation Disrupts Development of Binaural Selectivity in Auditory Midbrain and Cortex," *Neuron* 65, no. 5 (2010): 718–731.

24. P. Dallos, B. Evans, and R. Hallworth, "Nature of the Motor Element in Electrokinetic Shape Changes of Cochlear Outer Hair Cells," *Nature* 350, no. 6314 (1991): 155–157.

25. P. J. Dallos, "On Generation of Odd-Fractional Subharmonics," *Journal of the Acoustical Society of America* 40, no. 6 (1966): 1381–1391; D. T. Kemp, "Stimulated Acoustic Emissions from within the Human Auditory System," *Journal of the Acoustical Society of America* 64, no. 5 (1978): 1386–1991.

26. M. C. Liberman, "The Olivocochlear Efferent Bundle and Susceptibility of the Inner Ear to Acoustic Injury," *Journal of Neurophysiology* 65, no. 1 (1991): 123–132.

27. X. Perrot, P. Ryvlin, J. Isnard, M. Guenot, H. Catenoix, C. Fischer, F. Mauguiere, and L. Collet, "Evidence for Corticofugal Modulation of Peripheral Auditory Activity in Humans," *Cerebral Cortex* 16, no. 7 (2006)): 941–948; S. Khalfa, R. Bougeard, N. Morand, E. Veuillet, J. Isnard, M. Guenot, P. Ryvlin, C. Fischer, and L. Collet, "Evidence of Peripheral Auditory Activity Modulation by the Auditory Cortex in Humans," *Neuroscience* 104, no. 2 (2001): 347–358.

28. P. Froehlich, L. Collet, and A. Morgon, "Transiently Evoked Otoacoustic Emission Amplitudes Change with Changes of Directed Attention," *Physiology and Behavior* 53, no. 4 (1993): 679–682; C. Meric and L. Collet, "Differential Effects of Visual Attention on Spontaneous and Evoked Otoacoustic Emissions," *International Journal of Psychophysiology* 17, no. 3 (1994): 281–289; S. Srinivasan, A. Keil, K. Stratis, K. L. Woodruff Carr, and D. W. Smith, "Effects of Cross-Modal Selective Attention on the Sensory Periphery: Cochlear Sensitivity Is Altered by Selective Attention," *Neuroscience* 223 (2012): 325–332.

29. X. Perrot, C. Micheyl, S. Khalfa, and L. Collet, "Stronger Bilateral Efferent Influences on Cochlear Biomechanical Activity in Musicians Than in Non-Musicians," *Neuroscience Letters* 262, no. 3 (1999): 167–170; C. Micheyl, S. Khalfa, X. Perrot, and L. Collet, "Difference in Cochlear Efferent Activity between Musicians and Non-Musicians," *Neuroreport* 8, no. 4 (1997): 1047–50; S. M. Brashears, T. G. Morlet, C. I. Berlin, and L. J. Hood, "Olivocochlear Efferent Suppression in Classical Musicians," *Journal of the American Academy of Audiology* 14, no. 6 (2003): 314–324.

30. V. Marian, T. Q. Lam, S. Hayakawa, and S. Dhar, "Spontaneous Otoacoustic Emissions Reveal an Efficient Auditory Efferent Network," *Journal of Speech, Language, and Hearing Research* 61, no. 11 (2018): 2827–2832.

31. M. E. Goldberg and R. H. Wurtz, "Activity of Superior Colliculus in Behaving Monkey 2. Effect of Attention on Neuronal Responses," *Journal of Neurophysiology* 35, no. 4 (1972): 560–574.

32. C. G. Kentros, N. T. Agnihotri, S. Streater, R. D. Hawkins, and E. R. Kandel, "Increased Attention to Spatial Context Increases Both Place Field Stability and Spatial Memory," *Neuron* 42, no. 2 (2004): 283–295.

33. E. R. Kandel, *In Search of Memory: The Emergence of a New Science of Mind* (New York: W. W. Norton, 2006).

34. Quoted in Matt Richtel, "Outdoors and Out of Reach, Studying the Brain," *New York Times*, August 15, 2010, https://www.nytimes.com/2010/08/16/technology/16brain.html.

35. J. Fritz, S. Shamma, M. Elhilali, and D. Klein, "Rapid Task-Related Plasticity of Spectrotemporal Receptive Fields in Primary Auditory Cortex," *Nature Neuroscience* 6, no. 11 (2003): 1216–1223.

36. J. B. Fritz, M. Elhilali, and S. A. Shamma, "Differential Dynamic Plasticity of A1 Receptive Fields during Multiple Spectral Tasks," *Journal of Neuroscience* 25, no. 33 (2005): 7623–7635.

37. J. Fritz, M. Elhilali, and S. Shamma, "Active Listening: Task-Dependent Plasticity of Spectrotemporal Receptive Fields in Primary Auditory Cortex," *Hearing Research* 206, no. 1–2 (2005): 159–176.

38. S. J. Slee and S. V. David, "Rapid Task-Related Plasticity of Spectrotemporal Receptive Fields in the Auditory Midbrain," *Journal of Neuroscience* 35, no. 38 (2015): 13090–13102.

39. P. H. Delano, D. Elgueda, C. M. Hamame, and L. Robles, "Selective Attention to Visual Stimuli Reduces Cochlear Sensitivity in Chinchillas," *Journal of Neuroscience* 27, no. 15 (2007): 4146–4153.

40. N. Mesgarani and E. F. Chang, "Selective Cortical Representation of Attended Speaker in Multi-Talker Speech Perception," *Nature* 485, no. 7397 (2012): 233–236; J. Krizman, A. Tierney, T. Nicol, and N. Kraus, "Attention Induces a Processing Tradeoff between Midbrain and Cortex," in *Association for Research in Otolaryngology* PS 428 (2017): 277.

41. N. M. Weinberger, A. A. Miasnikov, and J. C. Chen, "The Level of Cholinergic Nucleus Basalis Activation Controls the Specificity of Auditory Associative Memory," *Neurobiology of Learning and Memory* 86 (2006): 270–285.

42. H. H. Webster, U. K. Hanisch, R. W. Dykes, and D. Biesold, "Basal Forebrain Lesions with or without Reserpine Injection Inhibit Cortical Reorganization in rat Hindpaw Primary Somatosensory Cortex Following Sciatic Nerve Section," *Somatosensory & Motor Research* 8 (1991): 327–346.

43. M. P. Kilgard and M. M. Merzenich, "Cortical Map Reorganization Enabled by Nucleus Basalis Activity," *Science* 279 (1998): 1714–1718.

44. W. Guo, B. Robert, and D. B. Polley, "The Cholinergic Basal Forebrain Links Audi-

tory Stimuli with Delayed Reinforcement to Support Learning," *Neuron* 103, no. 6 (2019): P1164–1177.E6.

45. S. Corkin, "Acquisition of Motor Skill After Bilateral Medial Temporal-Lobe Excision," *Neuropsychologia* 6, no. 3 (1968): 255–265.

46. J. R. Saffran, R. N. Aslin, and E. L. Newport, "Statistical Learning by 8-Month-Old Infants," *Science* 274, no. 5294 (1996): 1926–1928; E. Partanen, T. Kujala, R. Näätänen, A. Liitola, A. Sambeth, and M. Huotilainen, "Learning-Induced Neural Plasticity of Speech Processing Before Birth," *Proceedings of the National Academy of Sciences* 110, no. 37 (2013): 15145–15150.

47. J. Fritz, S. Shamma, M. Elhilali, and D. Klein, "Rapid Task-Related Plasticity of Spectrotemporal Receptive Fields in Primary Auditory Cortex," *Nature Neuroscience* 6, no. 11 (2003): 1216–1223.

48. N. Kraus and T. White-Schwoch, "Unraveling the Biology of Auditory Learning: A Cognitive-Sensorimotor-Reward Framework," *Trends in Cognitive Sciences* 19 (2015): 642–654.

第四章

1. I. Fried, K. A. MacDonald, and C. L. Wilson, "Single Neuron Activity in Human Hippocampus and Amygdala During Recognition of Faces and Objects," *Neuron* 18, no. 5 (1997): 753–765.

2. J. B. Meixner and J. P. Rosenfeld, "Detecting Knowledge of Incidentally Acquired, Real-World Memories Using a P300-Based Concealed-Information Test," *Psychological Science* 25, no. 11 (2014): 1994–2005; J. B. Meixner and J. P. Rosenfeld, "A Mock Terrorism Application of the P300-Based Concealed Information Test," *Psychophysiology* 48, no. 2 (2011): 149–154.

3. R. Näätänen, *Attention and Brain Function* (Hillsdale, NJ: Erlbaum, 1992).

4. R. Näätänen, A. W. Gaillard, and S. Mäntysalo, "Early Selective-Attention Effect on Evoked Potential Reinterpreted," *Acta Psychologica* 42, no. 4 (1978): 313–329.

5. M. Sams, P. Paavilainen, K. Alho, and R. Näätänen, "Auditory Frequency Discrimination and Event-Related Potentials," *Electroencephalography and Clinical Neurophysiology* 62, no. 6 (1985): 437–448.

6. J. Allen, N. Kraus, and A. R. Bradlow, "Neural Representation of Consciously Im-

perceptible Speech-Sound Differences," *Perception and Psychophysics* 62 (2000): 1383–1393.

7. K. Tremblay, N. Kraus, and T. McGee, "The Time Course of Auditory Perceptual Learning: Neurophysiological Changes During Speech-Sound Training," *Neuroreport* 9, no. 16 (1998): 3557–3560.

8. T. McGee, N. Kraus, and T. Nicol, "Is It Really a Mismatch Negativity? An Assessment of Methods for Determining Response Validity in Individual Subjects," *Electroencephalography and Clinical Neurophysiology* 104, no. 4 (1997): 359–368.

9. F. G. Worden and J. T. Marsh, "Frequency-Following (Microphonic-Like) Neural Responses Evoked by Sound," *Electroencephalography and Clinical Neurophysiology* 25, no. 1 (1968): 42–52.

10. G. C. Galbraith, P. W. Arbagey, R. Branski, N. Comerci, and P. M. Rector, "Intelligible Speech Encoded in the Human Brain Stem Frequency-Following Response," *Neuroreport* 6, no. 17 (1995): 2363–2367; G. C. Galbraith, S. P. Jhaveri, and J. Kuo, "Speech-Evoked Brainstem Frequency-Following Responses During Verbal Transformations Due to Word Repetition," *Electroencephalography and Clinical Neurophysiology* 102, no. 1 (1997): 46–53; G. C. Galbraith, S. M. Bhuta, A. K. Choate, J. M. Kitahara, and T. A. Mullen, "Brain Stem Frequency-Following Response to Dichotic Vowels During Attention," *Neuroreport* 9, no. 8 (1998): 1889–1893.

11. A. Krishnan, Y. S. Xu, J. Gandour, and P. Cariani, "Encoding of Pitch in the Human Brainstem Is Sensitive to Language Experience," *Brain Research. Cognitive Brain Research* 25, no. 1 (2005): 161–168.

12. E. Skoe and N. Kraus, "Auditory Brainstem Response to Complex Sounds: A Tutorial," *Ear and Hearing* 31, no. 3 (2010): 302–24; J. Krizman and N. Kraus, "Analyzing the FFR: A Tutorial for Decoding the Richness of Auditory Function," *Hearing Research* 382 (2019): 107779; N. Kraus & T. Nicol "The Power of Sound for Brain Health," Nature Human Behaviour 1 (2017): 700-702.

13. J. Feldman, "The Neural Binding Problem(s)," *Cognitive Neurodynamics* 7, no. 1 (2013): 1–11.

14. I. McGilchrist, *The Master and His Emissary* (New Haven: Yale University Press, 2009).

15. J. Panksepp, *Affective Neuroscience: The Foundations of Human and Animal Emotions* (New York: Oxford University Press, 1998).

16. E. Coffey, T. Nicol, T. White-Schwoch, B. Chandrasekaran, J. Krizman, E. Skoe, R. Zatorre, and N. Kraus, "Evolving Perspectives on the Sources of the Frequency-Following Response," *Nature Communications* 10 (2019): 5036; L. Selinger, K. Zarnowiec, M. Via, I. C. Clemente, and C. Escera, "Involvement of the Serotonin Transporter Gene in Accurate Subcortical Speech Encoding," *Journal of Neuroscience* 36, no. 42 (2016): 10782–10790.

17. N. Kraus and T. White-Schwoch, "Unraveling the Biology of Auditory Learning: A Cognitive-Sensorimotor-Reward Framework," *Trends in Cognitive Sciences* 19 (2015): 642–654.

第五章

1. E. A. Spitzka, "A Study of the Brains of Six Eminent Scientists and Scholars Belonging to the American Anthropometric Society, Together with a Description of the Skull of Professor E. D. Cope," *Transactions of the American Philosophical Society* 21, no. 4 (1907): 175–308.

2. J. Brandt, *The Grape Cure* (New York: The Order of Harmony, 1928).

3. S. Auerbach, "Zur Lokalisation des musicalischen Talentes im Gehirn unad am Schädel," *Archives of Anatomy and Physiology* (1906): 197–230.

4. P. Schneider, M. Scherg, H. G. Dosch, H. J. Specht, A. Gutschalk, and A. Rupp, "Morphology of Heschl's Gyrus Reflects Enhanced Activation in the Auditory Cortex of Musicians," *Nature Neuroscience* 5, no. 7 (2002): 688–694.

5. T. Elbert, C. Pantev, C. Wienbruch, B. Rockstroh, and E. Taub, "Increased Cortical Representation of the Fingers of the Left Hand in String Players," *Science* 270, no. 5234 (1995): 305–307.

6. G. Schlaug, "The Brain of Musicians: A Model for Functional and Structural Adaptation," *Annals of the New York Academy of Sciences* 930 (2001): 281–299.

7. D. J. Lee, Y. Chen, and G. Schlaug, "Corpus Callosum: Musician and Gender Effects," *Neuroreport* 14, no. 2 (2003): 205–209; G. Schlaug, L. Jäncke, Y. X. Huang, J. F. Staiger, and H. Steinmetz, "Increased Corpus-Callosum Size in Musicians," *Neuropsychologia* 33, no. 8 (1995): 1047.

8. S. Hutchinson, L. H. L. Lee, N. Gaab, and G. Schlaug, "Cerebellar Volume of Musicians," *Cerebral Cortex* 13, no. 9 (2003): 943–949.

9. F. Bouhali, V. Mongelli, M. Thiebaut, and L. Cohen, "Reading Music and Words: The Anatomical Connectivity of Musicians' Visual Cortex," *Neuroimage* 212 (2020): 116666.

10. S. L. Bengtsson, Z. Nagy, S. Skare, L. Forsman, H. Forssberg, and F. Ullen, "Extensive Piano Practicing Has Regionally Specific Effects on White Matter Development," *Nature Neuroscience* 8, no. 9 (2005): 1148–1150.

11. C. Pantev, R. Oostenveld, A. Engelien, B. Ross, L. E. Roberts, and M. Hoke, "Increased Auditory Cortical Representation in Musicians," *Nature* 392, no. 6678 (1998): 811–814; A. Shahin, L. E. Roberts, and L. J. Trainor, "Enhancement of Auditory Cortical Development by Musical Experience in Children," *Neuroreport* 15, no. 12 (2004): 1917–21; A. J. Shahin, L. E. Roberts, W. Chau, L. J. Trainor, and L. M. Miller, "Music Training Leads to the Development of Timbre-Specific Gamma Band Activity," *Neuroimage* 41, no. 1 (2008): 113–122; A. Shahin, D. J. Bosnyak, L. J. Trainor, and L. E. Roberts, "Enhancement of Neuroplastic P2 and N1c Auditory Evoked Potentials in Musicians," *Journal of Neuroscience* 23, no. 13 (1998): 5545–5552.

12. S. Koelsch, E. Schroger, and M. Tervaniemi, "Superior Pre-Attentive Auditory Processing in Musicians," *Neuroreport* 10, no. 6 (1999): 1309–1313; E. Brattico, K. J. Pallesen, O. Varyagina, C. Bailey, I. Anourova, M. Jarvenpaa, T. Eerola, and M. Tervaniemi, "Neural Discrimination of Nonprototypical Chords in Music Experts and Laymen: An MEG Study," *Journal of Cognitive Neuroscience* 21, no. 11 (2009): 2230–2244.

13. P. Virtala, M. Huotilainen, E. Lilja, J. Ojala, and M. Tervaniemi, "Distortion and Western Music Chord Processing: An ERP Study of Musicians and Nonmusicians," *Music Perception* 35, no. 3 (2018): 315–331.

14. A. Parbery-Clark, S. Anderson, E. Hittner, and N. Kraus, "Musical Experience Strengthens the Neural Representation of Sounds Important for Communication in Middle-Aged Adults," *Frontiers in Aging Neuroscience* 4, no. 30 (2012): 1–12; N. Kraus and B. Chandrasekaran, "Music Training for the Development of Auditory Skills," *Nature Reviews Neuroscience* 11 (2010): 599–605; N. Kraus and T. White-Schwoch, "Neurobiology of Everyday Communication: What Have We Learned from Music?" *Neuroscientist* 23, no. 3 (2017): 287–298.

15. N. Kraus and T. White-Schwoch, "Unraveling the Biology of Auditory Learning: A Cognitive-Sensorimotor-Reward Framework," *Trends in Cognitive Sciences* 19

(2015): 642–654.

16. M. Tervaniemi, L. Janhunen, S. Kruck, V. Putkinen, and M. Huotilainen, "Auditory Profiles of Classical, Jazz, and Rock Musicians: Genre-Specific Sensitivity to Musical Sound Features," *Frontiers in Psychology* 6 (2015): 1900.

17. M. Tervaniemi, M. Rytkonen, E. Schroger, R. J. Ilmoniemi, and R. Naatanen, "Superior Formation of Cortical Memory Traces for Melodic Patterns in Musicians," *Learning and Memory* 8, no. 5 (2001): 295–300.

18. E. Brattico, K. J. Pallesen, O. Varyagina, C. Bailey, I. Anourova, M. Jarvenpaa, T. Eerola, and M. Tervaniemi, "Neural Discrimination of Nonprototypical Chords in Music Experts and Laymen: An MEG Study," *Journal of Cognitive Neuroscience* 21, no. 11 (2009): 2230–2244; S. Leino, E. Brattico, M. Tervaniemi, and P. Vuust. "Representation of Harmony Rules in the Human Brain: Further Evidence from Event-Related Potentials," *Brain Research* 1142 (2007): 169–177; P. Virtala, M. Huotilainen, E. Partanen, and M. Tervaniemi, "Musicianship Facilitates the Processing of Western Music Chords—an ERP and Behavioral Study," *Neuropsychologia* 61 (2014): 247–258; W. De Baene, A. Vandierendonck, M. Leman, A. Widmann, and M. Tervaniemi, "Roughness Perception in Sounds: Behavioral and ERP Evidence," *Biological Psychology* 67, no. 3 (2004): 319–330; M. Tervaniemi, V. Just, S. Koelsch, A. Widmann, and E. Schroger, "Pitch Discrimination Accuracy in Musicians vs Nonmusicians: An Event-Related Potential and Behavioral Study," *Experimental Brain Research* 161, no. 1 (2005): 1–10; M. Tervaniemi, E. Huotilainen, E. Brattico, R. J. Ilmoniemi, K. Reinikainen, and K. Alho, "Event-Related Potentials to Expectancy Violation in Musical Context," *Musicae Scientiae* 7, no. 2 (2003): 241–261; A. Caclin, E. Brattico, B. K. Smith, M. Ternaviemi, M.-H. Giard, and S. McAdams, "Electrophysiological Correlates of Musical Timbre Perception," *Journal of the Acoustical Society of America* 112, no. 5 (2002): 2240; M. Tervaniemi, A. Castaneda, M. Knoll, and M. Uther, "Sound Processing in Amateur Musicians and Nonmusicians: Event-Related Potential and Behavioral Indices," *Neuroreport* 17, no. 11 (2006): 1225–1258.

19. A. Parbery-Clark, S. Anderson, E. Hittner, and N. Kraus, "Musical Experience Strengthens the Neural Representation of Sounds Important for Communication in Middle-Aged Adults," *Frontiers in Aging Neuroscience* 4, no. 30 (2012): 1–12; N. Kraus and B. Chandrasekaran, "Music Training for the Development of Auditory Skills," *Nature Reviews Neuroscience* 11 (2010): 599–605; N. Kraus and T. White-Schwoch, "Neurobiology of Everyday Communication: What Have We Learned from Music? *Neuroscientist* 23, no. 3 (2017): 287–298; D. L. Strait, A Parbery-Clark, E.

Hittner, and N. Kraus, "Musical Training During Early Childhood Enhances the Neural Encoding of Speech in Noise," *Brain and Language* 123, no. 3 (2012): 191–201; D. L. Strait, A. Parbery-Clark, S. O'Connell, and N. Kraus, "Biological Impact of Preschool Music Classes on Processing Speech in Noise," *Developmental Cognitive Neuroscience* 6 (2013): 51–60; A. Parbery-Clark, E. Skoe, and N. Kraus, "Musical Experience Limits the Degradative Effects of Background Noise on the Neural Processing of Sound," *Journal of Neuroscience* 29, no. 45 (2009): 14100–14107.

20. C. Pantev, L. E. Roberts, M. Schulz, A. Engelien, and B. Ross, "Timbre-Specific Enhancement of Auditory Cortical Representations in Musicians," *Neuroreport* 12, no. 1 (2001): 169–174.

21. E. H. Margulis, L. M. Mlsna, A. K. Uppunda, T. B. Parrish, and P. C. M. Wong, "Selective Neurophysiologic Responses to Music in Instrumentalists with Different Listening Biographies," *Human Brain Mapping* 30, no. 1 (2009): 267–275.

22. D. L. Strait, K. Chan, R. Ashley, and N. Kraus, "Specialization among the Specialized: Auditory Brainstem Function Is Tuned in to Timbre," *Cortex* 48 (2012): 360–362.

23. T. F. Münte, C. Kohlmetz, W. Nager, and E. Altenmüller, "Superior Auditory Spatial Tuning in Conductors," *Nature* 409, no. 6820 (2001): 580.

24. N. Matthews, L. Welch, and E. Festa, "Superior Visual Timing Sensitivity in Auditory but Not Visual World Class Drum Corps Experts," *eNeuro* 5, no. 6 (2018).

25. G. Musacchia, M. Sams, E. Skoe, and N. Kraus, "Musicians Have Enhanced Subcortical Auditory and Audiovisual Processing of Speech and Music," *Proceedings of the National Academy of Sciences of the United States of America* 104, no. 40 (2007): 15894–15898.

26. J. L. Chen, V. B. Penhune, and R. J. Zatorre, "Listening to Musical Rhythms Recruits Motor Regions of the Brain," *Cerebral Cortex* 18, no. 12 (2008): 2844–54; A. Lahav, E. Saltzman, and G. Schlaug, "Action Representation of Sound: Audiomotor Recognition Network while Listening to Newly Acquired Actions," *Journal of Neuroscience* 27, no. 2 (2007): 308–314.

27. F. J. Langheim, J. H. Callicott, V. S. Mattay, J. H. Duyn, and D. R. Weinberger, "Cortical Systems Associated with Covert Music Rehearsal," *Neuroimage* 16, no. 4 (2002): 901–908; A. R. Halpern and R. J. Zatorre, "When That Tune Runs through Your Head: A PET Investigation of Auditory Imagery for Familiar Melodies," *Cerebral*

Cortex 9, no. 7 (1999): 697–704.

28. K. Amunts, G. Schlaug, A. Schleicher, H. Steinmetz, A. Dabringhaus, P. E. Roland, and K. Zilles, "Asymmetry in the Human Motor Cortex and Handedness," *Neuroimage* 4, no. 3 part 1 (1996): 216–222; L. E. White, G. Lucas, A. Richards, and D. Purves, "Cerebral Asymmetry and Handedness," *Nature* 368, no. 6468 (1994): 197–198.

29. C. Gaser and G. Schlaug, "Gray Matter Differences between Musicians and Nonmusicians," *Annals of the New York Academy of Sciences* 999 (2003): 514–517.

30. T. Elbert, C. Pantev, C. Wienbruch, B. Rockstroh, and E. Taub, "Increased Cortical Representation of the Fingers of the Left Hand in String Players," *Science* 270, no. 5234 (1995): 305–307.

31. H. Corrigall and E. G. Schellenberg, "Music: The Language of Emotion," in *Handbook of Psychology of Emotions,* ed. C. Mohiyeddini, M. Eyesenck, and S. Bauer (Hauppauge, NY: Nova Science Publishers, 2013), 299–326.

32. M. Iwanaga and Y. Moroki, "Subjective and Physiological Responses to Music Stimuli Controlled over Activity and Preference," *Journal of Music Therapy* 36, no. 1 (1999): 26–38; L.-O. Lundqvist, F. Carlsson, P. Hilmersson, and P. N. Juslin, "Emotional Responses to Music: Experience, Expression, and Physiology," *Psychology of Music* 37, no. 1 (2009): 61–90; R. A. McFarland, "Relationship of Skin Temperature Changes to the Emotions Accompanying Music," *Biofeedback and Self-Regulation* 10 (1985): 255–267; C. L. Krumhansl, "An Exploratory Study of Musical Emotions and Psychophysiology," *Canadian Journal of Experimental Psychology* 51, no. 4 (1997): 336–353.

33. H. Corrigall and E. G. Schellenberg, "Music: The Language of Emotion," in *Handbook of Psychology of Emotions,* ed. C. Mohiyeddini, M. Eyesenck, and S. Bauer (Hauppauge, NY: Nova Science Publishers, 2013), 299–326.

34. A. J. Blood and R. J. Zatorre, "Intensely Pleasurable Responses to Music Correlate with Activity in Brain Regions Implicated in Reward and Emotion," *Proceedings of the National Academy of Sciences of the United States of America* 98, no. 20 (2001): 11818–11823.

35. V. N. Salimpoor, M. Benovoy, K. Larcher, A. Dagher, and R. J. Zatorre, "Anatomically Distinct Dopamine Release During Anticipation and Experience of Peak Emotion to Music," *Nature Neuroscience* 14, no. 2 (2011): 257–256.

36. V. N. Salimpoor, I. van den Bosch, N. Kovacevic, A. R. McIntosh, A. Dagher, and R. J. Zatorre, "Interactions between the Nucleus Accumbens and Auditory Cortices Predict Music Reward Value," *Science* 340, no. 6129 (2013): 216–219.

37. E. Mas-Herrero, R. J. Zatorre, A. Rodriguez-Fornells, and J. Marco-Pallares, "Dissociation between Musical and Monetary Reward Responses in Specific Musical Anhedonia," *Current Biology* 24, no. 6 (2014): 699–704.

38. N. Martinez-Molina, E. Mas-Herrero, A. Rodriguez-Fornells, R. J. Zatorre, and J. Marco-Pallares, "Neural correlates of specific musical anhedonia," *Proceedings of the National Academy of Sciences of the United States of America* 113, no. 46 (2016): E7337–345.

39. D. Strait, E. Skoe, N. Kraus, and R. Ashley, "Musical Experience and Neural Efficiency: Effects of Training on Subcortical Processing of Vocal Expressions of Emotion," *European Journal of Neuroscience* 29 (2009): 661–668.

40. A. S. Chan, Y. C. Ho, and M. C. Cheung, "Music Training Improves Verbal Memory," *Nature* 396, no. 6707 (1998): 128; Y. C. Ho, M. C. Cheung, and A. S. Chan, "Music Training Improves Verbal but Not Visual Memory: Cross-Sectional and Longitudinal Explorations in Children," *Neuropsychology* 17, no. 3 (2003): 439–450; L. S. Jakobson, S. T. Lewycky, A. R. Kilgour, and B. M. Stoesz, "Memory for Verbal and Visual Material in Highly Trained Musicians," *Music Perception* 26, no. 1 (2008): 41–55; A. T. Tierney, T. R. Bergeson-Dana, and D. B. Pisoni, "Effects of Early Musical Experience on Auditory Sequence Memory," *Empirical Musicology Revirew* 3, no. 4 (2008): 178–186; S. Brandler and T. H. Rammsayer, "Differences in Mental Abilities between Musicians and Non-Musicians," *Psychology of Music* 31, no. 2 (2003): 123–138; M. S. Franklin, K. S. Moore, K. Rattray, and J. Moher, "The Effects of Musical Training on Verbal Memory," *Psychology of Music* 36, no. 3 (2008): 353–365.

41. D. L. Strait, A. Parbery-Clark, S. O'Connell, and N. Kraus, "Biological Impact of Preschool Music Classes on Processing Speech in Noise," *Developmental Cognitive Neuroscience* 6 (2013): 51–60; A. Parbery-Clark, E. Skoe, and N. Kraus, "Musical Experience Limits the Degradative Effects of Background Noise on the Neural Processing of Sound," *Journal of Neuroscience* 29, no. 45 (2009): 14100–14107; A. Parbery-Clark, D. L. Strait, S. Anderson, E. Hittner, and N. Kraus, "Musical Experience and the Aging Auditory System: Implications for Cognitive Abilities and Hearing Speech in Noise," *PLOS ONE* 6, no. 5 (2011): E18082l; K. J. Pallesen, E. Brattico, C. J. Bailey, A. Korvenoja, J. Koivisto, A. Gjedde, and S. Carlson, "Cognitive Control in

Auditory Working Memory Is Enhanced in Musicians," *PLOS ONE* 5, no. 6 (2010): E11120; D. Strait, S. O'Connell, A. Parbery-Clark, and N. Kraus, "Musicians' Enhanced Neural Differentiation of Speech Sounds Arises Early in Life: Developmental Evidence from Ages Three to Thirty," *Cerebral Cortex* 24, no. 9 (2014): 2512–2521; E. M. George and D. Coch, "Music Training and Working Memory: An ERP Study," *Neuropsychologia* 49, no. 5 (2011): 1083–1094; S. B. Nutley, F. Darki, and T. Klingberg. "Music Practice Is Associated with Development of Working Memory During Childhood and Adolescence," *Frontiers in Human Neuroscience* (2014); G. M. Bidelman, S. Hutka, and S. Moreno, "Tone Language Speakers and Musicians Share Enhanced Perceptual and Cognitive Abilities for Musical Pitch: Evidence for Bidirectionality between the Domains of Language and Music," *PLOS ONE* 8, no. 4 (2013): E60676.

42. A. T. Tierney, T. R. Bergeson-Dana, and D. B. Pisoni, "Effects of Early Musical Experience on Auditory Sequence Memory," *Empirical Musicology Review* 3, no. 4 (2007): 178–186; Y. Lee, M. Lu, and H. Ko, "Effects of Skill Training on Working Memory Capacity," *Learning and Instruction* 17, no. 3 (2007): 336–344.

43. J. Zuk, C. Benjamin, A. Kenyon, and N. Gaab, "Behavioral and Neural Correlates of Executive Functioning in Musicians and Non-Musicians," *PLOS ONE* 9, no. 6 (2014): E99868; L. Moradzadeh, G. Blumenthal, and M. Wiseheart, "Musical Training, Bilingualism, and Executive Function: A Closer Look at Task Switching and Dual-Task Performance," *Cognitive Sciences* 39, no. 5 (2015): 992–1020; A. C. Jaschke, H. Honing, and E. J. A. Scherder, "Longitudinal Analysis of Music Education on Executive Functions in Primary School Children," *Frontiers in Neuroscience* (2018): 12; E. Białystok and A. M. Depape, "Musical Expertise, Bilingualism, and Executive Functioning," *Journal of Experimental Psychology: Human Perception and Performance* 35, no. 2 (2009): 565–574; D. Strait, N. Kraus, A. Parbery-Clark, and R. Ashley, "Musical Experience Shapes Top-Down Auditory Mechanisms: Evidence from Masking and Auditory Attention Performance," *Hearing Research* 261 (2010): 22–29; K. K. Clayton, J. Swaminathan, A. Yazdanbakhsh, J. Zuk, A. D. Patel, and G. Kidd Jr., "Executive Function, Visual Attention and the Cocktail Party Problem in Musicians and Non-Musicians," *PLoS One* 11, no. 7 (2016): E0157638; A. J. Oxenham, B. J. Fligor, C. R. Mason and G. Kidd, "Informational Masking and Musical Training," *Journal of the Acoustical Society of America* 114, no. 3 (2003): 1543–1549.

44. K. J. Pallesen, E. Brattico, C. J. Bailey, A. Korvenoja, J. Koivisto, A. Gjedde, and S. Carlson, "Cognitive Control in Auditory Working Memory Is Enhanced in Musicians," *PLOS ONE* 5, no. 6 (2010): e11120; J. Zuk, C. Benjamin, A. Kenyon, and

N. Gaab, "Behavioral and Neural Correlates of Executive Functioning in Musicians and Non-Musicians," *PLOS ONE* 9, no. 6 (2014): e99868; K. Schulze, K. Mueller, and S. Koelsch, "Neural Correlates of Strategy Use During Auditory Working Memory in Musicians and Non-Musicians," *European Journal of Neuroscience* 33, no. 1 (2011): 189–196; K. Schulze, S. Zysset, K. Mueller, A. D. Friederici, and S. Koelsch, "Neuroarchitecture of Verbal and Tonal Working Memory in Nonmusicians and Musicians," *Human Brain Mapping* 32, no. 5 (2011): 771–783.

45. D. L. Strait, K. Chan, R. Ashley, and N. Kraus, "Specialization Among the Specialized: Auditory Brainstem Function Is Tuned in to Timbre," *Cortex* 48 (2012): 360–362; N. Kraus, D. Strait, and A. Parbery-Clark, "Cognitive Factors Shape Brain Networks for Auditory Skills: Spotlight on Auditory Working Memory," *Annals of the New York Academy of Sciences* 1252 (2012): 100–107; D. L. Strait, J. Hornickel, and N. Kraus, "Subcortical Processing of Speech Regularities Underlies Reading and Music Aptitude in Children," *Behavioral and Brain Functions* 7, no. 1 (2011): 44; D. L. Strait, S. O'Connell, A. Parbery-Clark, and N. Kraus, "Musicians' Enhanced Neural Differentiation of Speech Sounds Arises Early in Life: Developmental Evidence from Ages 3 to 30," *Cerebral Cortex* (2013): https:doi.org/10.1093/cercor/bht103.

46. C. J. Limband and A. R. Braun, "Neural Substrates of Spontaneous Musical Performance: An FMRI Study of Jazz Improvisation," *PLOS ONE* 3, no. 2 (2008): e1679.

47. J. Collier, "Musician Explains One Concept in 5 Levels of Difficulty," *Wired*, YouTube video, January 8, 2018, https://www.youtube.com/watch?v=eRkgK4jfi6M.

48. T. Gioia, *Healing Songs* (Durham, NC: Duke University Press, 2006).

49. S. Bodeck, C. Lappe, and S. Evers, "Tic-Reducing Effects of Music in Patients with Tourette's Syndrome: Self-Reported and Objective Analysis," *Journal of the Neurological Sciences* 352, no. 1–2 (2015): 41–47.

50. O. Sacks, *Musicophilia: Tales of Music and the Brain* (New York: Alfred A. Knopf, 2007).

51. T. Gioia, *Healing Songs* (Durham, NC: Duke University Press, 2006).

52. C. M. Tomaino, "Clinical Applications of Music Therapy in Neurologic Rehabilitation," in *Music That Works*, ed. R. B. Haas and V. Brandes (Austria: SpringerVerlag, 2009), 211–220.

53. S. Hegde, "Music-Based Cognitive Remediation Therapy for Patients with Traumatic Brain Injury," *Frontiers in Neurology* 5 (2014): 34; M. H. Thaut, J. C. Gardiner, D.

Holmberg, J. Horwitz, L. Kent, G. Andrews, B. Donelan, and G. R. McIntosh, "Neurologic Music Therapy Improves Executive Function and Emotional Adjustment in Traumatic Brain Injury Rehabilitation," *Annals of the New York Academy of Sciences* 1169 (2009): 406–416.

54. K. Bergmann, "The Sound of Trauma: Music Therapy in a Post-War Environment," *Australian Journal of Music Therapy* 13 (2012): 3–16; M. Bensimon, D. Amir, and Y. Wolf, "Drumming Through Trauma: Music Therapy with Post-Traumatic Soldiers," *Arts in Psychotherapy* 35, no. 1 (2008): 34–48; S. Garrido, F. A. Baker, J. W. Davidson, G. Moore, and S. Wasserman, "Music and Trauma: The Relationship between Music, Personality, and Coping Style," *Frontiers in Psychology* 6 (2015): 977; J. Loewy and K. Stewart, "Music Therapy to Help Traumatized Children and Caretakers," in *Mass Trauma and Violence*, ed. N. B. Webb, 191–215 (New York: Guilford Press, 2004); J. V. Loewy and A. F. Hara, *Caring for the Caregiver: The Use of Music Therapy in Grief and Trauma* (The American Music Therapy Association, 2002); J. Orth, L. Doorschodt, J. Verburgt, and B. Drožđek, "Sounds of Trauma: An Introduction to Methodology in Music Therapy with Traumatized Refugees in Clinical and Outpatient Settings," in *Broken Spirits: The Treatment of Traumatized Asylum Seekers, Refugees, War, and Torture Victims*, ed. J. Willson and B. Drožđek, 443–80 (New York: Brunner-Routledge, 2004).

55. S. L. Robb, D. S. Burns, K. A. Stegenga, P. R. Haut, P. O. Monahan, J. Meza, T. E. Stump, et al., "Randomized Clinical Trial of Therapeutic Music Video Intervention for Resilience Outcomes in Adolescents/Young Adults Undergoing Hematopoietic Stem Cell Transplant," *Cancer* 120, no. 6 (2014): 909–917.

56. C. M. Tomaino, "Meeting the Complex Needs of Individuals with Dementia through Music Therapy," *Music and Medicine* 5, no. 4 (2013): 234–241.

57. M. W. Hardy and A. B. Lagasse, "Rhythm, Movement, and Autism: Using Rhythmic Rehabilitation Research As a Model for Autism," *Frontiers in Integrative Neuroscience* 7 (2013): 19; A. B. LaGasse, "Effects of a Music Therapy Group Intervention on Enhancing Social Skills in Children with Autism," *Journal of Music Therapy* 51, no. 3 (2014): 250–275; A. B. LaGasse, "Social Outcomes in Children with Autism Spectrum Disorder: A Review of Music Therapy Outcomes," *Patient Related Outcome Measures* 8 (2017): 23–32.

58. W. Groß, U. Linden W, and T. Ostermann, "Effects of Music Therapy in the Treatment of Children with Delayed Speech Development—Results of a Pilot Study," *BMC Complementary and Alternative Medicine* 10 (2010): 39; M. Ritter, K. A. Col-

son, and J. Park, "Reading Intervention Using Interactive Metronome in Children with Language and Reading Impairment: A Preliminary Investigation," *Communication Disorders Quarterly* 34, no. 2 (2012): 106–119; G. E. Taub, K. S. McGrew, and T. Z. Keith, "Improvements in Interval Time Tracking and Effects on Reading Achievement," *Psychology in the Schools* 44, no. 8 (2007): 849–863.

59. C. Nombela, L. E. Hughes, A. M. Owen and J. A. Grahn, "Into the Groove: Can Rhythm Influence Parkinson's Disease?" *Neuroscience & Biobehavorial Reviews* 37, no. 10, pt. 2 (2013): 2564–2570; M. J. de Dreu, A. S. van der Wilk, E. Poppe, G. Kwakkel, and E. E. van Wegen, "Rehabilitation, Exercise Therapy and Music in Patients with Parkinson's Disease: A Meta-Analysis of the Effects of Music-Based Movement Therapy on Walking Ability, Balance and Quality of Life," *Parkinsonism & Related Disorders* 18 Suppl 1 (2012): S114–119; J. M. Hausdorff, J. Lowenthal, T. Herman, L. Gruendlinger, C. Peretz, and N. Giladi, "Rhythmic Auditory Stimulation Modulates Gait Variability in Parkinson's Disease," *European Journal of Neuroscience* 26, no. 8 (2007): 2369–2375; R. S. Calabro, A. Naro, S. Filoni, M. Pullia, L. Billeri, P. Tomasello, S. Portaro, G. Di Lorenzo, C. Tomaino, and P. Bramanti, "Walking to Your Right Music: A Randomized Controlled Trial on the Novel Use of Treadmill Plus Music in Parkinson's Disease," *Journal of Neuroengineering and Rehabilitation* 16, no. 1 (2019): 68.

60. A. Raglio, O. Oasi, M. Gianotti, A. Rossi, K. Goulene, and M. Stramba-Badiale, "Improvement of Spontaneous Language in Stroke Patients with Chronic Aphasia Treated with Music Therapy: A Randomized Controlled Trial," *Internal Journal of Neuroscience* 126, no. 3 (2016): 235–242; M. H. Thaut and G. C. McIntosh, "Neurologic Music Therapy in Stroke Rehabilitation," *Current Physical Medicine and Rehabilitation Reports* 2, no. 2 (2014): 106–113; J. P. Brady, "Metronome-Conditioned Speech Retraining for Stuttering," *Behavior Therapy* 2, no. 2 (1971): 129–150.

61. C. M. Tomaino, "Recovery of Fluent Speech through a Musician's Use of Prelearned Song Repertoire: A Case Study," *Music and Medicine* 2, no. (2010): 85–88; C. M. Tomaino, "Effective Music Therapy Techniques in the Treatment of Nonfluent Aphasia," *Annals of the New York Academy of Sciences* 1252, no. 1 (2012): 312–317; E. L. Stegemoller, T. R. Hurt, M. C. O'Connor, R. D. Camp, C. W. Green, J. C. Pattee, and E. K. Williams, "Experiences of Persons with Parkinson's Disease Engaged in Group Therapeutic Singing," *Journal of Music Therapy* 54, no. 4 (2018): 405–431.

62. A. Good, K. Gordon, B. C. Papsin, G. Nespoli, T. Hopyan, I. Peretz, and F. A. Russo, "Benefits of Music Training for Perception of Emotional Speech Prosody in Deaf

Children with Cochlear Implants," *Ear and Hearing* 38, no. 4 (2017): 455–464; C. Y. Lo, V. Looi, W. F. Thompson, and C. M. McMahon, "Music Training for Children With Sensorineural Hearing Loss Improves Speech-in-Noise Perception," *Journal of Speech, Language, and Hearing Research* 63, no. 6 (2020): 1990–2015.

第六章

1. N. L. Wallin, B. Merker, and S. Brown, *The Origins of Music* (Cambridge, MA: MIT Press, 2000).

2. A. B. Lord, *The Singer of Tales* (Cambridge, MA: Harvard University Press, 1960).

3. T. Gioia, *Work Songs* (Durham, NC: Duke University Press, 2006).

4. H. Pham, "West Africa Ghana, Post Office," YouTube, June 22, 2011, https:// www. youtube.com/watch?v=c3fctmixsKE.

5. M. Aminian, *The Woven Sounds* (documentary film). 2019.

6. S. Brown and J. Jordania, "Universals in the World's Musics," *Psychology of Music* 41, no. 2 (2011): 229–248.

7. S. Dehaene, *Consciousness and the Brain: Deciphering How the Brain Codes Our Thoughts* (New York: Viking, 2014).

8. S. A. Kotz, A. Ravignani, and W. T. Fitch, "The Evolution of Rhythm Processing," *Trends in Cognitive Science* 22, no. 10 (2018): 896–910.

9. A. Tierney and N. Kraus, "Neural Entrainment to the Rhythmic Structure of Music," *Journal of Cognitive Neuroscience* 27, no. 2 (2015): 400–408.

10. I. J. Moon, S. Kang, N. Boichenko, S. H. Hong, and K. M. Lee, "Meter Enhances the Subcortical Processing of Speech Sounds at a Strong Beat," *Scientific Reports* 10, no. 1 (2020): 15973.

11. W. Fries and A. A. Swihart, "Disturbance of Rhythm Sense Following Right Hemisphere Damage," *Neuropsychologia* 28, no. 12 (1990): 1317–1323; M. Di Pietro, M. Laganaro, B. Leemann, and A. Schnider, "Receptive Amusia: Temporal Auditory Processing Deficit in a Professional Musician Following a Left Temporo-Parietal Lesion," *Neuropsychologia* 42, no.7(2004):868–877; I. Peretz, "Processing of Local and Global Musical Information by Unilateral Brain-Damaged Patients," *Brain* 113, no. 4 (1990): 1185–1205; C. Liégeois-Chauvel, I. Peretz, M. Babai, V. Laguitton, and P.

Chauvel, "Contribution of Different Cortical Areas in the Temporal Lobes to Music Processing," *Brain* 121, no. 10 (1998): 1853–1867.

12. A. Tierney and N. Kraus, "Evidence for Multiple Rhythmic Skills," *PLoS One* 10, no. 9 (2015): e0136645; S. Bonacina, J. Krizman, T. White-Schwoch, T. Nicol, and N. Kraus, "How Rhythmic Skills Relate and Develop in School-Age Children," *Global Pediatric Health* 6 (2019): 2333794X19852045.

13. A. Tierney, T. White-Schwoch, J. MacLean, and N. Kraus, "Individual Differences in Rhythm Skills: Links with Neural Consistency and Linguistic Ability," *Journal of Cognitive Neuroscience* 29, no. 5 (2017): 855–868; J. M. Thomson and U. Goswami, "Rhythmic Processing in Children with Developmental Dyslexia: Auditory and Motor Rhythms Link to Reading and Spelling," *Journal of Physiology* 102, no. 1–3 (2008): 120–129; S. Bonacina, J. Krizman, T. White-Schwoch, and N. Kraus, "Clapping in Time Parallels Literacy and Calls Upon Overlapping Neural Mechanisms in Early Readers," *Annals of the New York Academy of Sciences* 1423 (2018): 338–348.

14. J. Slater, N. Kraus, K. W. Carr, A. Tierney, A. Azem, and R. Ashley, "Speech-in-Noise Perception Is Linked to Rhythm Production Skills in Adult Percussionists and Non-Musicians," *Language, Cognition and Neuroscience* 33, no. 6 (2018): 710–717.

15. A. Tierney and N. Kraus, "Getting Back on the Beat: Links between Auditory-Motor Integration and Precise Auditory Processing at Fast Time Scales," *European Journal of Neuroscience* 43, no. 6 (2016): 782–791.

16. A. A. Benasich, Z. Gou, N. Choudhury, and K. D. Harris, "Early Cognitive and Language Skills Are Linked to Resting Frontal Gamma Power across the First 3 Years," *Behavioural Brain Research* 195, no. 2 (2008): 215–222.

17. J. M. Thomson and U. Goswami, "Rhythmic Processing in Children with Developmental Dyslexia: Auditory and Motor Rhythms Link to Reading and Spelling," *Journal of Physiology* 102, no. 1–3 (2008): 120–129; P. Wolff, "Timing Precision and Rhythm in Developmental Dyslexia," *Reading and Writing* 15 (2002): 179–206; J. Thomson, B. Fryer, J. Maltby, and U. Goswami, "Auditory and Motor Rhythm Awareness in Adults with Dyslexia," *Journal of Research in Reading* 29 (2006): 334–348; K. H. Corriveau and U. Goswami, "Rhythmic Motor Entrainment in Children with Speech and Language Impairments: Tapping to the Beat," *Cortex* 45, no. 1 (2009): 119–130; A. T. Tierney and N. Kraus, "The Ability to Tap to a Beat Relates to Cognitive, Linguistic, and Perceptual Skills," *Brain and Language* 124, no. 3 (2013): 225–231; C. S. Moritz, S. Yampolsky, G. Papadelis, J. Thomson, and M. Wolf, "Links

between Early Rhythm Skills, Musical Training, and Phonological Awareness," *Reading and Writing* 26 (2013): 739–769.

18. P. Wolff, "Timing Precision and Rhythm in Developmental Dyslexia," *Reading and Writing* 15 (2002): 179–206.

19. A. T. Tierney and N. Kraus, "The Ability to Tap to a Beat Relates to Cognitive, Linguistic, and Perceptual Skills," *Brain and Language* 124, no. 3 (2013): 225–231.

20. K. Woodruff Carr, T. White-Schwoch, A. T. Tierney, D. L. Strait, and N. Kraus, "Beat Synchronization Predicts Neural Speech Encoding and Reading Readiness in Preschoolers," *Proceedings of the National Academy of Sciences of the United States of America* 111, no. 40 (2014): 14559–14564; S. Bonacina, J. Krizman, T. White-Schwoch, T. Nicol, and N. Kraus, "Distinct Rhythmic Abilities Align with Phonological Awareness and Rapid Naming in School-age Children," Cognitive Processing 21 (2020): 575–581; S. Bonacina, J. Krizman, T. White-Schwoch, and N. Kraus, "Clapping in Time Parallels Literacy and Calls upon Overlapping Neural Mechanisms in Early Readers." Annals of the New York Academy of Sciences 1423 (2018): 338–348.

21. K. J. Kohler, "Rhythm in Speech and Language: A New Research Paradigm," *Phonetica* 66, no. 1–2 (2009): 29–45.

22. J. Slater, N. Kraus, K. W. Carr, A. Tierney, A. Azem, and R. Ashley, "Speech-in-Noise Perception Is Linked to Rhythm Production Skills in Adult Percussionists and Non-Musicians," *Language, Cognition and Neuroscience* 33, no. 6 (2018): 710–717.

23 N. Kraus and T. White-Schwoch, "Neurobiology of Everyday Communication: What Have We Learned from Music?" *Neuroscientist* 23, no. 3 (2017): 287–298; A. Parbery-Clark, E. Skoe, C. Lam, and N. Kraus, "Musician Enhancement for Speechin-Noise," *Ear and Hearing* 30, no. 6 (2009): 653–661; A. Parbery-Clark, D. L. Strait, S. Anderson, E. Hittner, and N. Kraus, "Musical Experience and the Aging Auditory System: Implications for Cognitive Abilities and Hearing Speech in Noise," *PLoS One* 6, no. 5 (2011): e18082; A. Parbery-Clark, A. Tierney, D. Strait, and N. Kraus, "Musicians Have Fine-Tuned Neural Distinction of Speech Syllables," *Neuroscience* 219 (2012): 111–119; B. R. Zendel and C. Alain, "Musicians Experience Less Age-Related Decline in Central Auditory Processing," *Psychology and Aging* 27, no. 2 (2012): 410–417; D. L. Strait, A. Parbery-Clark, E. Hittner, and N. Kraus, "Musical Training During Early Childhood Enhances the Neural Encoding of Speech in Noise," *Brain and Language* 123, no. 3 (2012): 191–201; J. Swaminathan, C. R. Ma-

son, T. M. Streeter, V. Best, G. Kidd Jr., and A. D. Patel, "Musical Training, Individual Differences and the Cocktail Party Problem," *Scientific Reports* 5 (2015): 11628; B. R. Zendel, C. D. Tremblay, S. Belleville, and I. Peretz, "The Impact of Musicianship on the Cortical Mechanisms Related to Separating Speech from Background Noise," *Journal of Cognitive Neuroscience* 27, no. 5 (2015): 1044–1059.

24. A. D. Patel, J. R. Iversen, M. R. Bregman, and I. Schulz, "Experimental Evidence for Synchronization to a Musical Beat in a Nonhuman Animal," *Current Biology* 19, no. 10 (2009): 827–830.

25. S. M. Wilson, A. P. Saygin, M. I. Sereno, and M. Iacoboni, "Listening to Speech Activates Motor Areas Involved in Speech Production," *Nature Neuroscience* 7, no. 7 (2004): 701–702; S. C. Herholz, E. B. Coffey, C. Pantev, and R. J. Zatorre, "Dissociation of Neural Networks for Predisposition and for Training-Related Plasticity in Auditory-Motor Learning," *Cerebral Cortex* 26, no. 7 (2016): 3125–3134.

26. M. Bangert, T. Peschel, G. Schlaug, M. Rotte, D. Drescher, H. Hinrichs, H. J. Heinze, and E. Altenmuller, "Shared Networks for Auditory and Motor Processing in Professional Pianists: Evidence from Fmri Conjunction," *NeuroImage* 30, no. 3 (2006): 917–926.

27. M. Larsson, S. R. Ekstrom, and P. Ranjbar, "Effects of Sounds of Locomotion on Speech Perception," *Noise and Health* 17, no. 77 (2015): 227–232.

28. I. Winkler, G. P. Haden, O. Ladinig, I. Sziller, and H. Honing, "Newborn Infants Detect the Beat in Music," *Proceedings of the National Academy of Sciences of the United States of America* 106, no. 7 (2009): 2468–2471.

29. J. Phillips-Silver and L. J. Trainor, "Feeling the Beat: Movement Influences Infant Rhythm Perception," *Science* 308, no. 5727 (2005): 1430.

30. M. J. Hove and J. L. Risen, "It's All in the Timing: Interpersonal Synchrony Increases Affiliation," *Social Cognition* 27, no. 6 (2009): 949–961.

31. S. Kirschner and M. Tomasello, "Joint Drumming: Social Context Facilitates Synchronization in Preschool Children," *Journal of Experimental Child Psychology* 102, no. 3 (2009): 299–314.

32. L. K. Cirelli, K. M. Einarson, and L. J. Trainor, "Interpersonal Synchrony Increases Prosocial Behavior in Infants," *Developmental Science* 17, no. 6 (2014): 1003–1011.

33. Y. Hou, B. Song, Y. Hu, Y. Pan, and Y. Hu, "The Averaged Inter-Brain Coherence between the Audience and a Violinist Predicts the Popularity of Violin Performance,"

NeuroImage 211 (2020): 116655.

34. Musicians Without Borders, www.musicianswithoutborders.org.

35. T. Gioia, *Healing Songs* (Durham, NC: Duke University Press, 2006).

36. G. Reynolds, "Phys Ed: Does Music Make You Exercise Harder?" *New York Times*, August 25, 2010.

37. H. A. Lim, "Effect of 'Developmental Speech and Language Training through Music' on Speech Production in Children with Autism Spectrum Disorders," *Journal of Music Therapy* 47, no. 1 (2010): 2–26.

38. L. A. Nelson, M. Macdonald, C. Stall, and R. Pazdan, "Effects of Interactive Metronome Therapy on Cognitive Functioning After Blast-Related Brain Injury: A Randomized Controlled Pilot Trial," *Neuropsychology* 27, no. 6 (2013): 666–679; S. Hegde, "Music-Based Cognitive Remediation Therapy for Patients with Traumatic Brain Injury," *Frontiers in Neurology* 5 (2014): 34; M. H. Thaut, J. C. Gardiner, D. Holmberg, J. Horwitz, L. Kent, G. Andrews, B. Donelan, and G. R. McIntosh, "Neurologic Music Therapy Improves Executive Function and Emotional Adjustment in Traumatic Brain Injury Rehabilitation," *Annals of the New York Academy of Sciences* 1169 (2009): 406–416.

39. C. Nombela, L. E. Hughes, A. M. Owen, and J. A. Grahn, "Into the Groove: Can Rhythm Influence Parkinson's Disease?" *Neuroscience and Biobehavioral Reviews* 37, no. 10 Pt. 2 (2013): 2564–2570; M. J. de Dreu, A. S. van der Wilk, E. Poppe, G. Kwakkel, and E. E. van Wegen, "Rehabilitation, Exercise Therapy and Music in Patients with Parkinson's Disease: A Meta-Analysis of the Effects of Music-Based Movement Therapy on Walking Ability, Balance and Quality of Life," *Parkinsonism & Related Disorders* 18, Suppl. 1 (2012): S114–119; J. M. Hausdorff, J. Lowenthal, T. Herman, L. Gruendlinger, C. Peretz, and N. Giladi, "Rhythmic Auditory Stimulation Modulates Gait Variability in Parkinson's Disease," *European Journal of Neuroscience* 26, no. 8 (2007): 2369–2375.

40. C. M. Tomaino, "Recovery of Fluent Speech Through a Musician's Use of Prelearned Song Repertoire: A Case Study," *Music and Medicine* 2, no. 2 (2010): 85–88; C. M. Tomaino, "Effective Music Therapy Techniques in the Treatment of Nonfluent Aphasia," *Annals of the New York Academy of Sciences* 1252, no. 1 (2012): 312–317; E. L. Stegemoller, T. R. Hurt, M. C. O'Connor, R. D. Camp, C. W. Green, J. C. Pattee, and E. K. Williams, "Experiences of Persons with Parkinson's Disease Engaged in Group Therapeutic Singing," *Journal of Music Therapy* 54, no. 4 (2018). 405–431; A. Ra-

glio, O. Oasi, M. Gianotti, A. Rossi, K. Goulene, and M. Stramba-Badiale, "Improvement of Spontaneous Language in Stroke Patients with Chronic Aphasia Treated with Music Therapy: A Randomized Controlled Trial," *International Journal of Neuroscience* 126, no. 3 (2016): 235–242; M. H. Thaut and G. C. McIntosh, "Neurologic Music Therapy in Stroke Rehabilitation," *Current Physical Medicine and Rehabilitation Reports* 2, no. 2 (2014): 106–113; C. M. Tomaino, "Clinical Applications of Music Therapy in Neurologic Rehabilitation," in *Music That Works*, R. B. Haas, pp. 211–20 (Austria: Springer-Verlag, 2009); J. P. Brady, "Metronome-Conditioned Speech Retraining for Stuttering," *Behavior Therapy* 2, no. 2 (1971): 129–150.

41. M. W. Hardy and A. B. Lagasse, "Rhythm, Movement, and Autism: Using Rhythmic Rehabilitation Research as a Model for Autism," *Frontiers in Integrative Neuroscience* 7 (2013): 19; A. B. Lagasse, "Effects of a Music Therapy Group Intervention on Enhancing Social Skills in Children with Autism," *Journal of Music Therapy* 51, no. 3 (2014): 250–275; A. B. Lagasse, "Social Outcomes in Children with Autism Spectrum Disorder: A Review of Music Therapy Outcomes," *Patient Related Outcome Measures* 8 (2017): 23–32.

42. L. K. Cirelli, K. M. Einarson, and L. J. Trainor, "Interpersonal Synchrony Increases Prosocial Behavior in Infants," *Developmental Science* 17, no. 6 (2014): 1003–1011.

43. S. Bonacina, J. Krizman, T. White-Schwoch, and N. Kraus, "Clapping in Time Parallels Literacy and Calls Upon Overlapping Neural Mechanisms in Early Readers," *Annals of the New York Academy of Sciences* 1423 (2018): 338–348; M. Ritter, K. A. Colson, and J. Park, "Reading Intervention Using Interactive Metronome in Children with Language and Reading Impairment: A Preliminary Investigation," *Communication Disorders Quarterly* 34, no. 2 (2012): 106–119; G. E. Taub, K. S. McGrew, and T. Z. Keith, "Improvements in Interval Time Tracking and Effects on Reading Achievement," *Psychology in the Schools* 44, no. 8 (2007): 849–963.

44. F. S. Barrett, H. Robbins, D. Smooke, J. L. Brown, and R. R. Griffiths, "Qualitative and Quantitative Features of Music Reported to Support Peak Mystical Experiences During Psychedelic Therapy Sessions," *Frontiers in Psychology* 8 (2017): 1238.

45. T. Gioia, *Healing Songs* (Durham, NC: Duke University Press, 2006).

46. W. R Thompson, S. S. Yen, and J. Rubin, "Vibration Therapy: Clinical Applications in Bone," *Current Opinion in Endocrinology, Diabetes, and Obesity* 21, no. 6 (2014): 447–453.

47. E. Muggenthaler, "The Felid Purr: A Healing Mechanism?" *Journal of the Acoustical*

Society of America 110 (2001): 2666.

第七章

1. E. Paulesu, E. McCrory, F. Fazio, L. Menoncello, N. Brunswick, S. F. Cappa, M. Cotelli, et al., "A Cultural Effect on Brain Function," *Nature Neuroscience* 3, no. 1 (2000): 91–96.

2. P. H. Seymour, M. Aro, and J. M. Erskine, "Foundation Literacy Acquisition in European Orthographies," *British Journal of Psychology* 94, part 2 (2003): 143–174; N. C. Ellis, M. Natsume, K. Stavropoulou, L. Hoxhallari, V. H. P. Daal, N. Polyzoe, M.-L. Tsipa, and M. Petalas, "The Effects of Orthographic Depth On Learning to Read Alphabetic, Syllabic, and Logographic Scripts," *Reading Research Quarterly* 39, no. 4 (2004): 438–468.

3. J. C. Ziegler, C. Perry, A. Ma-Wyatt, D. Ladner, and G. Schulte-Körne, "Developmental Dyslexia in Different Languages: Language-Specific or Universal?" *Journal of Experimental Child Psychology* 86, no. 3 (2003): 169–193; E. Paulesu, J. F. Demonet, F. Fazio, E. McCrory, V. Chanoine, N. Brunswick, S. F. Cappa, et al., "Dyslexia: Cultural Diversity and Biological Unity," *Science* 291, no. 5511 (2001): 2165–2167.

4. M. Wolf and C. J. Stoodley, *Proust and the Squid: The Story and Science of the Reading Brain* (New York: HarperCollins, 2007).

5. J. Stein, "The Magnocellular Theory of Developmental Dyslexia," *Dyslexia* 1, no. 1 (2001): 12–36; S. Singleton and S. Trotter, "Visual Stress in Adults with and without Dyslexia," *Journal of Research in Reading* 28, no. 3 (2005): 365–378; J. Stein, "The Current Status of the Magnocellular Theory of Developmental Dyslexia," *Neuropsychologia* 130 (2019): 66–77; S. M. Handler and W. M. Fierson, "Learning Disabilities, Dyslexia, and Vision," *Pediatrics* 127, no. 3 (2011): e818–856; P. Harries, R. Hall, N. Ray, and J. Stein, "Using Coloured Filters to Reduce the Symptoms of Visual Stress in Children with Reading Delay," *Scandinavian Journal of Occupational Therapy* 22, no. 2 (2015): 153–160.

6. A. A. Benasich and R. H. Fitch, *Developmental Dyslexia: Early Precursors, Neurobehavioral Markers and Biological Substrates* (Baltimore: Paul H. Brookes, 2012).

7. T. Teinonen, V. Fellman, R. Näätänen, P. Alku, and M. Huotilainen, "Statistical Language Learning in Neonates Revealed by Event-Related Brain Potentials," *BMC*

Neuroscience 10 (2009): 21.

8. T. Teinonen, V. Fellman, R. Näätänen, P. Alku, and M. Huotilainen, "Statistical Language Learning in Neonates Revealed by Event-Related Brain Potentials," *BMC Neuroscience* 10 (2009): 21; J. R. Saffran, R. N. Aslin, and E. L. Newport, "Statistical Learning by 8-Month-Old Infants," *Science* 274, no. 5294 (1996): 1926–1928.

9. E. Skoe and N. Kraus, "Hearing It Again and Again: On-Line Subcortical Plasticity in Humans," *PLoS One* 5, no. 10 (2010): e13645.

10. B. Chandrasekaran, J. Hornickel, E. Skoe, T. Nicol, and N. Kraus, "Context-Dependent Encoding in the Human Auditory Brainstem," *Neuron* 64 (2009): 311–319.

11. H. M. Sigurdardottir, H. B. Danielsdottir, M. Gudmundsdottir, K. H. Hjartarson, E. A. Thorarinsdottir, and A. Kristjansson, "Problems with Visual Statistical Learning in Developmental Dyslexia," *Scientific Reports* 7, no. 1 (2017): 606; J. L. Evans, J. R. Saffran, and K. Robe-Torres, "Statistical Learning in Children with Specific Language Impairment," *Journal of Speech, Language, and Hearing Research* 52, no. 2 (2009): 321–335.

12. C. M. Conway, D. B. Pisoni, E. M. Anaya, J. Karpicke, and S. C. Henning, "Implicit Sequence Learning in Deaf Children with Cochlear Implants," *Developmental Science* 14, no. 1 (2011): 69–82.

13. A. A. Scott-Van Zeeland, K. McNealy, A. T. Wang, M. Sigman, S. Y. Bookheimer, and M. Dapretto, "No Neural Evidence of Statistical Learning During Exposure to Artificial Languages in Children with Autism Spectrum Disorders," *Biological Psychiatry* 68, no. 4 (2010): 345–351.

14. K. McNealy, J. C. Mazziotta, and M. Dapretto, "Age and Experience Shape Developmental Changes in the Neural Basis of Language-Related Learning," *Developmental Science* 14, no. 6 (2011): 1261–1282; J. Bartolotti, V. Marian, S. R. Schroeder, and A. Shook, "Bilingualism and Inhibitory Control Influence Statistical Learning of Novel Word Forms," *Frontiers in Psychology* 2 (2011): 324; A. Shook, V. Marian, J. Bartolotti, and S. R. Schroeder, "Musical Experience Influences Statistical Learning of a Novel Language," *American Journal of Psychology* 126, no. 1 (2013): 95–104; P. Vasuki R. M., M. Sharma, R. Ibrahim, and J. Arciuli, "Statistical Learning and Auditory Processing in Children with Music Training: An ERP Study," *Clinical Neurophysiology* 128, no. 7 (2017): 1270–1281; D. Schön and C. François, "Musical Expertise and Statistical Learning of Musical and Linguistic Structures," *Frontiers in Psychology* 2 (2011): 167.

15. L. Kishon-Rabin, O. Amir, Y. Vexler, and Y. Zaltz, "Pitch Discrimination: Are Professional Musicians Better Than Non-Musicians?" *Journal of Basic and Clinical Physiology and Pharmacology* 12, no. 2 (2001): 125–143; M. F. Spiegel and C. S. Watson, "Performance on Frequency-Discrimination Tasks by Musicians and Nonmusicians," *Journal of the Acoustical Society of America* 76, no. 6 (1984): 1690–1695.

16. K. Banai and M. Ahissar, "Poor Frequency Discrimination Probes Dyslexics with Particularly Impaired Working Memory," *Audiology and Neurotology* 9, no. 6 (2004): 328–340; L. F. Halliday and D. V. Bishop, "Is Poor Frequency Modulation Detection Linked to Literacy Problems? A Comparison of Specific Reading Disability and Mild to Moderate Sensorineural Hearing Loss," *Brain and Language* 97, no. 2 (2006): 200–213; S. J. France, B. S. Rosner, P. C. Hansen, C. Calvin, J. B. Talcott, A. J. Richardson, and J. F. Stein, "Auditory Frequency Discrimination in Adult Developmental Dyslexics," *Perception and Psychophysics* 64, no. 2 (2002): 169–179.

17. P. Helenius, K. Uutela, and R. Hari, "Auditory Stream Segregation in Dyslexic Adults," *Brain* 122, part 5 (1999): 907–913.

18. J. B. Talcott, C. Witton, M. F. McLean, P. C. Hansen, A. Rees, G. G. Green, and J. F. Stein, "Dynamic Sensory Sensitivity and Children's Word Decoding Skills," *Proceedings of the National Academy of Sciences of the United States of America* 97, no. 6 (2000): 2952–2957.

19. T. Baldeweg, A. Richardson, S. Watkins, C. Foale, and J. Gruzelier, "Impaired Auditory Frequency Discrimination in Dyslexia Detected with Mismatch Evoked Potentials," *Annals of Neurology* 45, no. 4 (1999): 495–503.

20. M. van Ingelghem, A. van Wieringen, J. Wouters, E. Vandenbussche, P. Onghena, and P. Ghesquiere, "Psychophysical Evidence for a General Temporal Processing Deficit in Children with Dyslexia," *Neuroreport* 12, no. 16 (2001): 3603–3637; M. J. Hautus, G. J. Setchell, K. E. Waldie, and I. J. Kirk, "Age-Related Improvements in Auditory Temporal Resolution in Reading-Impaired Children," *Dyslexia* 9, no. 1 (2003): 37–45; M. Sharma, S. C. Purdy, P. Newall, K. Wheldall, R. Beaman, and H. Dillon, "Electrophysiological and Behavioral Evidence of Auditory Processing Deficits in Children with Reading Disorder," *Clinical Neurophysiology* 117, no. 5 (2006): 1130–1144.

21. S. Rosen and E. Manganari, "Is There a Relationship between Speech and Nonspeech Auditory Processing in Children with Dyslexia?" *Journal of Speech, Language, and Hearing Research* 44, no. 4 (2001): 720–736.

22. P. Menell, K. I. McAnally, and J. F. Stein, "Psychophysical Sensitivity and Physiological Response to Amplitude Modulation in Adult Dyslexic Listeners," *Journal of Speech, Language, and Hearing Research* 42, no. 4 (1999): 797–803.

23. B. Boets, M. Vandermosten, H. Poelmans, H. Luts, J. Wouters, and P. Ghesquiere, "Preschool Impairments in Auditory Processing and Speech Perception Uniquely Predict Future Reading Problems," *Research in Developmental Disabililties* 32, no. 2 (2011): 560–570; K. H. Corriveau, U. Goswami, and J. M. Thomson, "Auditory Processing and Early Literacy Skills in a Preschool and Kindergarten Population," *Journal of Learning Disabilities* 43, no. 4 (2010): 369–382.

24. A. A. Benasich and P. Tallal, "Infant Discrimination of Rapid Auditory Cues Predicts Later Language Impairment," *Behavioural Brain Research* 136, no. 1 (2002): 31–49.

25. M. M. Merzenich, W. M. Jenkins, P. Johnston, C. Schreiner, S. L. Miller, and P. Tallal, "Temporal Processing Deficits of Language-Learning Impaired Children Ameliorated by Training," *Science* 271, no. 5245 (1996): 77–81; P. Tallal, S. L. Miller, G. Bedi, X. Wang, S. S. Nagarajan, C. Schreiner, W. M. Jenkins, and M. M. Merzenich, "Language Comprehension in Language-Learning Impaired Children Improved with Acoustically Modified Speech," *Science* 271, No. 5245 (1996): 81–84.

26. E. Temple, G. K. Deutsch, R. A. Poldrack, S. L. Miller, P. Tallal, M. M. Merzenich, and J. D. E. Gabrieli, "Neural Deficits in Children with Dyslexia Ameliorated by Behavioral Remediation: Evidence from Functional MRI," *Proceedings of the National Academy of Sciences of the United States of America* 100, no. 5 (2003): 2860–2855.

27. A. A. Benasich, N. A. Choudhury, T. Realpe-Bonilla, and C. P. Roesler, "Plasticity in Developing Brain: Active Auditory Exposure Impacts Prelinguistic Acoustic Mapping," *Journal of Neuroscience* 34, no. 40 (2014): 13349–13363.

28. P. Lieberman, R. H. Meskill, M. Chatillon, and H. Schupack, "Phonetic Speech Perception Deficits in Dyslexia," *Journal of Speech and Hearing Research* 28, no. 4 (1985): 480–486.

29. N. Kraus, T. J. McGee, T. D. Carrell, S. G. Zecker, T. G. Nicol, and D. B. Koch, "Auditory Neurophysiologic Responses and Discrimination Deficits in Children with Learning Problems," *Science* 273, no. 5277 (1996): 971–973.

30. P. Lieberman, R. H. Meskill, M. Chatillon, and H. Schupack, "Phonetic Speech Perception Deficits in Dyslexia," *Journal of Speech and Hearing Research* 28, no. 4 (1985): 480–486.

31. N. Kraus, T. J. McGee, T. D. Carrell, S. G. Zecker, T. G. Nicol, and D. B. Koch, "Auditory Neurophysiologic Responses and Discrimination Deficits in Children with Learning Problems," *Science* 273, no. 5277 (1996): 971–973.

32. C. King, C. M. Warrier, E. Hayes, and N. Kraus, "Deficits in Auditory Brainstem Encoding of Speech Sounds in Children with Learning Problems," *Neuroscience Letters* 319, no. (2002): 111–115; J. Cunningham, T. Nicol, S. G. Zecker, A. Bradlow, and N. Kraus, "Neurobiologic Responses to Speech in Noise in Children with Learning Problems: Deficits and Strategies for Improvement," *Clinical Neurophysiology* 112 (2001): 758–767.

33. B. Wible, T. Nicol, and N. Kraus, "Correlation between Brainstem and Cortical Auditory Processes in Normal and Language-Impaired Children," *Brain* 128 (2005): 417–423; B. Wible, T. Nicol, and N. Kraus, "Atypical Brainstem Representation of Onset and Formant Structure of Speech Sounds in Children with Language-Based Learning Problems," *Biological Psychology* 67 (2004): 299–317.

34. K. Banai, J. M. Hornickel, E. Skoe, T. Nicol, S. Zecker, and N. Kraus, "Reading and Subcortical Auditory Function," *Cerebral Cortex* 19, no. 11 (2009): 2699–2707.

35. E. Skoe, T. Nicol, and N. Kraus, "Cross-Phaseogram: Objective Neural Index of Speech Sound Differentiation," *Journal of Neuroscience Methods* 196, no. 2 (2011): 308–317; T. White-Schwoch and N. Kraus, "Physiologic Discrimination of Stop Consonants Relates to Phonological Skills in Pre-Readers: a Biomarker For Subsequent Reading Ability?" *Frontiers in Human Neuroscience* 7 (2013): 899.

36. G. A. Miller and P. E. Nicely, "An Analysis of Perceptual Confusions Among Some English Consonants," *Journal of the Acoustical Society of America* 27, no. 2 (1955): 338–52; J. Meyer, L. Dentel, and F. Meunier, "Speech Recognition in Natural Background Noise," *PLOS ONE* 8, no. 11 (2013): e79279.

37. J. Hornickel and N. Kraus, "Unstable Representation of Sound: A Biological Marker of Dyslexia," *Journal of Neuroscience* 33, no. 8 (2013): 3500–3504.

38. T. White-Schwoch, K. Woodruff Carr, E. C. Thompson, S. Anderson, T. Nicol, A. R. Bradlow, S. G. Zecker, and N. Kraus, "Auditory Processing in Noise: A Preschool Biomarker For Literacy," *PLoS Biology* 13, no. 7 (2015): e1002196.

39. The statistical modeling necessary to titrate the three ingredients into a powerful predictor was performed by Brainvolts' project-wide senior data analyst, Travis White-Schwoch, lead author on the paper that reported the finding.

40. T. White-Schwoch, K. Woodruff Carr, E. C. Thompson, S. Anderson, T. Nicol, A. R. Bradlow, S. G. Zecker, and N. Kraus, "Auditory Processing in Noise: A Preschool Biomarker for Literacy," *PLoS Biology* 13, no. 7 (2015): e1002196.

41. J. Hornickel, S. Zecker, A. Bradlow, and N. Kraus, "Assistive Listening Devices Drive Neuroplasticity in Children with Dyslexia," *Proceedings of the National Academy of Sciences of the United States of America* 109, no. 41 (2012): 16731–1636.

42. B. Hart and T. R. Risley, *Meaningful Differences in the Everyday Experience of Young American Children* (Baltimore: P. H. Brookes, 1995).

43. J. Gilkerson, J. A. Richards, S. F. Warren, J. K. Montgomery, C. R. Greenwood, D. Kimbrough Oller, J. H. L. Hansen, and T. D. Paul, "Mapping the Early Language Environment Using All-Day Recordings and Automated Analysis," *American Journal of Speech-Language Pathology* 26, no. 2 (2017): 248–265; D. E. Sperry, L. L. Sperry, and P. J. Miller, "Reexamining the Verbal Environments of Children from Different Socioeconomic Backgrounds," *Child Development* 90, no. 4 (2019): 1303–1318.

44. E. Hoff, "The Specificity of Environmental Influence: Socioeconomic Status Affects Early Vocabulary Development Via Maternal Speech," *Child Development* 74, no. 5 (2003): 1368–1378; E. Hoff-Ginsberg, "The Relation of Birth Order and Socioeconomic Status to Children's Language Experience and Language Development," *Applied Psycholinguistics* 19, no. 4 (1998): 603–629; J. Huttenlocher, H. Waterfall, M. Vasilyeva, J. Vevea, and L. V. Hedges, "Sources of Variability in Children's Language Growth," *Cognitive Psychology* 61, no. 4 (2010): 343–365; M. L. Rowe, "Child-Directed Speech: Relation to Socioeconomic Status, Knowledge of Child Development and Child Vocabulary Skill," *Journal of Child Language* 35, no. 1 (2008): 185–205; A. Fernald, V. A. Marchman, and A. Weisleder, "SES Differences in Language Processing Skill and Vocabulary Are Evident At 18 Months," *Developmental Science* 16, no. 2 (2013): 234–248.

45. A. J. Tomarken, G. S. Dichter, J. Garber, and C. Simien, "Resting Frontal Brain Activity: Linkages to Maternal Depression and Socio-Economic Status Among Adolescents," *Biological Psychology* 67, no. 1–2 (2004): 77–102; R. D. Raizada, T. L. Richards, A. Meltzoff, and P. K. Kuhl, "Socioeconomic Status Predicts Hemispheric Specialisation of the Left Inferior Frontal Gyrus in Young Children," *NeuroImage* 40, no. 3 (2008): 1392–401; M. A. Sheridan, K. Sarsour, D. Jutte, M. D'Esposito, and W. T. Boyce, "The Impact of Social Disparity on Prefrontal Function in Childhood," *PLoS One* 7, no. 4 (2012): e35744.

46. K. G. Noble, S. M. Houston, E. Kan, and E. R. Sowell, "Neural Correlates of Socio-economic Status in the Developing Human Brain," *Developmental Science* 15, no. 4 (2012): 516–527; J. L. Hanson, A. Chandra, B. L. Wolfe, and S. D. Pollak, "Association between Income and the Hippocampus," *PLoS One* 6, no. 5 (2011): e18712; K. Jednoróg, I. Altarelli, K. Monzalvo, J. Fluss, J. Dubois, C. Billard, G. Dehaene-Lambertz, and F. Ramus, "The Influence of Socioeconomic Status on Children's Brain Structure," *PLOS ONE* 7, no. 8 (2012): e42486.

47. J. Gilkerson, J. A. Richards, S. F. Warren, J. K. Montgomery, C. R. Greenwood, D. Kimbrough Oller, J. H. L. Hansen, and T. D. Paul, "Mapping the Early Language Environment Using All-Day Recordings and Automated Analysis," *American Journal of Speech-Language Pathology* 26, no. 2 (2017): 248–265; E. A. Cartmill, B. F. Armstrong III, L. R. Gleitman, S. Goldin-Meadow, T. N. Medina, and J. C. Trueswell, "Quality of Early Parent Input Predicts Child Vocabulary 3 Years Later," *Proceedings of the National Academy of Sciences of the United States of America* 110, no. 28 (2013): https://doi.org/10.1073/pnas.1309518110.

48. J. Huttenlocher, H. Waterfall, M. Vasilyeva, J. Vevea, and L. V. Hedges, "Sources of Variability in Children's Language Growth," *Cognitive Psychology* 61, no. 4 (2010): 343–365; M. L. Rowe, "A Longitudinal Investigation of the Role of Quantity and Quality of Child-Directed Speech in Vocabulary Development," *Child Development* 83, no. 5 (2012): 1762–1774; J. F. Schwab, and C. Lew-Williams, "Language Learning, Socioeconomic Status, and Child-Directed Speech," *Wiley Interdisciplinary Reviews: Cognitive Science* 7, no. 4 (2016): 264–275.

49. J. Gilkerson, and J. A. Richards. *The LENA Natural Language Study* (Boulder, CO: LENA Foundation, 2008).

50. K. Wong, C. Thomas, and M. Boben, "Providence Talks: A Citywide Partnership to Address Early Childhood Language Development," *Studies in Educational Evaluation* (2020): 64.

51. E. Skoe, J. Krizman, and N. Kraus, "The Impoverished Brain: Disparities in Maternal Education Affect the Neural Response to Sound," *Journal of Neuroscience* 33, no. 44 (2013): 17221–17231.

52. N. M. Russo, E. Skoe, B. Trommer, T. Nicol, S. Zecker, A. Bradlow, and N. Kraus, "Deficient Brainstem Encoding of Pitch in Children with Autism Spectrum Disorders," *Clinical Neurophysiology* 119, no. 8 (2008): 1720–1723.

53. D. A. Abrams, C. J. Lynch, K. M. Cheng, J. Phillips, K. Supekar, S. Ryali, L. Q. Ud-

din, and V. Menon, "Underconnectivity between Voice-Selective Cortex and Reward Circuitry in Children with Autism," *Proceedings of the National Academy of Sciences of the United States of America* 110, no. 29 (2013): 12060–12065.

54. C. Chevallier, G. Kohls, V. Troiani, E. S. Brodkin, and R. T. Schultz, "The Social Motivation Theory of Autism," *Trends in Cognitive Sciences* 16, no. 4 (2012): 231–239.

55. M. Font-Alaminos, M. Cornella, J. Costa-Faidella, A. Hervás, S. Leung, I. Rueda, and C. Escera, "Increased Subcortical Neural Responses to Repeating Auditory Stimulation in Children with Autism Spectrum Disorder," *Biological Psychology* (in press).

56. B. L. Maslen and J. R. Maslen, *Bob Books Series* (Scholastic: New York, 1976–).

57. W. I. Serniclaes, S. Van Heghe, P. Mousty, R. Carr, and L. Sprenger-Charolles, "Allophonic Mode of Speech Perception in Dyslexia," *Journal of Experimental Child Psychology* 87, no. 4 (2004): 336–361.

58. D. A. Treffert, "The Savant Syndrome: An Extraordinary Condition. A Synopsis: Past, Present, Future," *Philosophical Transactions of the Royal Society of London. Series B, Biological Sciences* 364, no. 1522 (2009): 1351–1357.

59. E. L. Grigorenko, A. Klin, D. L. Pauls, R. Senft, C. Hooper, and F. Volkmar, "A Descriptive Study of Hyperlexia in a Clinically Referred Sample of Children with Developmental Delays," *Journal of Autism and Developmental Disorders* 32, no. 1 (2002): 3–12.

60. J. M. Quinn and R. K. Wagner, "Gender Differences in Reading Impairment and in the Identification of Impaired Readers: Results from a Large-Scale Study of At-Risk Readers," *Journal of Learning Disabilities* 48, no. 4 (2015): 433–445; K. A. Flannery, J. Liederman, L. Daly, and J. Schultz, "Male Prevalence for Reading Disability Is Found in a Large Sample of Black and White Children Free from Ascertainment Bias," *Journal of the International Neuropsychological Society* 6, no. 4 (2000): 433–442.

61. J. I Benichov, S. E. Benezra, D. Vallentin, E. Globerson, M. A. Long, and O. Tchernichovski, "The Forebrain Song System Mediates Predictive Call Timing in Female and Male Zebra Finches," *Current Biology* 26, no. 3 (2016): 309–318.

62. C. Del Negro and J. M. Edeline, "Differences in Auditory and Physiological Properties of HVc Neurons between Reproductively Active Male and Female Canaries (*Serinus Canaria*)," *European Journal of Neuroscience* 14, no. 8 (2001): 1377–1389;

M. D. Gall, T. S. Salameh, and J. R. Lucas, "Songbird Frequency Selectivity and Temporal Resolution Vary with Sex and Season," *Proceedings of the Royal Society B: Biological Sciences* 280, no. 1751 (2013): 20122296.

63. J. A. Miranda, K. N. Shepard, S. K. McClintock, and R. C. Liu, "Adult Plasticity in the Subcortical Auditory Pathway of the Maternal Mouse," *PLoS One* 9, no. 7 (2014): e101630.

64. J. Krizman, S. Bonacina, and N. Kraus, "Sex Differences in Subcortical Auditory Processing Emerge Across Development," *Hearing Research* 380 (2019): 166–174.

65. J. Jerger and J. Hall, "Effects of Age and Sex on Auditory Brainstem Response," *Archives of Otolaryngology—Head and Neck Surgery* 106, no. 7 (1980): 387–391.

66. J. L. Krizman, S. Bonacina, N. Kraus "Sex Differences in Subcortical Auditory Processing Only Partially Explain Higher Prevalence of Language Disorders in Males," *Hearing Research* 398 (2020): 108075.

67. W. Kintsch and E. Kozminsky, "Summarizing Stories After Reading and Listening," *Journal of Educational Psychology* 69, no. 5 (1977): 491–499; B. A. Rogowsky, B. M. Calhoun, and P. Tallal, "Does Modality Matter? The Effects of Reading, Listening, and Dual Modality on Comprehension," *Sage Open* 6, no. 3 (2016); F. Deniz, A. O. Nunez-Elizalde, A. G. Huth, and J. L. Gallant, "The Representation of Semantic Information Across Human Cerebral Cortex During Listening Versus Reading Is Invariant to Stimulus Modality," *Journal of Neuroscience* 39, no. 39 (2019): 7722–7736.

68. C. M. MacLeod, N. Gopie, K. L. Hourihan, K. R. Neary, and J. D. Ozubko, "The Production Effect: Delineation of a Phenomenon," *Journal of Experimental Psychology: Learning, Memory, and Cognition* 36 (2010): 671–685; V. E. Pritchard, M. Heron-Delaney, S. A. Malone, and C. M. MacLeod, "The Production Effect Improves Memory in 7-to 10-Year-Old Children." *Child Development* 91, no. 3 (2020): 901–913.

第八章

1. A. Parbery-Clark, E. Skoe, C. Lam, and N. Kraus, "Musician Enhancement for Speech-in-Noise," *Ear and Hearing* 30, no. 6 (2009): 653–661; B. R. Zendel and C. Alain, "Concurrent Sound Segregation Is Enhanced in Musicians," *Journal of Cognitive Neuroscience* 21, no. 8 (2009): 1488–1498; B. R. Zendel and C. Alain, "Musicians Experience Less Age-Related Decline in Central Auditory Processing," *Psychology*

and Aging 27, no. 2 (2012): 410–417; G. M. Bidelman and A. Krishnan, "Effects of Reverberation on Brainstem Representation of Speech in Musicians and Non-Musicians," *Brain Research* 1355 (2010): 112–125; A. Parbery-Clark, E. Skoe, and N. Kraus, *Biological Bases for the Musician Advantage for Speech-in-Noise. Society for Neuroscience, Auditory Satellite* (Chicago: APAN, 2009); A. Parbery-Clark, E. Skoe, and N. Kraus, "Musical Experience Limits the Degradative Effects of Background Noise on the Neural Processing of Sound," *Journal of Neuroscience* 29, no. 45 (2009): 14100–14107; A. Parbery-Clark, A. Tierney, D. Strait, and N. Kraus, "Musicians Have Fine-Tuned Neural Distinction of Speech Syllables," *Neuroscience* 219 (2012): 111–119; A. Tierney, J. Krizman, E. Skoe, K. Johnston, and N. Kraus, "High School Music Classes Enhance the Neural Processing of Speech," *Frontiers in Psychology* 4 (2013): 855; D. L. Strait, A. Parbery-Clark, E. Hittner, and N. Kraus, "Musical Training During Early Childhood Enhances the Neural Encoding of Speech in Noise," *Brain and Language* 123, no. 3 (2012): 191–201; D. L. Strait, A. Parbery-Clark, S. O'Connell, and N. Kraus, "Biological Impact of Preschool Music Classes on Processing Speech in Noise," *Developmental Cognitive Neuroscience* 6 (2013): 51–60.

2. A. D. Patel, "Why Would Musical Training Benefit the Neural Encoding of Speech? The OPERA Hypothesis," *Frontiers in Psychology* 2 (2011): 142.

3. M. Forgeard, G. Schlaug, A. Norton, C. Rosam, U. Iyengar, and E. Winner, "The Relation between Music and Phonological Processing in Normal-Reading Children and Children with Dyslexia," *Music Perception* 25, no. 4 (2008): 383–390.

4. J. Slater, A. Tierney, and N. Kraus, "At-Risk Elementary School Children with One Year of Classroom Music Instruction Are Better at Keeping a Beat," *PLoS One* 8, no. 10 (2013): e77250.

5. M. Forgeard, G. Schlaug, A. Norton, C. Rosam, U. Iyengar, and E. Winner, "The Relation between Music and Phonological Processing in Normal-Reading Children and Children with Dyslexia," *Music Perception* 25, no. 4 (2008): 383–390; S. H. Anvari, L. J. Trainor, J. Woodside, and B. A. Levy, "Relations Among Musical Skills, Phonological Processing, and Early Reading Ability in Preschool Children," *Journal of Experimental Child Psychology* 83, no. 2 (2002): 111–130; M. Huss, J. P. Verney, T. Fosker, N. Mead, and U. Goswami, "Music, Rhythm, Rise Time Perception and Developmental Dyslexia: Perception of Musical Meter Predicts Reading and Phonology," *Cortex* 47, no. 6 (2011): 674–689; R. F. McGivern, C. Berka, M. L. Languis, and S. Chapman, "Detection of Deficits in Temporal Pattern Discrimination Using the Seashore Rhythm Test in Young Children with Reading Impairments," *Journal*

of Learning Disabilities 24, no. 1 (1991): 58–62; B. W. Atterbury, "A Comparison of Rhythm Pattern Perception and Performance in Normal and Learning-Disabled Readers, Age 7 and 8," *Journal of Research in Music Education* 31, no. 4 (1983): 259–270; G. Dellatolas, L. Watier, M. T. Le Normand, T. Lubart, and C. Chevrie-Muller, "Rhythm Reproduction in Kindergarten, Reading Performance at Second Grade, and Developmental Dyslexia Theories," *Archives of Clinical Neuropsychology* 24, no. 6 (2009): 555–563; C. Moritz, S. Yampolsky, G. Papadelis, J. Thomson, and M. Wolf, "Links between Early Rhythm Skills, Musical Training, and Phonological Awareness," *Reading and Writing* 26 (2013): 739–769; J. Thomson, B. Fryer, J. Maltby, and U. Goswami, "Auditory and Motor Rhythm Awareness in Adults with Dyslexia," *Journal of Research in Reading* 29 (2006): 334–348; J. M. Thomson and U. Goswami, "Rhythmic Processing in Children with Developmental Dyslexia: Auditory and Motor Rhythms Link to Reading and Spelling," *Journal of Physiology* 102, no. 1–3 (2008): 120–129; K. H. Corriveau and U. Goswami, "Rhythmic Motor Entrainment in Children with Speech and Language Impairments: Tapping to the Beat," *Cortex* 45, no. 1 (2009): 119–130; D. David, L. Wade-Woolley, J. R. Kirby, and K. Smithrim, "Rhythm and Reading Development in School-Age Children: A Longitudinal Study," *Journal of Research in Reading* 30, no. 2 (2007): 169–183; P. Wolff, "Timing Precision and Rhythm in Developmental Dyslexia," *Reading and Writing* 15 (2002): 179–120.

6. C. Moritz, S. Yampolsky, G. Papadelis, J. Thomson, and M. Wolf, "Links between Early Rhythm Skills, Musical Training, and Phonological Awareness," *Reading and Writing* 26 (2013): 739–769; E. Flaugnacco, L. Lopez, C. Terribili, M. Montico, S. Zoia, and D. Schon, "Music Training Increases Phonological Awareness and Reading Skills in Developmental Dyslexia: A Randomized Control Trial," *PLOS ONE* 10, no. 9 (2015): e0138715; K. Overy, "Dyslexia and Music: From Timing Deficits to Musical Intervention," in *The Neurosciences and Music*, ed. G. Avanzini, C. Faienza, L. Lopez, M. Majno, and D. Minciacchi, 497–505 (New York: The New York Academy of Sciences, 2003); H. Cogo-Moreira, C. R. Brandão de Ávila, G. B. Ploubidis, and J. de Jesus Maria, "Effectiveness of Music Education for the Improvement of Reading Skills and Academic Achievement in Young Poor Readers: A Pragmatic Cluster-Randomized, Controlled Clinical Trial," *PLOS ONE* 8, no. 3 (2013): e59984; F. H. Rauscher and S. C. Hinton, "Music Instruction and Its Diverse Extra-Musical Benefits," *Music Perception* 29, no. 2 (2011): 215–226; L. Herrera, O. Lorenzo, S. Defior, G. Fernandez-Smith, and E. Costa-Giomi, "Effects of Phonological and Musical Training on the Reading Readiness of Native-and Foreign-Spanish Speaking Children,"

Psychology of Music 39, no. 1 (2010): 68–81; F. Degé and G. Schwarzer, "The Effect of a Music Program on Phonological Awareness in Preschoolers," *Frontiers in Psychology* 2 (2011): 124.

7. E. Flaugnacco, L. Lopez, C. Terribili, M. Montico, S. Zoia, and D. Schon, "Music Training Increases Phonological Awareness and Reading Skills in Developmental Dyslexia: A Randomized Control Trial," *PLOS ONE* 10, no. 9 (2015): e0138715; H. Cogo-Moreira, C. R. Brandão de Ávila, G. B. Ploubidis, and J. de Jesus Maria, "Effectiveness of Music Education for the Improvement of Reading Skills and Academic Achievement in Young Poor Readers: A Pragmatic Cluster-Randomized, Controlled Clinical Trial," *PLOS ONE* 8, no. 3 (2013): e59984; D. Fisher, "Early Language Learning with and Without Music," *Reading Horizons* 42, no. 1 (2001); I. Hurwitz, P. H. Wolff, B. D. Bortnick, and K. Kokas, "Nonmusical Effects of Kodaly Music Curriculum in Primary Grade Children," *Journal of Learning Disabilities* 8, no. 3 (1975): 167–74; S. Douglas and P. Willatts, "The Relationship between Musical Ability and Literacy Skills," *Journal of Research in Reading* 17, no. 2 (1994): 99–107; M. Forgeard, E. Winner, A. Norton, and G. Schlaug, "Practicing a Musical Instrument in Childhood Is Associated with Enhanced Verbal Ability and Nonverbal Reasoning," *PLOS ONE* 3, no. 10 (2008): e3566; S. Moreno, C. Marques, A. Santos, M. Santos, S. L. Castro, and M. Besson, "Musical Training Influences Linguistic Abilities in 8-Year-Old Children: More Evidence for Brain Plasticity," *Cerebral Cortex* 19, no. 3 (2009): 712–23; G. E. Taub and P. J. Lazarus, "The Effects of Training in Timing and Rhythm on Reading Achievment," *Contemporary Issues in Education Research* 5, no. 4 (2013): 343–350; I. Rautenberg, "The Effects of Musical Training on the Decoding Skills of German-Speaking Primary School Children," *Journal of Research in Reading* 38, no. 1 (2015): 1–17.

8. A. Tierney and N. Kraus, "The Ability to Move to a Beat Is Linked to the Consistency of Neural Responses to Sound," *Journal of Neuroscience* 33, no. 38 (2013): 14981–14988; K. Woodruff Carr, A. Tierney, T. White-Schwoch, and N. Kraus, "Intertrial Auditory Neural Stability Supports Beat Synchronization in Preschoolers," *Developmental Cognitive Neuroscience* 17 (2016): 76–82; N. Kraus, J. Slater, E. Thompson, J. Hornickel, D. Strait, T. Nicol, and T. White-Schwoch, "Music Enrichment Programs Improve the Neural Encoding of Speech in At-Risk Children," *Journal of Neuroscience* 34, no. 36 (2014): 11913–11918.

9. A. Parbery-Clark, E. Skoe, C. Lam, and N. Kraus, "Musician Enhancement for Speech-in-Noise," *Ear and Hearing* 30, no. 6 (2009): 653–61; B. R. Zendel and C. Alain, "Concurrent Sound Segregation Is Enhanced in Musicians," *Journal of Cogni-*

tive Neuroscience 21, no. 8 (2009): 1488–1498; B. R. Zendel and C. Alain, "Musicians Experience Less Age-Related Decline in Central Auditory Processing," *Psychology and Aging* 27, no. 2 (2012): 410–17; G. M. Bidelman and A. Krishnan, "Effects of Reverberation on Brainstem Representation of Speech in Musicians and Non-Musicians," *Brain Research* 1355 (2010): 112–125; A. Parbery-Clark, E. Skoe, and N. Kraus, "Biological Bases for the Musician Advantage for Speech-in-Noise," presentation at Society for Neuroscience, Auditory Satellite (APAN), Chicago, 2009; A. Parbery-Clark, E. Skoe, and N. Kraus, "Musical Experience Limits the Degradative Effects of Background Noise on the Neural Processing of Sound," *Journal of Neuroscience* 29, no. 45 (2009): 14100–14107; A. Parbery-Clark, A. Tierney, D. Strait, and N. Kraus, "Musicians Have Fine-Tuned Neural Distinction of Speech Syllables," *Neuroscience* 219 (2012): 111–119; A. Tierney, J. Krizman, E. Skoe, K. Johnston, and N. Kraus, "High School Music Classes Enhance the Neural Processing of Speech," *Frontiers in Psychology* 4 (2013): 855; D. L. Strait, A. Parbery-Clark, E. Hittner, and N. Kraus, "Musical Training During Early Childhood Enhances the Neural Encoding of Speech in Noise," *Brain and Language* 123, no. 3 (2012): 191–201; D. L. Strait, A. Parbery-Clark, S. O'Connell, and N. Kraus, "Biological Impact of Preschool Music Classes on Processing Speech in Noise," *Developmental Cognitive Neuroscience* 6 (2013): 51–60; A. Parbery-Clark, E. Skoe, and N. Kraus, "Musical Experience Improves Speech-in-Noise Perception: Behavioural and Neurophysiological Evidence," presentation at Society for Music Perception and Cognition, Indianapolis, IN, 2009.

10. J. Slater, E. Skoe, D. L. Strait, S. O'Connell, E. Thompson, and N. Kraus, "Music Training Improves Speech-in-Noise Perception: Longitudinal Evidence from a Community-Based Music Program," *Behavioural Brain Research* 291 (2015): 244–252.

11. Y. Du and R. J. Zatorre, "Musical Training Sharpens and Bonds Ears and Tongue to Hear Speech Better," *Proceedings of the National Academy of Sciences of the United States of America* 114, no. 51 (2017): 13579–13584.

12. A. Parbery-Clark, E. Skoe, and N. Kraus, "Musical Experience Limits the Degradative Effects of Background Noise on the Neural Processing of Sound," *Journal of Neuroscience* 29, no. 45 (2009): 14100–14107.

13. J. Slater, N. Kraus, K. W. Carr, A. Tierney, A. Azem, and R. Ashley, "Speech-in-Noise Perception Is Linked to Rhythm Production Skills in Adult Percussionists and Non-Musicians," *Language, Cognition and Neuroscience* 33, no. 6 (2018): 710–717.

14. A. Parbery-Clark, E. Skoe, C. Lam, and N. Kraus, "Musician Enhancement for Speech-in-Noise," *Ear and Hearing* 30, no. 6 (2009): 653–661.

15. B. R. Zendel and C. Alain, "Concurrent Sound Segregation Is Enhanced in Musicians," *Journal of Cognitive Neuroscience* 21, no. 8 (2009): 1488–1498; B. R. Zendel and C. Alain, "Musicians Experience Less Age-Related Decline in Central Auditory Processing," *Psychology and Aging* 27, no. 2 (2012): 410–417; D. L. Strait, A. Parbery-Clark, E. Hittner, and N. Kraus, "Musical Training During Early Childhood Enhances the Neural Encoding of Speech in Noise," *Brain and Language* 123, no. 3 (2012): 191–201; A. Parbery-Clark, D. L. Strait, S. Anderson, E. Hittner, and N. Kraus, "Musical Experience and the Aging Auditory System: Implications for Cognitive Abilities and Hearing Speech in Noise," *PLoS One* 6, no. 5 (2011): e18082; B. Hanna-Pladdy and A. Mackay, "The Relation between Instrumental Musical Activity and Cognitive Aging," *Neuropsychology* 25, no. 3 (2011): 378–386.

16. P. C. M. Wong, E. Skoe, N. M. Russo, T. Dees, and N. Kraus, "Musical Experience Shapes Human Brainstem Encoding of Linguistic Pitch Patterns," *Nature Neuroscience* 10, no. 4 (2007): 420–422.

17. A. Parbery-Clark, D. L. Strait, and N. Kraus, "Context-Dependent Encoding in the Auditory Brainstem Subserves Enhanced Speech-in-Noise Perception in Musicians," *Neuropsychologia* 49, no. 12 (2011): 3338–3345; C. Francois and D. Schön, "Musical Expertise Boosts Implicit Learning of Both Musical and Linguistic Structures," *Cerebral Cortex* 21, no. 10 (2011): 2357–2365.

18. D. R. Ruggles, R. L. Freyman, and A. J. Oxenham, "Influence of Musical Training on Understanding Voiced and Whispered Speech in Noise," *PLOS ONE* 9, no. 1 (2014): e86980; D. Boebinger, S. Evans, S. Rosen, C. F. Lima, T. Manly, and S. K. Scott, "Musicians and Non-Musicians Are Equally Adept at Perceiving Masked Speech," *Journal of the Acoustical Society of America* 137, no. 1 (2015): 378–387.

19. E. Skoe and N. Kraus, "A Little Goes a Long Way: How the Adult Brain Is Shaped by Musical Training in Childhood," *Journal of Neuroscience* 32, no. 34 (2012): 11507–11510.

20. T. White-Schwoch, K. W. Carr, S. Anderson, D. L. Strait, and N. Kraus, "Older Adults Benefit from Music Training Early in Life: Biological Evidence for Long-Term Training-Driven Plasticity," *Journal of Neuroscience* 33, no. 45 (2013): 17667–17674; B. Hanna-Pladdy and A. Mackay, "The Relation between Instrumental Musical Activity and Cognitive Aging," *Neuropsychology* 23, no. 3 (2011): 378–386; M. A. Balbag, N. L. Pedersen and M. Gatz, "Playing a Musical Instrument as a Protective Factor against Dementia and Cognitive Impairment: A Population-Based Twin Study," *Internation Journal of Alzheimer's Disease* 2014 (2014): 836748; T. Amer,

B. Kalender, L. Hasher, S. E. Trehub and Y. Wong, "Do Older Professional Musicians Have Cognitive Advantages?" *PLOS ONE* 8, no. 8 (2013): e71630.

21. A. Tierney, J. Krizman, E. Skoe, K. Johnston, and N. Kraus, "High School Music Classes Enhance the Neural Processing of Speech," *Frontiers in Psychology* 4 (2013): 855; A. T. Tierney, J. Krizman, and N. Kraus, "Music Training Alters the Course of Adolescent Auditory Development," *Proceedings of the National Academy of Sciences of the United States of America* 112, no. 32 (2015): 10062–10067.

22. J. Hornickel, E. Skoe, T. Nicol, S. Zecker, and N. Kraus, "Subcortical Differentiation of Stop Consonants Relates to Reading and Speech-in-Noise Perception," *Proceedings of the National Academy of Sciences of the United States of America* 106, no. 31 (2009): 13022–13027.

23. J. Chobert, C. François, J. L. Velay, and M. Besson, "Twelve Months of Active Musical Training in 8-to 10-Year-Old Children Enhances the Preattentive Processing of Syllabic Duration and Voice Onset Time," *Cerebral Cortex* 24, no. 4 (2014): 956–967.

24. S. Moreno, C. Marques, A. Santos, M. Santos, S. L. Castro, and M. Besson, "Musical Training Influences Linguistic Abilities in 8-Year-Old Children: More Evidence for Brain Plasticity," *Cerebral Cortex* 19, no. 3 (2009): 712–723; S. Moreno and M. Besson, "Influence of Musical Training on Pitch Processing: Event-Related Brain Potential Studies of Adults and Children," *Annals of the New York Academy of Sciences* 1060 (2005): 93–97; S. Moreno, E. Bialystok, R. Barac, E. G. Schellenberg, N. J. Cepeda, and T. Chau, "Short-Term Music Training Enhances Verbal Intelligence and Executive Function," *Psychological Science* 22, no. 11 (2011): 1425–1433.

25. A. C. Jaschke, H. Honing, and E. J. A. Scherder, "Longitudinal Analysis of Music Education on Executive Functions in Primary School Children," *Frontiers in Neuroscience* 12 (2018): 103.

26. A. Habibi, B. R. Cahn, A. Damasio, and H. Damasio, "Neural Correlates of Accelerated Auditory Processing in Children Engaged in Music Training," *Developmental Cognitive Neuroscience* 21 (2016): 1–14.

27. H. Yang, W. Ma, D. Gong, J. Hu, and D. Yao, "A Longitudinal Study on Children's Music Training Experience and Academic Development," *Scientific Reports* 4 (2014): 5854.

28. T. Linnavalli, V. Putkinen, J. Lipsanen, M. Huotilainen, and M. Tervaniemi, "Music

Playschool Enhances Children's Linguistic Skills," *Scientific Reports* 8, no. 1 (2018): 8767.

29. M. L. Whitson, S. Robinson, K. V. Valkenburg, and M. Jackson, "The Benefits of an Afterschool Music Program for Low-Income, Urban Youth: the Music Haven Evaluation Project," *Journal of Community Psychology* (forthcoming).

30. S. L. Hennessy, M. E. Sachs, B. Ilari, and A. Habibi, "Effects of Music Training on-Inhibitory Control and Associated Neural Networks in School-Aged Children: a Longitudinal Study," *Frontiers in Neuroscience* 13 (2019): 1080.

31. V. Putkinen, M. Tervaniemi, K. Saarikivi, P. Ojala, and M. Huotilainen, "Enhanced Development of Auditory Change Detection in Musically Trained School-Aged Children: a Longitudinal Event-Related Potential Study. *Developmental Science* 17, no. 2 (2014): 282–297; A. T. Tierney, J. Krizman, and N. Kraus, "Music Training Alters the Course of Adolescent Auditory Development," *Proceedings of the National Academy of Sciences of the United States of America* 112, no. 32 (2015): 10062–10067; A. Habibi, A. Damasio, B. Ilari, R. Veiga, A. Joshi, R. Leahy, J. Haldar, D. Varadarajan, C. Bhushan, and H. Damasio, "Childhood Music Training Induces Change in Micro and Macroscopic Brain Structure; Results from a Longitudinal Study," *Cerebral Cortex* 28, no. 12 (2018): 4336–4347; A. Habibi, R. B. Cahn, A. Damasio, and H. Damasio, "Neural Correlates of Accelerated Auditory Processing in Children Engaged in Music Training," *Developmental Cognitive Neuroscience* 21 (2016): 1–14; B. S. Ilari, P. Keller, H. Damasio, and A. Habibi, "The Development of Musical Skills of Underprivileged Children Over the Course of 1 Year: A Study in the Context of an El Sistema-Inspired Program," *Frontiers in Psychology* 7 (2016): 62.

32. A. J. Tomarken, G. S. Dichter, J. Garber, and C. Simien, "Resting Frontal Brain Activity: Linkages to Maternal Depression and Socio-Economic Status Among Adolescents. *Biological Psychology* 67, no. 1–2 (2004): 77–102; R. D. Raizada, T. L. Richards, A. Meltzoff, and P. K. Kuhl, "Socioeconomic Status Predicts Hemispheric Specialisation of the Left Inferior Frontal Gyrus in Young Children," *NeuroImage* 40, no. 3 (2008): 1392–1401; M. A. Sheridan, K. Sarsour, D. Jutte, M. D'Esposito, and W. T. Boyce, "The Impact of Social Disparity on Prefrontal Function in Childhood," *PLoS One* 7, no. 4 (2012): e35744; K. G. Noble, S. M. Houston, E. Kan, and E. R. Sowell, "Neural Correlates of Socioeconomic Status in the Developing Human Brain," *Developmental Science* 15, no. 4 (2012): 516–527; J. L. Hanson, A. Chandra, B. L. Wolfe, and S. D. Pollak, "Association between Income and the Hippocampus," *PLoS One* 6, no. 5 (2011): e18712; K. Jednoróg, I. Altarelli, K. Monzalvo, J. Fluss,

J. Dubois, C. Billard, G. Dehaene-Lambertz, and F. Ramus, "The Influence of Socio-economic Status on Children's Brain Structure," *PLoS One* 7, no. 8 (2012): e4248.

33. E. Skoe, J. Krizman, and N. Kraus, "The Impoverished Brain: Disparities in Maternal Education Affect the Neural Response to Sound," *Journal of Neuroscience* 33, no. 44 (2013): 17221–1731.

34. M. Lacour and L. D. Tissington, "The Effects of Poverty on Academic Achievement," *Educational Research Review* 7, no. 6 (2011): 522–527.

35. K. E. Stanovich, "Matthew Effects in Reading—Some Consequences of Individual-Differences in the Acquisition of Literacy," *Reading Research Quarterly* 21, no. 4 (1986): 360–407.

36. J. Slater, D. Strait, E. Skoe, S. O'Connell, E. Thompson, and N. Kraus, "Longitudinal Effects of Group Music Instruction on Literacy Skills in Low Income Children," *PLOS ONE* 9, no. 11 (2014): e113383.

37. S. Saarikallio and J. Erkkilä, "The Role of Music in Adolescents' Mood Regulation," *Psychology of Music* 35 (2007): 88–109; S. Saarikallio, "Music as Emotional Self-Regulation Throughout Adulthood," *Psychology of Music* 39, no. 3 (2011): 307–327.

38. N. Mammarella, B. Fairfield, and C. Cornoldi, "Does Music Enhance Cognitive Perfor- mance in Healthy Older Adults? the Vivaldi Effect" *Aging Clinical and Experimental Research* 19, no. 5 (2007): 394–399; H. C. Beh and R. Hirst, "Performance on Driving-Related Tasks During Music," *Ergonomics* 42, no. 8 (1999): 1087–1098; S. Hallam, J. Price, and G. Katsarou, "The Effects of Background Music on Primary School Pupils' Task Performance," *Educational Studies* 28, no. 2 (2002): 111–122.

39. L. Ferreri, E. Mas-Herrero, R. J. Zatorre, P. Ripolles, A. Gomez-Andres, H. Alicart, G. Olive, et al., "Dopamine Modulates the Reward Experiences Elicited by Music," *Proceedings of the National Academy of Sciences of the United States of America* 116, no. 9 (2019): 3793–3798.

40. F. G. Ashby, A. M. Isen, and U. Turken, "A Neuropsychological Theory of Positive Affect and Its Influence on Cognition," *Psychological Review* 106, no. 3 (1999): 529–550.

41. T. Särkämö and D. Soto, "Music Listening After Stroke: Beneficial Effects and Potential Neural Mechanisms," *Annals of the New York Academy of Sciences* 1252 (2012): 266–281.

42. N. Kraus, J. Slater, E. Thompson, J. Hornickel, D. Strait, T. Nicol, and T. White-Schwoch, "Auditory Learning Through Active Engagement with Sound: Biological Impact of Community Music Lessons in At-Risk Children," *Frontiers in Neuroscience* 8 (2014): 351.

43. N. Kraus, J. Slater, E. Thompson, J. Hornickel, D. Strait, T. Nicol, and T. White-Schwoch, "Music Enrichment Programs Improve the Neural Encoding of Speech in At-Risk Children," *Journal of Neuroscience* 34, no. 36 (2014): 11913–18; J. Slater, E. Skoe, D. L. Strait, S. O'Connell, E. Thompson, and N. Kraus, "Music Training Improves Speech-in-Noise Perception: Longitudinal Evidence from a Community-Based Music Program," *Behavioural Brain Research* 291 (2015): 244–252.

44. M. L. Fermanich, "Money for Music Education: A District Analysis of the How, What, and Where of Spending for Music Education," *Journal of Education Finance* 37, no. 2 (2011): 130–149.

45. N. Kraus and T. White-Schwoch, "The Argument for Music Education," *American Scientist* 108 (2020): 210–213.

46. J. Daugherty, "Why Music Matters: The Cognitive Personalism of Reimer and Elliott," *Australian Journal of Music Education* 1 (1996): 29–37.

47. B. Reimer, *A Philosophy of Music Education* (Englewood Cliffs, NJ: Prentice-Hall, 1970).

48. A. D. Patel, "Evolutionary Music Cognition: Cross-species Studies," in *Foundations in Music Psychology: Theory and Research*, ed. P. J. Rentfrow and D. Levitin (Cambridge, MA: MIT Press, 2019), 459–501.

49. I. Peretz, *How Music Sculpts Our Brain* (Paris/New York: Odile Jacob, 2019).

50. D. Elliott, *Music Matters: A Philosophy of Music Education* (New York: Oxford University Press, 1995).

51. J. Slater, A. Azem, T. Nicol, B. Swedenborg, and N. Kraus, "Variations on the Theme of Musical Expertise: Cognitive and Sensory Processing in Percussionists, Vocalists and Non-Musicians," *European Journal of Neuroscience* 45, no. 7 (2017): 952–956.

52. V. Mongelli, S. Dehaene, F. Vinckier, I. Peretz, P. Bartolomeo, and L. Cohen, "Music and Words in the Visual Cortex: The Impact of Musical Expertise," *Cortex* 86 (2017): 260–274; F. Bouhali, V. Mongelli, M. Thiebaut de Schotten, and L. Cohen, "Reading Music and Words: The Anatomical Connectivity of Musicians' Visual Cortex," *NeuroImage* 212 (2020): 116666.

第九章

1. F. Grosjean, "Individual Bilingualism," in *The Encyclopedia of Language and Linguistics*, ed. R. E. Asher and J. M. Y. Simpson (Oxford: Pergamon Press, 1994).

2. R. Näätänen, A. Lehtokoski, M. Lennes, M. Cheour, M. Huotilainen, A. Iivonen, M. Vainio, P. Alku, R. J. Ilmoniemi, A. Luuk, J. Allik, J. Sinkkonen, and K. Alho, "Language-Specific Phoneme Representations Revealed by Electric and Magnetic Brain Responses," *Nature* 385, no. 6615 (1997): 432–434.

3. C. Ryan, *Language Use in the United States: 2011* (Washington, DC: US Census Bureau, 2013).

4. D. J. Saer, "The Effect of Bilingualism on Intelligence," *British Journal of Psychology* 14, no. 1 (1923): 25–38.

5. G. G. Thompson, *Child Psychology; Growth Trends in Psychological Adjustment* (Boston: Houghton Mifflin, 1952).

6. K. Hakuta, *Mirror of Language: The Debate on Bilingualism* (New York: Basic Books, 1986).

7. A. Sharma and M. F. Dorman, "Neurophysiologic Correlates of Cross-Language Phonetic Perception," *Journal of the Acoustical Society of America* 107, no. 5, part 1 (2000): 2697–2703.

8. A. Sharma and M. F. Dorman, "Neurophysiologic Correlates of Cross-Language Phonetic Perception," *Journal of the Acoustical Society of America* 107, no. 5, part 1 (2000): 2697–2703.

9. A. M. Liberman, K. S. Harris, H. S. Hoffman, and B. C. Griffith, "The Discrimination of Speech Sounds Within and Across Phoneme Boundaries," *Journal of Experimental Psychology* 54, no. 5 (1957): 358–368.

10. K. Tremblay, N. Kraus, T. J. McGee, C. W. Ponton, and B. Otis, "Central Auditory Plasticity: Changes in the N1-P2 Complex After Speech-Sound Training," *Ear and Hearing* 22, no. 2 (2001): 79–90; A. R. Bradlow, D. B. Pisoni, R. Akahane-Yamada, and Y. Tohkura, "Training Japanese Listeners to Identify English /R/ and /L/: IV. Some Effects of Perceptual Learning on Speech Production," *Journal of the Acoustical Society of America* 101, no. 4 (1997): 2299–2310.

11. A. R. Bradlow, R. Akahane-Yamada, D. B. Pisoni, and Y. Tohkura, "Training Japanese Listeners to Identify English /R/ and /L/: Long-Term Retention of Learning in

Perception and Production," *Perception and Psychophysics* 61, no. 5 (1999): 977–985.

12. R. Näätänen, A. Lehtokoski, M. Lennes, M. Cheour, M. Huotilainen, A. Iivonen, M. Vainio, P. Alku, R. J. Ilmoniemi, A. Luuk, J. Allik, J. Sinkkonen, and K. Alho, "Language-Specific Phoneme Representations Revealed by Electric and Magnetic Brain Responses," *Nature* 385, no. 6615 (1997): 432–434.

13. B. Chandrasekaran, A. Krishnan, and J. T. Gandour, "Mismatch Negativity to Pitch Contours Is Influenced by Language Experience," *Brain Research* 1128, no. 1 (2007): 148–156.

14. M. Cheour, R. Ceponiene, A. Lehtokoski, A. Luuk, J. Allik, K. Alho, and R. Näätänen, "Development of Language-Specific Phoneme Representations in the Infant Brain," *Nature Neuroscience* 1, no. 5 (1998): 351–353.

15. P. K. Kuhl, S. Kiritani, T. Deguchi, A. Hayashi, E. B. Stevens, C. D. Dugger, and P. Iverson, "Effects of Language Experience on Speech Perception: American and Japanese Infants' Perception of /Ra/ and /La/," *Journal of the Acoustical Society of America* 102, no. 5 (1997): 3135.

16. P. K. Kuhl, K. A. Williams, F. Lacerda, K. N. Stevens, and B. Lindblom, "Linguistic Experience Alters Phonetic Perception in Infants by 6 Months of Age," *Science* 255, no. 5044 (1992): 606–608.

17. C. M. Weber-Fox and H. J. Neville, "Maturational Constraints on Functional Specializations For Language Processing: ERP and Behavioral Evidence in Bilingual Speakers," *Journal of Cognitive Neuroscience* 8, no. 3 (1996): 231–56; V. Marian, M. Spivey, and J. Hirsch, "Shared and Separate Systems in Bilingual Language Processing: Converging Evidence from Eyetracking and Brain Imaging," *Brain and Language* 86, no. 1 (2003): 70–82; H. Sumiya and A. F. Healy, "Phonology in the Bilingual Stroop Effect," *Memory and Cognition* 32, no. 5 (2004): 752–758.

18. A. Rodriguez-Fornells, A. van der Lugt, M. Rotte, B. Britti, H. J. Heinze, and T. F. Munte, "Second Language Interferes with Word Production in Fluent Bilinguals: Brain Potential and Functional Imaging Evidence," *Journal of Cognitive Neuroscience* 17, no. 3 (2005): 422–433.

19. M. J. Spivey and V. Marian, "Cross Talk between Native and Second Languages: Partial Activation of an Irrelevant Lexicon," *Psychological Science* 10, no. 3 (1999): 281–284.

20. G. Thierry and Y. J. Wu, "Brain Potentials Reveal Unconscious Translation During Foreign-Language Comprehension," *Proceedings of the National Academy of Sciences of the United States of America* 104, no. 30 (2007): 12530–12535.

21. E. Bialystok, *Bilingualism in Development: Language, Literacy, and Cognition* (Cambridge: Cambridge University Press, 2001).

22. P. M. Roberts, L. J. Garcia, A. Desrochers, and D. Hernandez, "English Performance of Proficient Bilingual Adults on the Boston Naming Test," *Aphasiology* 16, no. 4–6 (2002): 635–645; J. S. Portocarrero, R. G. Burright, and P. J. Donovick, "Vocabulary and Verbal Fluency of Bilingual and Monolingual College Students," *Archives of Clinical Neuropsychology* 22, no. 3 (2007): 415–422.

23. M. Kaushanskaya and V. Marian, "Bilingual Language Processing and Interference in Bilinguals: Evidence from Eye Tracking and Picture Naming," *Language Learning* 57, no. 1 (2007): 119–163; G. M. Bidelman and L. Dexter, "Bilinguals at the 'Cocktail Party': Dissociable Neural Activity in Auditory-Linguistic Brain Regions Reveals Neurobiological Basis for Nonnative Listeners' Speech-in-Noise Recognition Deficits," *Brain and Language* 143 (2015): 32–41; C. L. Rogers, J. J. Lister, D. M. Febo, J. M. Besing, and H. B. Abrams, "Effects of Bilingualism, Noise, and Reverberation on Speech Perception by Listeners with Normal Hearing," *Applied Psycholinguistics* 27, no. 3 (2006): 465–485; L. H. Mayo, M. Florentine, and S. Buus, "Age of Second-Language Acquisition and Perception of Speech in Noise," *Journal of Speech, Language, and Hearing Research* 40, no. 3 (1997): 686–693.

24. M. L. Garcia Lecumberri, M. Cooke, and A. Cutler, "Non-Native Speech Perception in Adverse Conditions: a Review," *Speech Communication* 52, no. 11–12 (2010): 864–886.

25. P. A. Luce and D. B. Pisoni, "Recognizing Spoken Words: the Neighborhood Activation Model," *Ear and Hearing* 19, no. 1 (1998): 1–36.

26. J. Krizman, A. R. Bradlow, S. S. Y. Lam, and N. Kraus, "How Bilinguals Listen in Noise: Linguistic and Non-Linguistic Factors," *Bilingualism: Language and Cognition* 20, no. 4 (2017): 834–843.

27. A. S. Dick, N. L. Garcia, S. M. Pruden, W. K. Thompson, S. W. Hawes, M. T. Sutherland, M. C. Riedel, A. R. Laird, and R. Gonzalez, "No Evidence for a Bilingual Executive Function Advantage in the Nationally Representative ABCD Study," *Nature Human Behavior* 3, no. 7 (2019): 692–701; K. R. Paap, H. A. Johnson, and O. Sawi, "Bilingual Advantages in Executive Functioning Either Do Not Exist or Are Restrict-

ed to Very Specific and Undetermined Circumstances," *Cortex* 69 (2015): 265–278.

28. E. Bialystok and M. M. Martin, "Attention and Inhibition in Bilingual Children: Evidence from the Dimensional Change Card Sort Task," *Developmental Science* 7, no. 3 (2014): 325–339; A. Costa, M. Hernández, and N. Sebastián-Gallés, "Bilingualism Aids Conflict Resolution: Evidence from the ANT Task" *Cognition* 106, no. 1 (2008): 59–86; E. Bialystok, "Cognitive Complexity and Attentional Control in the Bilingual Mind," *Child Development* 70, no. 3 (1999): 636–644; J. Krizman, V. Marian, A. Shook, E. Skoe, and N. Kraus, "Subcortical Encoding of Sound Is Enhanced in Bilinguals and Relates to Executive Function Advantages," *Proceedings of the National Academy of Sciences of the United States of America* 109, no. 20 (2012): 7877–7881.

29. E. Bialystok, "Cognitive Complexity and Attentional Control in the Bilingual Mind," *Child Development* 70, no. 3 (1999): 636–44; H. K. Blumenfeld and V. Marian, "Bilingualism Influences Inhibitory Control in Auditory Comprehension," *Cognition* 118, no. 2 (2011): 245–257; A. Hartanto and H. Yang, "Does Early Active Bilingualism Enhance Inhibitory Control and Monitoring? A Propensity-Matching Analysis," *Journal of Experimental Psychology: Learning, Memory, and Cognition* 45, no. 2 (2019): 360–378; S. M. Carlson and A. N. Meltzoff, "Bilingual Experience and Executive Functioning in Young Children," *Developmental Science* 11, no. 2 (2008): 282–298.

30. D. M. Antovich and K. Graf Estes, "Learning Across Languages: Bilingual Experience Supports Dual Language Statistical Word Segmentation," *Developmental Science* 21, no. 2 (2018).

31. T. Wang and J. R. Saffran, "Statistical Learning of a Tonal Language: The Influence of Bilingualism and Previous Linguistic Experience," *Frontiers in Psychology* 5 (2014): 953; J. Bartolotti, V. Marian, S. R. Schroeder, and A. Shook, "Bilingualism and Inhibitory Control Influence Statistical Learning of Novel Word Forms," *Frontiers in Psychology* 2 (2011): 324.

32. J. Bartolotti and V. Marian, "Bilinguals' Existing Languages Benefit Vocabulary Learning in a Third Language," *Language Learning* 67, no. 1 (2017): 110–140.

33. C. M. Conway, D. B. Pisoni, and W. G. Kronenberger, "The Importance of Sound for Cognitive Sequencing Abilities: The Auditory Scaffolding Hypothesis," *Current Directions in Psychological Science* 18, no. 5 (2009): 275–279.

34. M. A. Gremp, J. A. Deocampo, A. M. Walk, and C. M. Conway, "Visual Sequential Processing and Language Ability in Children Who Are Deaf or Hard of Hearing,"

Journal of Child Language 46, no. 4 (2019): 785–799; P. C. Hauser, J. Lukomski, and T. Hillman, "Development of Deaf and Hard-of-Hearing Students' Executive Function," in *Deaf Cognition: Foundations and Outcomes,* ed. M. Marschark and P. Hauser, 286–308 (New York: Oxford University Press, 2008); D. B. Pisoni and M. Cleary, "Learning, Memory, and Cognitive Processes in Deaf Children Following Cochlear Implantation," in *Cochlear Implants: Auditory Prostheses and Electric Hearing*, ed. F.-G. Zeng, A. N. Popper, and R. R. Fay, 377–426 (New York: Springer, 2004); L. S. Davidson, A. E. Geers, S. Hale, M. M. Sommers, C. Brenner, and B. Spehar, "Effects of Early Auditory Deprivation on Working Memory and Reasoning Abilities in Verbal and Visuospatial Domains for Pediatric Cochlear Implant Recipients," *Ear and Hearing* 40, no. 3 (2019): 517–528; S. V. Bharadwaj and J. A. Mehta, "An Exploratory Study of Visual Sequential Processing in Children with Cochlear Implants," *International Journal of Pediatric Otorhinolaryngology* 85 (2016): 158–165.

35. E. Bialystok, F. I. Craik, R. Klein, and M. Viswanathan, "Bilingualism, Aging, and Cognitive Control: Evidence from the Simon Task," *Psychology and Aging* 19, no. 2 (2004): 290–303.

36. J. Krizman, V. Marian, A. Shook, E. Skoe, and N. Kraus, "Subcortical Encoding of Sound Is Enhanced in Bilinguals and Relates to Executive Function Advantages," *Proceedings of the National Academy of Sciences of the United States of America* 109, no. 20 (2012): 7877–7881; J. Krizman, J. Slater, E. Skoe, V. Marian, and N. Kraus, "Neural Processing of Speech in Children Is Influenced by Extent of Bilingual Experience," *Neuroscience Letters* 585 (2015): 48–53.

37. J. Krizman, J. Slater, E. Skoe, V. Marian, and N. Kraus, "Neural Processing of Speech in Children Is Influenced by Extent of Bilingual Experience," *Neuroscience Letters* 585 (2015): 48–53; J. Krizman, E. Skoe, V. Marian, and N. Kraus, "Bilingualism Increases Neural Response Consistency and Attentional Control: Evidence for Sensory and Cognitive Coupling," *Brain and Language* 128, no. 1 (2014): 34–40.

38. T. D. Hanley, J. C. Snidecor, and R. L. Ringel, "Some Acoustic Differences Among Languages," *Phonetica* 14 (1966): 97–107.

39. B. Lee and D. V. L. Sidtis, "The Bilingual Voice: Vocal Characteristics When Speaking Two Languages Across Speech Tasks," *Speech, Language and Hearing* 20, no. 3 (2017): 174–185.

40. J. Krizman, E. Skoe, and N. Kraus, "Bilingual Enhancements Have No Socioeconomic Boundaries," *Developmental Science* 19, no. 6 (2016): 881–891.

41. S. M. Carlson and A. N. Meltzoff, "Bilingual Experience and Executive Functioning in Young Children," *Developmental Science* 11, no. 2 (2008): 282–298.

42. W. C. So, "Cross-Cultural Transfer in Gesture Frequency in Chinese-English Bilinguals," *Language and Cognitive Processes* 25, no. 10 (2010): 1335–1353.

43. G. Stam, "Thinking for Speaking About Motion: L1 and L2 Speech and Gesture," *International Journal of Applied Linguistics* 44, no. 2 (2006).

44. M. Gullberg, "Bilingualism and Gesture," in *The Handbook of Bilingualism and Multilingualism,* ed. T. K. Bhatia and W. C. Ritchie (Hoboken, NJ: Wiley-Blackwell, 2013), 417–437.

45. B. de Gelder and M. J. Huis In 'T Veld, "Cultural Differences in Emotional Expressions and Body Language," in *The Oxford Handbook of Cultural Neuroscience*, ed. J. Y. Chiao, R. Seligman, and R. Turner (Oxford: Oxford University Press, 2016).

46. C. L. Caldwell-Harris, "Emotionality Differences between a Native and Foreign Language: Theoretical Implications," *Frontiers in Psychology* 5 (2014): 1055.

47. M. H. Bond and T. M. Lai, "Embarrassment and Code-Switching into a Second Language," *Journal of Social Psychology* 126, no. 2 (1986): 179–186.

第十章

1. M. Naguib and K. Riebel, "Singing in Space and Time: The Biology of Birdsong," in *Biocommunication of Animals*, ed. G. Witzany (Dordrecht: Springer Science+Business, 2014), 233–247.

2. S. Nowicki, D. Hasselquist, S. Bensch, and S. Peters, "Nestling Growth and Song Repertoire Size in Great Reed Warblers: Evidence for Song Learning as an Indicator Mechanism in Mate Choice," *Proceedings of the Royal Society B: Biological Sciences* 267, no. 1460 (2000): 2419–2424.

3. E. D. Jarvis, "Learned Birdsong and the Neurobiology of Human Language," *Annals of the New York Academy of Sciences* 1016 (2004): 749–777.

4. E. P. Kingsley, C. M. Eliason, T. Riede, Z. Li, T. W. Hiscock, M. Farnsworth, S. L. Thomson, F. Goller, C. J. Tabin, and J. A. Clarke, "Identity and Novelty in the Avian Syrinx," *Proceedings of the National Academy of Sciences of the United States of America* 115, no. 41 (2018): 10209–10217.

5. R. A. Suthers, E. Vallet, A. Tanvez, and M. Kreutzer, "Bilateral Song Production in Domestic Canaries," *Journal of Neurobiology* 60, no. 3 (2004): 381–393.

6. C. P. Elemans, I. L. Spierts, U. K. Muller, J. L. Van Leeuwen, and F. Goller, "Bird Song: Superfast Muscles Control Dove's Trill," *Nature* 431, no. 7005 (2004): 146.

7. W. A. Calder, "Respiration During Song in the Canary (Serinus Canaria)," *Comparative Biochemistry and Physiology* 32, no. 2 (1970): 251–258.

8. J. M. Wild, F. Goller, and R. A. Suthers, "Inspiratory Muscle Activity During Bird Song," *Journal of Neurobiology* 36, no. 3 (1998): 441–453.

9. E. A. Armstrong, *A Study of Bird Song* (London: Oxford University Press, 1963).

10. C. Safina, *Becoming Wild: How Animal Cultures Raise Families, Create Beauty, and Achieve Peace* (New York: Henry Holt, 2020).

11. R. E. Lemon, "How Birds Develop Song Dialects," *Condor* 77, no. 4 (1975): 385–406; P. Marler and M. Tamura, "Song 'Dialects' in Three Populations of White-Crowned Sparrows," *Condor* 64 (1962): 368–377.

12. M. C. Baker, K. J. Spitler-Nabors, and D. C. Bradley, "Early Experience Determines Song Dialect Responsiveness of Female Sparrows," *Science* 214, no. 4522 (1981): 819–821.

13. E. L. Doolittle, B. Gingras, D. M. Endres, and W. T. Fitch, "Overtone-Based Pitch Selection in Hermit Thrush Song: Unexpected Convergence with Scale Construction in Human Music," *Proceedings of the National Academy of Sciences of the United States of America* 111, no. 46 (2014). 16616–16621.

14. A. A. Saunders, "Octaves and Kilocycles in Bird Songs," *Wilson Bulletin* 71 (1959): 280–282.

15. A. H. Wing "Notes on the Song Series of a Hermit Thrush in the Yukon," *The Auk* 68, no. 2 (1951): 189–193; C. Hartshorne, *Born to Sing: An Interpretation and World Survey of Bird Song* (Bloomington: Indiana University Press, 1973).

16. E. L. Doolittle, B. Gingras, D. M. Endres, and W. T. Fitch, "Overtone-Based Pitch Selection in Hermit Thrush Song: Unexpected Convergence with Scale Construction in Human Music," *Proceedings of the National Academy of Sciences of the United States of America* 111, no. 46 (2014): 16616–16621.

17. M. Araya-Salas, "Is Birdsong Music?" *Significance* 9, no. 6 (2012): 4–7.

18. L. F. Baptista and R. A. Keister, "Why Birdsong Is Sometimes Like Music," *Perspectives in Biology and Medicine* 48, no. 3 (2005): 426–443.

19. L. F. Baptista and R. A. Keister, "Why Birdsong Is Sometimes Like Music," *Perspectives in Biology and Medicine* 48, no. 3 (2005): 426–443.

20. E. A. Armstrong, *A Study of Bird Song* (London: Oxford University Press, 1963).

21. A. T. Tierney, F. A. Russo, and A. D. Patel, "The Motor Origins of Human and Avian Song Structure," *Proceedings of the National Academy of Sciences of the United States of America* 108, no. 37 (2011): 15510–15515.

22. E. Doolittle, "Music Theory Is for the Birds," *Conrad Grebel Review* 33, no. 2 (2015): 238–248.

23. W. Young and V. Arlington, "Translating the Language of Birds," *Verbatim* 28, no. 1 (2003): 1–5.

24. Y. Chen, L. E. Matheson, and J. T. Sakata, "Mechanisms Underlying the Social Enhancement of Vocal Learning in Songbirds," *Proceedings of the National Academy of Sciences of the United States of America* 113, no. 24 (2016): 6641–6646.

25. P. Marler, "A Comparative Approach to Vocal Learning—Song Development in White-Crowned Sparrows," *Journal of Comparative and Physiological Psychology* 71, no. 2 (1970): 1.

26. W. H. Thorpe, "The Learning of Song Patterns by Birds, with Especial Reference to the Song of the Chaffinch Fringilla Coelebs," *Ibis* 100 (1958): 535–570.

27. R. Dooling and M. Searcy, "Early Perceptual Selectivity in the Swamp Sparrow," *Developmental Psychobiology* 13, no. 5 (1980): 499–506.

28. J. M. Moore and S. M. N. Woolley, "Emergent Tuning for Learned Vocalizations in Auditory Cortex," *Nature Neuroscience* 22, no. 9 (2019): 1469–1476.

29. D. A. Nelson and P. Marler, "Innate Recognition of Song in White-Crowned Sparrows—a Role in Selective Vocal Learning," *Animal Behaviour* 46, no. 4 (1993): 806–808.

30. R. F. Braaten and K. Reynolds, "Auditory Preference for Conspecific Song in Isolation-Reared Zebra Finches," *Animal Behaviour* 58, no. 1 (1999): 105–111.

31. H. Lee, "In Birds' Songs, Brains and Genes, He Finds Clues to Speech: Interview with Erich Jarvis," *Quanta Magazine,* January 30, 2018.

32. P. K. Kuhl, S. Kiritani, T. Deguchi, A. Hayashi, E. B. Stevens, C. D. Dugger, and P. Iverson, "Effects of Language Experience on Speech Perception: American and Japanese Infants' Perception of /Ra/ and /La/," *Journal of the Acoustical Society of America* 102, no. 5 (1997): 3135; P. K. Kuhl, K. A. Williams, F. Lacerda, K. N. Stevens, and B. Lindblom, "Linguistic Experience Alters Phonetic Perception in Infants by 6 Months of Age," *Science* 255, no. 5044 (1991): 606–608.

33. P. K. Kuhl, F. M. Tsao, and H. M. Liu, "Foreign-Language Experience in Infancy: Effects of Short-Term Exposure and Social Interaction on Phonetic Learning," *Proceedings of the National Academy of Sciences of the United States of America* 100, no. 15 (2003): 9096–9101.

34. S. Coren, "Do Dogs Have a Musical Sense?" *Psychology Today*, April 2, 2012, https://www.psychologytoday.com/us/blog/canine-corner/201204/do-dogs-have-musical-sense.

35. M. R. Bregman, A. D. Patel, and T. Q. Gentner, "Songbirds Use Spectral Shape, Not Pitch, for Sound Pattern Recognition," *Proceedings of the National Academy of Sciences* 113, no. 6 (2016): 1666–1671.

36. S. H. Hulse, A. H. Takeuchi, and R. F. Braaten, "Perceptual Invariances in the Comparative Psychology of Music," *Music Perception* 10, no. 2 (1992): 151–184.

37. A. Bannerjee, S. M. Phelps, and M. A. Long, "Singing Mice," *Current Biology* 29 (2019): R183–R199.

38. E. D. Jarvis, "Learned Birdsong and the Neurobiology of Human Language," *Annals of the New York Academy of Sciences* 1016 (2004): 749–777.

39. S. Yanagihara and Y. Yazaki-Sugiyama, "Auditory Experience-Dependent Cortical Circuit Shaping for Memory Formation in Bird Song Learning," *Nature Communications* 7 (2016): 11946.

40. R. Mooney, "Neural Mechanisms for Learned Birdsong," *Learning and Memory* 16, no. 11 (2009): 655–669.

41. M. S. Brainard and A. J. Doupe, "What Songbirds Teach Us About Learning," *Nature* 417, no. 6886 (2002): 351–358.

42. E. P. Derryberry, J. N. Phillips, G. E. Derryberry, M. J. Blum, and D. Luther, "Singing in a Silent Spring: Birds Respond to a Half-Century Soundscape Reversion during the COVID-19 Shutdown," *Science* 370, no. 6516 (2020): 575–579.

43. P. Marler and S. Peters, "Long-Term Storage of Learned Birdsongs Prior to Production," *Animal Behaviour* 30 (1982): 479–482.

44. R. Mooney, "Neural Mechanisms for Learned Birdsong," *Learning & Memory* 16, no. 11 (2009): 655–669.

45. H. J. Leppelsack, "Critical Periods in Bird Song Learning," *Acta Oto-Laryngologica. Supplementum* 429 (1986): 57–60.

46. I. McGilchrist, *The Master and His Emissary: The Divided Brain and the Making of the Western World* (New Haven: Yale University Press, 2009).

47. M. L. Phan and D. S. Vicario, "Hemispheric Differences in Processing of Vocalizations Depend on Early Experience," *Proceedings of the National Academy of Sciences USA* 107, no. 5 (2010): 2301–6; H. U. Voss, K. Tabelow, J. Polzehl, O. Tchernichovski, K. K. Maul, D. Salgado-Commissariat, D. Ballon, and S. A. Helekar, "Functional MRI of the Zebra Finch Brain During Song Stimulation Suggests a Lateralized Response Topography," *Proceedings of the National Academy of Sciences of the United States of America* 104, no. 25 (2007): 10667–10672.

48. M. J. West and A. P. King, "Female Visual Displays Affect the Development of Male Song in the Cowbird," *Nature* 334, no. 6179 (1988): 244–246.

49. J. Krizman, S. Bonacina, and N. Kraus, "Sex Differences in Subcortical Auditory Processing Emerge Across Development," *Hearing Research* 380 (2019): 166–174.

50. C. J. Limb and A. R. Braun, "Neural Substrates of Spontaneous Musical Performance: An FMRI Study of Jazz Improvisation," *PLoS One* 3, no. 2 (2008): e1679.

51. P. Marler, S. Peters, G. F. Ball, A. M. Dufty Jr., and J. C. Wingfield, "The Role of Sex Steroids in the Acquisition and Production of Birdsong," *Nature* 336, no. 6201 (1988): 770–772.

52. G. Ritchison, "Variation in the Songs of Female Black-Headed Grosbeaks," *Wilson Bulletin* 97, no. 1 (1985): 47–56.

53. A. E. Illes and L. Yunes-Jimenez, "A Female Songbird Out-Sings Male Conspecifics During Simulated Territorial Intrusions," *Proceedings of the Royal Society B: Biological Sciences* 276, no. 1658 (2009): 981–986.

54. W. H. Webb, D. H. Brunton, J. D. Aguirre, D. B. Thomas, M. Valcu, and J. Dale, "Female Song Occurs in Songbirds with More Elaborate Female Coloration and Reduced Sexual Dichromatism," *Frontiers in Ecology and Evolution* 4 (2016): 22.

55. C. Safina, *Becoming Wild: How Animal Cultures Raise Families, Create Beauty, and Achieve Peace* (New York: Henry Holt, 2020).

第十一章

1. The National Institute for Occupational Safety and Health, "Occupational Noise Exposure: Revised Criteria, 1998," *U.S. Department of Health and Human Services* (1998): 98–126.

2. M. Chasin, *Hear the Music: Hearing Loss Prevention for Musicians*, 4th ed. (Toronto: Musicians' Clinics of Canada, 2010).

3. S. Cohen, G. W. Evans, D. S. Krantz, and D. Stokols, "Physiological, Motivational, and Cognitive Effects of Aircraft Noise on Children: Moving from the Laboratory to the Field," *American Psychologist* 35, no. 3 (1980): 231–243; M. M. Haines, S. A. Stansfeld, R. F. Job, B. Berglund, and J. Head, "Chronic Aircraft Noise Exposure, Stress Responses, Mental Health and Cognitive Performance in School Children," *Psychological Medicine* 31, no. 2 (2001): 265–277; S. A. Stansfeld, B. Berglund, C. Clark, I. Lopez-Barrio, P. Fischer, E. Ohrstrom, M. M. Haines, J. Head, S. Hygge, J. van Kamp, B. F. Berry, and RANCH Study Team, "Aircraft and Road Traffic Noise and Children's Cognition and Health: A Cross-National Study," *Lancet* 365, no. 9475 (2005): 1942–1949; E. E. van Kempen, I. van Kamp, R. K. Stellato, I. Lopez-Barrio, M. M. Haines, M. E. Nilsson, C. Clark, D. Houthuijs, B. Brunekreef, B. Berglund, and S. A. Stansfeld, "Children's Annoyance Reactions to Aircraft and Road Traffic Noise," *Journal of the Acoustical Society of America* 125, no. 2 (2009): 895–904; G. W. Evans, S. Hygge, and M. Bullinger, "Chronic Noise and Psychological Stress," *Psychological Science* 6, no. 6 (1995): 333–338; B. Griefahn and M. Spreng, "Disturbed Sleep Patterns and Limitation of Noise," *Noise Health* 6, no. 22 (2004): 27–33; M. Spreng, "Possible Health Effects of Noise Induced Cortisol Increase," *Noise Health* 2, no. 7 (2000): 59–64.

4. M. Basner, W. Babisch, A. Davis, M. Brink, C. Clark, S. Janssen, and S. Stansfeld, "Auditory and Non-Auditory Effects of Noise on Health," *Lancet* 383, no. 9925 (2014): 1325–1332.

5. A. L. Bronzaft and D. P. McCarthy, "The Effect of Elevated Train Noise on Reading Ability," *Environment and Behavior* 7 (1975): 517–528.

6. A. L. Bronzaft, "The Effect of a Noise Abatement Program on Reading Ability," *En-*

vironmental Psychology* 1 (1981): 215–222.

7. M. P. Walker, *Why We Sleep: Unlocking the Power of Sleep and Dreams* (New York: Scribner, 2017).

8. M. Basner, W. Babisch, A. Davis, M. Brink, C. Clark, S. Janssen, and S. Stansfeld, "Auditory and Non-Auditory Effects of Noise on Health," *Lancet* 383, no. 9925 (2014): 1325–1332; M. Basner, U. Muller, and E. M. Elmenhorst, "Single and Combined Effects of Air, Road, and Rail Traffic Noise on Sleep and Recuperation," *Sleep* 34, no. 1 (2011): 11–23.

9. E. F. Chang and M. M. Merzenich, "Environmental Noise Retards Auditory Cortical Development," *Science* 300, no. 5618 (2003): 498–502; X. Yu, D. H. Sanes, O. Aristizabal, Y. Z. Wadghiri, and D. H. Turnbull, "Large-Scale Reorganization of the Tonotopic Map in Mouse Auditory Midbrain Revealed by MRI," *Proceedings of the National Academy of Sciences of the United States of America* 104, no. 29 (2007): 12193–12198.

10. A. Lahav and E. Skoe, "An Acoustic Gap between the NICU and Womb: A Potential Risk for Compromised Neuroplasticity of the Auditory System in Preterm Infants," *Frontiers in Neuroscience* 8 (2014): 381.

11. E. McMahon, P. Wintermark, and A. Lahav, "Auditory Brain Development in Premature Infants: the Importance of Early Experience," *Annals of the New York Academy of Sciences* 1252 (2012): 17–24.

12. D. E. Anderson and A. D. Patel, "Infants Born Preterm, Stress, and Neurodevelopment in the Neonatal Intensive Care Unit: Might Music Have an Impact?" *Developmental Medicine and Child Neurology* 60, no. 3 (2018): 256–266.

13. A. R. Webb, H. T. Heller, C. B. Benson, and A. Lahav, "Mother's Voice and Heartbeat Sounds Elicit Auditory Plasticity in the Human Brain Before Full Gestation," *Proceedings of the National Academy of Sciences of the United States of America* 112, no. 10 (2015): 3152–3157.

14. S. Arnon, A. Shapsa, L. Forman, R. Regev, S. Bauer, I. Litmanovitz, and T. Dolfin, "Live Music Is Beneficial to Preterm Infants in the Neonatal Intensive Care Unit Environment," *Birth* 33, no. 2 (2006): 131–136.

15. X. Zhou, R. Panizzutti, E. de Villers-Sidani, C. Madeira, and M. M. Merzenich, "Natural Restoration of Critical Period Plasticity in the Juvenile and Adult Primary Auditory Cortex," *Journal of Neuroscience* 31, no. 15 (2011): 5625–5634.

16. A. J. Noreña and J. J. Eggermont, "Enriched Acoustic Environment after Noise Trauma Reduces Hearing Loss and Prevents Cortical Map Reorganization," *Journal of Neuroscience* 25, no. 3 (2005): 699–705.

17. M. Pienkowski and J. J. Eggermont, "Long-Term, Partially-Reversible Reorganization of Frequency Tuning in Mature Cat Primary Auditory Cortex Can Be Induced by Passive Exposure to Moderate-Level Sounds," *Hearing Research* 257, nos. 1–2 (2009): 24–40; M. Pienkowski and J. J. Eggermont, "Intermittent Exposure with ModerateLevel Sound Impairs Central Auditory Function of Mature Animals Without Concomitant Hearing Loss," *Hearing Research* 261, no. 1–2 (2010): 30–35; W. Zheng, "Auditory Map Reorganization and Pitch Discrimination in Adult Rats Chronically Exposed to Low-Level Ambient Noise," *Frontiers in Systems Neuroscience* 6 (2012): 65; M. Pienkowski, R. Munguia, and J. J. Eggermont, "Effects of Passive, Moderate-Level Sound Exposure on the Mature Auditory Cortex: Spectral Edges, Spectrotemporal Density, and Real-World Noise," *Hearing Research* 296 (2012): 121–130.

18. E. Hoff, B. Laursen, and K. Bridges, "Measurement and Model Building in Studying the Influence of Socioeconomic Status on Child Development," in *The Cambridge Handbook of Environment in Human Development* (Cambridge: Cambridge University Press, 2012), 590–606.

19. E. Skoe, J. Krizman, and N. Kraus, "The Impoverished Brain: Disparities in Maternal Education Affect the Neural Response to Sound," *Journal of Neuroscience* 33, no. 44 (2013): 17221–17231.

20. B. Hart and T. R. Risley, *Meaningful Differences in the Everyday Experience of Young American Children* (Baltimore: P.H. Brookes, 1995).

21. L. M. Dale, S. Goudreau, S. Perron, M. S. Ragettli, M. Hatzopoulou, and A. Smargiassi, "Socioeconomic Status and Environmental Noise Exposure in Montreal, Canada," *BMC Public Health* 15 (2015): 205.

22. W. H. Mulders, D. Ding, R. Salvi, and D. Robertson, "Relationship between Auditory Thresholds, Central Spontaneous Activity, and Hair Cell Loss after Acoustic Trauma," *Journal of Comparative Neurology* 519, no. 13 (2011): 2637–47; A. J. Norena and J. J. Eggermont, "Changes in Spontaneous Neural Activity Immediately After an Acoustic Trauma: Implications for Neural Correlates of Tinnitus," *Hearing Research* 183, no. 1–2 (2003): 137–153.

23. J. J. Eggermont, *Tinnitus: Springer Handbook of Auditory Research* (New York:

Springer, 2012).

24. M. Attarha, J. Bigelow, and M. M. Merzenich, "Unintended Consequences of White Noise Therapy for Tinnitus—Otolaryngology's Cobra Effect: A Review," *JAMA Otolaryngology—Head and Neck Surgery* 144, no. 10 (2018): 938–943.

25. B. Mazurek, A. J. Szczepek, and S. Hebert, "Stress and Tinnitus," *HNO* 63, no. 4 (2015): 258–265; P. J. Jastreboff and M. M. Jastreboff, "Tinnitus Retraining Therapy (TRT) as a Method for Treatment of Tinnitus and Hyperacusis Patients," *Journal of the American Academy of Audiology* 11 (2000): 162–177.

26. R. Tyler, A. Cacace, C. Stocking, B. Tarver, N. Engineer, J. Martin, A. Deshpande, N. Stecker, M. Pereira, M. Kilgard, C. Burress, D. Pierce, R. Rennaker, and S. Vanneste, "Vagus Nerve Stimulation Paired with Tones for the Treatment of Tinnitus: A Prospective Randomized Double-Blind Controlled Pilot Study in Humans," *Scientific Reports* 7, no. 1 (2017): 11960.

27. W. H. Mulders, D. Ding, R. Salvi, and D. Robertson, "Relationship between Auditory Thresholds, Central Spontaneous Activity, and Hair Cell Loss After Acoustic Trauma," *Journal of Comparative Neurology* 519, no. 13 (2011): 2637–2647; A. J. Norena and J. J. Eggermont, "Changes in Spontaneous Neural Activity Immediately After an Acoustic Trauma: Implications for Neural Correlates of Tinnitus," *Hearing Research* 183, no. 1–2 (2003): 137–153.

28. T. Gioia, *Healing Songs* (Durham, NC: Duke University Press, 2006).

29. G. Hempton and J. Grossmann, *One Square Inch of Silence: One Man's Search for Natural Silence in a Noisy World* (New York: Free Press, 2009).

30. M. A. Denolle and T. Nissen-Meyer, "Quiet Anthropocene, Quiet Earth," *Science* 369, no. 6509 (2020): 1299–1300.

31. G. L. Patricelli and J. L. Blickley, "Avian Communication in Urban Noise: Causes and Consequences of Vocal Adjustment," *Auk* 123, no. 3 (2006): 639–649; J. W. C. Sun and P. A. Narins, "Anthropogenic Sounds Differentially Affect Amphibian Call Rate," *Biological Conservation* 121, no. 3 (2005): 419–27; S. E. Parks, M. Johnson, D. Nowacek, and P. L. Tyack, "Individual Right Whales Call Louder in Increased Environmental Noise," *Biology Letters* 7, no. 1 (2011): 33–35.

32. W. E. Wood and S. M. Yezerinac, "Song Sparrow (Melospiza Melodia) Song Varies with Urban Noise," *Auk* 123, no. 3 (2006): 650–659.

33. E. P. Derryberry, J. N. Phillips, G. E. Derryberry, M. J. Blum, and D. Luther, "Singing

in a Silent Spring: Birds Respond to a Half-Century Soundscape Reversion during the COVID-19 Shutdown," *Science* 370, no. 6516 (2020): 575–579.

34. A. Fernandez, M. Arbelo, and V. Martin, "No Mass Strandings Since Sonar Ban," *Nature* 497, no. 7449 (2013): 317.

35. M. Waldman, *My Fellow Americans: The Most Important Speeches of America's Presidents, from George Washington to Barack Obama* (Naperville, IL: Sourcebooks, 2010).

36. B. Bosker, "The End of Silence," *Atlantic*, November 2019.

37. A. J. Blood and R. J. Zatorre, "Intensely Pleasurable Responses to Music Correlate with Activity in Brain Regions Implicated in Reward and Emotion," *Proceedings of the National Academy of Sciences USA* 98, no. 20 (2001): 11818–11823; V. N. Salimpoor, I. van Den Bosch, N. Kovacevic, R. R. Mcintosh, A. Dagher, and R. J. Zatorre, "Interactions between the Nucleus Accumbens and Auditory Cortices Predict Music Reward Value," *Science* 340, no. 6129 (2013): 216–219; V. N. Salimpoor, M. Benovoy, K. Larcher, A. Dagher, and R. J. Zatorre, "Anatomically Distinct Dopamine Release During Anticipation and Experience of Peak Emotion to Music," *Nature Neuroscience* 14, no. 2 (2011): 257–262.

38. N. Martinez-Molina, E. Mas-Herrero, A. Rodriguez-Fornells, R. J. Zatorre, and J. Marco-Pallares, "Neural Correlates of Specific Musical Anhedonia," *Proceedings of the National Academy of Sciences of the United States of America* 113, no. 46 (2016): E7337–345.

39. See "Paris Police Step Up Anti-noise Patrols," BBC News, July 25, 2020, https://www.bbc.com/news/av/world-europe-53521561/paris-police-step-up-anti-noise-pa-trols.

第十二章

1. K. J. Cruickshanks, T. L. Wiley, T. S. Tweed, B. E. K. Klein, R. Klein, J. A. Mares-Perlman, and D. M. Nondahl, "Prevalence of Hearing Loss in Older Adults in Beaver Dam, Wisconsin—the Epidemiology of Hearing Loss Study," *American Journal of Epidemiology* 148, no. 9 (1998): 879–86.

2. F. R. Lin, R. Thorpe, S. Gordon-Salant, and L. Ferrucci, "Hearing Loss Prevalence and Risk Factors Among Older Adults in the United States," *Journals of Gerontology*

Series A: Biological Sciences and Medical Sciences 66, no. 5 (2011): 582–90.

3. J. F. Willott, "Anatomic and Physiologic Aging: A Behavioral Neuroscience Perspective," *Journal of the American Academy of Audiology* 7, no. 3 (1996): 141–51.

4. S. Anderson and N. Kraus, "The Potential Role of the cABR in Assessment and Management of Hearing Impairment," *International Journal of Otolaryngology* 2013, no. 604729 (2013): 1–10; H. Karawani, K. Jenkins, and S. Anderson, "Restoration of Sensory Input May Improve Cognitive and Neural Function," *Neuropsychologia* 114 (2018): 203–13; H. Karawani, K. Jenkins, and S. Anderson, "Neural and Behavioral Changes After the Use of Hearing Aids," *Clinical Neurophysiology* 129, no. 6 (2018): 1254–67; K. A. Jenkins, C. Fodor, A. Presacco, and S. Anderson, "Effects of Amplification on Neural Phase Locking, Amplitude, and Latency to a Speech Syllable," *Ear and Hearing* 39, no. 4 (2018): 810–24.

5. J. P. Walton, H. Simon, and R. D. Frisina, "Age-Related Alterations in the Neural Coding of Envelope Periodicities," *Journal of Neurophysiology* 88, no. 2 (2002): 565–78.

6. D. M. Caspary, L. Ling, J. G. Turner, and L. F. Hughes, "Inhibitory Neurotransmission, Plasticity and Aging in the Mammalian Central Auditory System," *Journal of Experimental Biology* 211, no. 11 (2008): 1781–91; D. M. Caspary, L. F. Hughes, and L. L. Ling. "Age-Related GABAA Receptor Changes in Rat Auditory Cortex." *Neurobiology of Aging* 34, no. 5 (2013): 1486–96; J. R. Engle and G. H. Recanzone, "Characterizing Spatial Tuning Functions of Neurons in the Auditory Cortex of Young and Aged Monkeys: A New Perspective on Old Data," *Frontiers in Aging Neuroscience* 4 (2012): 36; D. M. Caspary, T. A. Schatteman, and L. F. Hughes, "Age-Related Changes in the Inhibitory Response Properties of Dorsal Cochlear Nucleus Output Neurons: Role of Inhibitory Inputs," *Journal of Neuroscience* 25, no. 47 (2005): 10952–59; E. de Villers-Sidani, L. Alzghoul, X. Zhou, K. L. Simpson, R. C. Lin, and M. M. Merzenich, "Recovery of Functional and Structural Age-Related Changes in the Rat Primary Auditory Cortex with Operant Training," *Proceedings of the National Academy of Sciences of the USA* 107, no. 31 (2010): 13900–5; B. D. Richardson, L. L. Ling, V. V. Uteshev, and D. M. Caspary, "Reduced GABA(A) Receptor-Mediated Tonic Inhibition in Aged Rat Auditory Thalamus," *Journal of Neuroscience* 33, no. 3 (2013): 1218–27a; D. L. Juarez-Salinas, J. R. Engle, X. O. Navarro, and G. H. Recanzone, "Hierarchical and Serial Processing in the Spatial Auditory Cortical Pathway Is Degraded by Natural Aging," *Journal of Neuroscience* 30, no. 44 (2010): 14795–804.

7. D. M. Caspary, L. Ling, J. G. Turner, and L. F. Hughes, "Inhibitory Neurotransmis-sion, Plasticity and Aging in the Mammalian Central Auditory System," *Journal of Experimental Biology* 211(11): 1781–91; J. H. Grose and S. K. Mamo, "Processing of Temporal Fine Structure as a Function of Age," *Ear and Hearing* 31, no. 6 (2010): 755–60; K. L. Tremblay, M. Piskosz, and P. Souza, "Effects of Age and Age-Related Hearing Loss on the Neural Representation of Speech Cues," *Clinical Neurophys-iology* 114, no. 7 (2003): 1332–43; K. C. Harris, M. A. Eckert, J. B. Ahlstrom, and J. R. Dubno, "Age-Related Differences in Gap Detection: Effects of Task Difficulty and Cognitive Ability," *Hearing Research* 264, no. 1–2 (2010): 21–29; J. J. Lister, N. D. Maxfield, G. J. Pitt, and V. B. Gonzalez, "Auditory Evoked Response to Gaps in Noise: Older Adults," *International Journal of Audiology* 50, no. 4 (2011): 211–25; J. P. Walton, "Timing Is Everything: Temporal Processing Deficits in the Aged Au-ditory Brainstem," *Hearing Research* 264, no. 1–2 (2010): 63–69; L. E. Humes, D. Kewley-Port, D. Fogerty, and D. Kinney, "Measures of Hearing Threshold and Tem-poral Processing Across the Adult Lifespan," *Hearing Research* 264, no. 1–2 (2010): 30–40.

8. W. C. Clapp, M. T. Rubens, J. Sabharwal, and A. Gazzaley, "Deficit in Switching be-tween Functional Brain Networks Underlies the Impact of Multitasking on Working Memory in Older Adults," *Proceedings of the National Academy of Sciences of the USA* 108 no. 17 (2011): 7212–17; A. Gazzaley, J. W. Cooney, J. Rissman, and M. D'Esposito, "Top-Down Suppression Deficit Underlies Working Memory Impairment in Normal Aging," *Nature Neuroscience* 8, no. 10 (2005): 1298–300.

9. D. L. Juarez-Salinas, J. R. Engle, X. O. Navarro, and G. H. Recanzone, "Hierarchical and Serial Processing in the Spatial Auditory Cortical Pathway Is Degraded by Natu-ral Aging," *Journal of Neuroscience* 30, no. 44 (2010): 14795–804.

10. R. Peters, "Ageing and the Brain," *Postgraduate Medical Journal* 82, no. 964 (2006): 84–88.

11. T. A. Salthouse, "The Processing-Speed Theory of Adult Age Differences in Cog-nition," *Psychological Review* 103(3): 403–28; C. T. Albinet, G. Boucard, C. A. Bouquet, and M. Audiffren, "Processing Speed and Executive Functions in Cognitive Aging: How to Disentangle Their Mutual Relationship?" *Brain and Cognition* 79, no. 1 (2012): 1–11; R. Zacks, L. Hasher, and K. Li, "Human Memory," in *Handbook of Aging and Cognition,* ed. F. Craik and T. Salthouse, 293–358 (Mahwah, NJ: Erlbaum, 2000).

12. D. M. Caspary, L. Ling, J. G. Turner, and L. F. Hughes, "Inhibitory Neurotransmis-

sion, Plasticity and Aging in the Mammalian Central Auditory System," *Journal of Experimental Biology* 211, no. 11 (2008): 1781–91; D. L. Juarez-Salinas, J. R. Engle, X. O. Navarro, and G. H. Recanzone, "Hierarchical and Serial Processing in the Spatial Auditory Cortical Pathway Is Degraded by Natural Aging," *Journal of Neuroscience* 30, no. 44 (2010): 14795–804; J. J. Lister, R. A. Roberts, and F. L. Lister, "An Adaptive Clinical Test of Temporal Resolution: Age Effects," *International Journal of Audiology* 50, no. 6 (2011): 367–74.

13. T. Salthouse, "Consequences of Age-Related Cognitive Declines," *Annual Review of Psychology* 63 (2012): 201–26.

14. R. Katzman, R. Terry, R. Deteresa, T. Brown, P. Davies, P. Fuld, R. B. Xiong, and A. Peck, "Clinical, Pathological, and Neurochemical Changes in Dementia—a Subgroup with Preserved Mental Status and Numerous Neocortical Plaques," *Annals of Neurology* 23, no. 2 (1988): 138–44.

15. C. M. Tomaino, "Meeting the Complex Needs of Individuals with Dementia Through Music Therapy," *Music and Medicine* 5, no. 4 (2013): 234–41.

16. S. Anderson, A. Parbery-Clark, T. White-Schwoch, and N. Kraus, "Aging Affects Neural Precision of Speech Encoding," *Journal of Neuroscience* 32, no. 41 (2012): 14156–64.

17. B. U. Forstmann, M. Tittgemeyer, E. J. Wagenmakers, J. Derrfuss, D. Imperati, and S. Brown, "The Speed-Accuracy Tradeoff in the Elderly Brain: A Structural Model-Based Approach," *Journal of Neuroscience* 31, no. 47 (2011): 17242–49; P. H. Lu, G. J. Lee, E. P. Raven, K. Tingus, T. Khoo, P. M. Thompson, and G. Bartzokis, "Age-Related Slowing in Cognitive Processing Speed Is Associated with Myelin Integrity in a Very Healthy Elderly Sample," *Journal of Clinical and Experimental Neuropsychology* 33, no. 10 (2011): 1059–68.

18. S. Anderson, A. Parbery-Clark, T. White-Schwoch, and N. Kraus, "Auditory Brainstem Response to Complex Sounds Predicts Self-Reported Speech-in-Noise Performance," *Journal of Speech, Language, and Hearing Research* 56, no. 1 (2013): 31–43.

19. H. A. Glick and A. Sharma, "Cortical Neuroplasticity and Cognitive Function in Early-Stage, Mild-Moderate Hearing Loss: Evidence of Neurocognitive Benefit From Hearing Aid Use," *Frontiers in Neuroscience* 14 (2020): 93.

20. Max Planck Institute for Human Development and Stanford Center on Longevity,

"A Consensus on the Brain Training Industry from the Scientific Community." http://longevity3.stanford.edu/blog/2014/10/15/the-consensus-on-the-brain-training-industry-from-the-scientific-community-2/.

21. S. Anderson, T. White-Schwoch, A. Parbery-Clark, and N. Kraus, "Reversal of Age-Related Neural Timing Delays with Training," *Proceedings of the National Academy of Sciences of the United States of America* 110, no. 11 (2013): 4357–62.

22. S. Anderson, T. White-Schwoch, H. J. Choi, and N. Kraus, "Partial Maintenance of Auditory-Based Cognitive Training Benefits in Older Adults," *Neuropsychologia* 62 (2014): 286–96.

23. J. Verghese, R. B. Lipton, M. J. Katz, C. B. Hall, C. A. Derby, G. Kuslansky, A. F. Ambrose, M. Sliwinski, and H. Buschke, "Leisure Activities and the Risk of Dementia in the Elderly," *New England Journal of Medicine* 348, no. 25 (2003): 2508–16; S. C. Moore, A. V. Patel, C. E. Matthews, A. Berrington de Gonzalez, Y. Park, H. A. Katki, M. S. Linet, E. Weiderpass, K. Visvanathan, K. J. Helzlsouer, M. Thun, S. M. Gapstur, P. Hartge, and I. M. Lee, "Leisure Time Physical Activity of Moderate to Vigorous Intensity and Mortality: A Large Pooled Cohort Analysis," *PLoS Medicine* 9, no. 11 (2012): e1001335.

24. F. R. Lin, E. J. Metter, R. J. O'Brien, S. M. Resnick, A. B. Zonderman, and L. Ferrucci, "Hearing Loss and Incident Dementia," *Archives of Neurology* 68, no. 2 (2011): 214–20; R. K. Gurgel, P. D. Ward, S. Schwartz, M. C. Norton, N. L. Foster, and J. T. Tschanz, "Relationship of Hearing Loss and Dementia: A Prospective, Population-Based Study," *Otology & Neurotology* 35, no. 5 (2014): 775–81; F. R. Lin, K. Yaffe, J. Xia, Q. L. Xue, T. B. Harris, E. Purchase-Helzner, S. Satterfield, H. N. Ayonayon, L. Ferrucci, E. M. Simonsick, and Health ABC Study Group, "Hearing Loss and Cognitive Decline in Older Adults," *JAMA Internal Medicine* 173, no. 4 (2013): 293–99.

25. R. K. Gurgel, P. D. Ward, S. Schwartz, M. C. Norton, N. L. Foster, and J. T. Tschanz, "Relationship of Hearing Loss and Dementia: A Prospective, PopulationBased Study," *Otology & Neurotology* 35, no. 5 (2014): 775–81; C. A. Peters, J. F. Potter, and S. G. Scholer, "Hearing Impairment as a Predictor of Cognitive Decline in Dementia," *Journal of the American Geriatrics Society* 36, no. 11 (1998): 981–86.

26. G. Livingston, A. Sommerlad, V. Orgeta, S. G. Costafreda, J. Huntley, D. Ames, C. Ballard, S. Banerjee, A. Burns, J. Cohen-Mansfield, C. Cooper, N. Fox, L. N. Gitlin, R. Howard, H. C. Kales, E. B. Larson, K. Ritchie, K. Rockwood, E. L. Sampson, Q.

Samus, L. S. Schneider, G. Selbaek, L. Teri, and N. Mukadam, "Dementia Prevention, Intervention, and Care," *Lancet* 390, no. 10113 (2017): 2673–2734.

27. G. A. Gates, R. K. Karzon, P. Garcia, J. Peterein, M. Storandt, J. C. Morris, and J. P. Miller, "Auditory Dysfunction in Aging and Senile Dementia of the Alzheimer's Type," *Archives in Neurology* 52, no. 6 (1995): 626–634; G. A. Gates, M. L. Anderson, S. M. McCurry, M. P. Feeney, and E. B. Larson, "Central Auditory Dysfunction as a Harbinger of Alzheimer Dementia," *Archives of Otolaryngology—Head and Neck Surgery* 137, no. 4 (2011): 390–395.

28. B. R. Zendel and C. Alain, "Musicians Experience Less Age-Related Decline in Central Auditory Processing," *Psychology and Aging* 27, no. 2 (2012): 410–17; G. M. Bidelman and C. Alain, "Musical Training Orchestrates Coordinated Neuroplasticity in Auditory Brainstem and Cortex to Counteract Age-Related Declines in Categorical Vowel Perception," *Journal of Neuroscience* 35, no. 3 (2015): 1240–49.

29. B. Pladdy and A. MacKay, "The Relation between Instrumental Musical Activity and Cognitive Aging," *Neuropsychology* 25, no. 3 (2011): 378–86.

30. A. Parbery-Clark, D. L. Strait, S. Anderson, E. Hittner, and N. Kraus, "Musical Experience and the Aging Auditory System: Implications for Cognitive Abilities and Hearing Speech in Noise," *PLoS One* 6, no. 5 (2011): e18082.

31. S. Anderson, A. Parbery-Clark, T. White-Schwoch, and N. Kraus, "Aging Affects Neural Precision of Speech Encoding," *Journal of Neuroscience* 32, no. 41 (2012): 14156–64; A. Parbery-Clark, S. Anderson, E. Hittner, and N. Kraus, "Musical Experience Strengthens the Neural Representation of Sounds Important for Communication in Middle-Aged Adults," *Frontiers in Aging Neuroscience* 4, no. 30 (2012): 1–12.

32. A. Parbery-Clark, D. L. Strait, S. Anderson, E. Hittner, and N. Kraus, "Musical Experience and the Aging Auditory System: Implications for Cognitive Abilities and Hearing Speech in Noise," *PLoS One* 6, no. 5 (2011): e18082; A. Parbery-Clark, S. Anderson, and N. Kraus, "Musicians Change Their Tune: How Hearing Loss Alters the Neural Code," *Hearing Research* 302 (2013): 121–31.

33. E. Skoe and N. Kraus, "A Little Goes a Long Way: How the Adult Brain Is Shaped by Musical Training in Childhood," *Journal of Neuroscience* 32, no. 34 (2012): 11507–10; T. White-Schwoch, K. W. Carr, S. Anderson, D. L. Strait, and N. Kraus, "Older Adults Benefit from Music Training Early in Life: Biological Evidence for Long-Term Training-Driven Plasticity," *Journal of Neuroscience* 33, no. 45 (2012): 17667–74.

34. S. W. Threlkeld, C. A. Hill, G. D. Rosen, and R. H. Fitch, "Early Acoustic Discrimination Experience Ameliorates Auditory Processing Deficits in Male Rats with Cortical Developmental Disruption," *International Journal of Developmental Neuroscience* 27, no. 4 (2009): 321–28; E. C. Sarro and D. H. Sanes, "The Cost and Benefit of Juvenile Training on Adult Perceptual Skill," *Journal of Neuroscience* 31, no. 14 (2011): 5383–91; N. D. Engineer, C. R. Percaccio, P. K. Pandya, R. Moucha, D. L. Rathbun, and M. P. Kilgard, "Environmental Enrichment Improves Response Strength, Threshold, Selectivity, and Latency of Auditory Cortex Neurons," *Journal of Neurophysiology* 92, no. 1 (2004): 73–82.

35. B. Hanna-Pladdy and A. MacKay, "The Relation between Instrumental Musical Activity and Cognitive Aging," *Neuropsychology* 25, no. 3 (2011): 378–86; B. Hanna-Pladdy and B. Gajewski, "Recent and Past Musical Activity Predicts Cognitive Aging Variability: Direct Comparison with General Lifestyle Activities," *Frontiers in Human Neuroscience* 6 (2012): 198.

36. E. de Villers-Sidani, L. Alzghoul, X. Zhou, K. L. Simpson, R. C. Lin, and M. M. Merzenich, "Recovery of Functional and Structural Age-Related Changes in the Rat Primary Auditory Cortex with Operant Training," *Proceedings of the National Academy of Sciences of the USA* 107, no. 31 (2010): 13900–5; E. de Villers-Sidani and M. M. Merzenich, "Lifelong Plasticity in the Rat Auditory Cortex: Basic Mechanisms and Role of Sensory Experience," *Progress in Brain Research* 191 (2011): 119–31; J. M. Cisneros-Franco, L. Ouellet, B. Kamal, and E. de Villers-Sidani, "A Brain Without Brakes: Reduced Inhibition Is Associated with Enhanced but Dysregulated Plasticity in the Aged Rat Auditory Cortex," *eNeuro* 5, no. 4 (2018).

37. E. Dubinsky, E. A. Wood, G. Nespoli, and F. A. Russo, "Short-Term Choir Singing Supports Speech-in-Noise Perception and Neural Pitch Strength in Older Adults with Age-Related Hearing Loss," *Frontiers in Neuroscience* 13 (2019): 1153.

38. B. R. Zendel, G. L. West, S. Belleville, and I. Peretz, "Musical Training Improves the Ability to Understand Speech-in-Noise in Older Adults," *Neurobiology of Aging* 81 (2019): 102–115.

39. J. A. Bugos, "The Effects of Bimanual Coordination in Music Interventions on Executive Functions in Aging Adults," *Frontiers in Integrative Neuroscience* 13 (2019): 68.

40. J. K. Johnson, J. Louhivuori, A. L. Stewart, A. Tolvanen, L. Ross, and P. Era, "Quality of Life (QOL) of Older Adult Community Choral Singers in Finland," *International*

Psychogeriatrics 25, no. 7 (2013): 1055–64; J. K. Johnson, A. L. Stewart, M. Acree, A. M. Napoles, J. D. Flatt, W. B. Max, and S. E. Gregorich, "A Community Choir Intervention to Promote Well-Being Among Diverse Older Adults: Results from the Community of Voices Trial," *Journals of Gerontology Series B: Psychological Sciences and Social Sciences* (2018): https://doi.org/10.1093/geronb/gby132.

41. G. D. Cohen, S. Perlstein, J. Chapline, J. Kelly, K. M. Firth, and S. Simmens, "The Impact of Professionally Conducted Cultural Programs on the Physical Health, Mental Health, and Social Functioning of Older Adults," *Gerontologist* 46, no. 6 (2006): 726–34.

42. J. K. Johnson, J. Louhivuori, A. L. Stewart, A. Tolvanen, L. Ross, and P. Era, "Quality of Life (QOL) of Older Adult Community Choral Singers in Finland," *International Psychogeriatrics* 25, no. 7 (2013): 1055–1064; T. Särkämö, S. Laitinen, A. Numminen, M. Kurki, J. K. Johnson, and P. Rantanen, "Pattern of Emotional Benefits Induced by Regular Singing and Music Listening in Dementia," *Journal of the American Geriatrics Society* 64, no. 2 (2016): 439–440; T. Särkämö, M. Tervaniemi, S. Laitinen, A. Numminen, M. Kurki, J. K. Johnson, and P. Rantanen, "Cognitive, Emotional, and Social Benefits of Regular Musical Activities in Early Dementia: Randomized Controlled Study," *Gerontologist* 54, no. 4 (2014): 634–650.

43. E. Bialystok, F. I. Craik, R. Klein, and M. Viswanathan, "Bilingualism, Aging, and Cognitive Control: Evidence from the Simon Task," *Psychology and Aging* 19, no. 2 (2004): 290–303.

44. T. A. Schweizer, J. Ware, C. E. Fischer, F. I. Craik, and E. Bialystok, "Bilingualism as a Contributor to Cognitive Reserve: Evidence from Brain Atrophy in Alzheimer's Disease," *Cortex* 48, no. 8 (2012): 991–996.

45. E. Woumans, P. Santens, A. Sieben, J. Versijpt, M. Stevens, and W. Duyck, "Bilingualism Delays Clinical Manifestation of Alzheimer's Disease," *Bilingualism: Language and Cognition* 18, no. 3 (2015): 568–574; F. I. Craik, E. Bialystok, and M. Freedman, "Delaying the Onset of Alzheimer Disease: Bilingualism as a Form of Cognitive Reserve," *Neurology* 75, no. 19 (2010): 1726–1729.

第十三章

1. H. Kraus and R. P. Hirschland, "Muscular Fitness and Health," *Journal of the American Association for Health, Physical Education, and Recreation* 24, no. 10 (1953):

17–19; H. Kraus and R. P. Hirschland, "Muscular Fitness and Orthopedic Disability," *New York State Journal of Medicine* 54, no. 2 (1954): 212–215.

2. R. H. Boyle, "The Report That Shocked the President," *Sports Illustrated,* August 15, 1955.

3. C. H. Hillman, K. I. Erickson, and A. F. Kramer, "Be Smart, Exercise Your Heart: Exercise Effects on Brain and Cognition," *Nature Reviews Neuroscience* 9, no. 1 (2008): 58–65; M. W. Voss, A. F. Kramer, C. Basak, R. S. Prakash, and B. Roberts, "Are Expert Athletes 'Expert' in the Cognitive Laboratory? A Meta-Analytic Review of Cognition and Sport Expertise," *Applied Cognitive Psychology* 24, no. 6 (2010): 812–826; F. M. Iaia and J. Bangsbo, "Speed Endurance Training Is a Powerful Stimulus for Physiological Adaptations and Performance Improvements of Athletes," *Scandinavian Journal of Medicine & Science in Sports* 20, Suppl. 2 (2010): 11–23; T. R. Bashore, B. Ally, N. C. van Wouwe, J. S. Neimat, W. P. M. van Den Wildenberg, and S. A. Wylie, "Exposing an 'Intangible' Cognitive Skill Among Collegiate Football Players: II. Enhanced Response Impulse Control," *Frontiers in Psychology* 9 (2018): 1496; Centers for Disease Control and Prevention, *The Association between School Based Physical Activity, Including Physical Education, and Academic Performance* (Atlanta: US Department of Health and Human Services, 2010).

4. B. Draganski, C. Gaser, V. Busch, G. Schuierer, U. Bogdahn, and A. May, "Neuroplasticity: Changes in Grey Matter Induced by Training," *Nature* 427, no. 6972 (2004): 311–312; M. Taubert, B. Draganski, A. Anwander, K. Muller, A. Horstmann, A. Villringer, and P. Ragert, "Dynamic Properties of Human Brain Structure: Learning-Related Changes in Cortical Areas and Associated Fiber Connections," *Journal of Neuroscience* 30, no. 35 (2010): 11670–11667; C. Sampaio-Baptista, J. Scholz, M. Jenkinson, A. G. Thomas, N. Filippini, G. Smit, G. Douaud, and H. Johansen-Berg, "Gray Matter Volume Is Associated with Rate of Subsequent Skill Learning After a Long Term Training Intervention," *Neuroimage* 96 (2014): 158–166; T. R. Bashore, B. Ally, N. C. van Wouwe, J. S. Neimat, W. P. M. van Den Wildenberg, and S. A. Wylie, "Exposing an 'Intangible' Cognitive Skill Among Collegiate Football Players: II. Enhanced Response Impulse Control," *Frontiers in Psychology* 9 (2018): 1496.

5. I. A. McKenzie, D. Ohayon, H. Li, J. P. de Faria, B. Emery, K. Tohyama, and W. D. Richardson, "Motor Skill Learning Requires Active Central Myelination," *Science* 346, no. 6207 (2014): 318–322.

6. T. Takeuchi, "Auditory Information in Playing Tennis," *Perceptual and Motor Skills* 76, no. 3, pt. 2 (1993): 1323–1328; C. Kennel, L. Streese, A. Pizzera, C. Justen,

T. Hohmann, and M. Raab, "Auditory Reafferences: The Influence of Real-Time Feedback on Movement Control," *Frontiers in Psychology* 6 (2015): 69; F. Sors, M. Murgia, I. Santoro, V. Prpic, A. Galmonte, and T. Agostini, "The Contribution of Early Auditory and Visual Information to the Discrimination of Shot Power in Ball Sports," *Psychology of Sport and Exercise* 31 (2017): 44–51; M. Murgia, T. Hohmann, A. Galmonte, M. Raab, and T. Agostini, "Recognising One's Own Motor Actions Through Sound: The Role of Temporal Factors," *Perception* 41, no. 8 (2012): 976–987; I. Camponogara, M. Rodger, C. Craig, and P. Cesari, "Expert Players Accurately Detect an Opponent's Movement Intentions Through Sound Alone," *Journal of Experimental Psychology: Human Perception and Performance* 43, no. 2 (2017): 348–359; N. Schaffert, T. B. Janzen, K. Mattes, and M. H. Thaut, "A Review on the Relationship between Sound and Movement in Sports and Rehabilitation," *Frontiers in Psychology* 10 (2019): 244.

7. J. Krizman, T. Lindley, S. Bonacina, D. Colegrove, T. White-Schwoch, and N. Kraus, "Play Sports for a Quieter Brain: Evidence from Division I Collegiate Athletes," *Sports Health* 12, no. 2 (2020): 154–158.

8. E. Skoe, J. Krizman, and N. Kraus, "The Impoverished Brain: Disparities in Maternal Education Affect the Neural Response to Sound," *Journal of Neuroscience* 33, no. 44 (2013): 17221–17231; H. Luo, E. Pace, X. Zhang, and J. Zhang, "Blast-Induced Tinnitus and Spontaneous Activity Changes in the Rat Inferior Colliculus," *Neuroscience Letters* 580 (2014): 47–51; W. H. Mulders and D. Robertson, "Development of Hyperactivity After Acoustic Trauma in the Guinea Pig Inferior Colliculus," *Hearing Research* 298 (2013): 104–108.

9. C. H. Hillman, K. I. Erickson, and A. F. Kramer, "Be Smart, Exercise Your Heart: Exercise Effects on Brain and Cognition," *Nature Reviews Neuroscience* 9, no. 1 (2008): 58–65; S. E. Fox, P. Levitt, and C. A. Nelson, "How the Timing and Quality of Early Experiences Influence the Development of Brain Architecture," *Child Development* 81, no. 1 (2010): 28–40.

10. Centers for Disease Control and Prevention, "Nonfatal Traumatic Brain Injuries Related to Sports and Recreation Activities Among Persons Aged <=19 Years—United States, 2001–2009," *Morbidity and Mortality Weekly Report* 60, no. 39 (2011): 1337–1342.

11. N. Kounang, "Former NFLers Call for End to Tackle Football for Kids," *CNN Health*, March 18, 2018, https://www.cnn.com/2018/01/18/health/nfl-no-tackle-football-kids/index.html.

12. L. S. M, Johnson, "Return to Play Guidelines Cannot Solve the Football-Related Concussion Problem," *Journal of School Health* 82, no. 4 (2012): 180–185.

13. H. S. Martland, "Punch Drunk," *Journal of the American Medical Association* 91 (1928): 1103–1107.

14. A. P. Kontos, T. Covassin, R. J. Elbin, and T. Parker, "Depression and Neurocognitive Performance After Concussion Among Male and Female High School and Collegiate Athletes," *Archives of Physical Medicine and Rehabilitation* 93, no. 10 (2012): 1751–1756; R. D. Moore, W. Sauve, and D. Ellemberg, "Neurophysiological Correlates of Persistent Psycho-Affective Alterations in Athletes with a History of Concussion," *Brain Imaging and Behavior* 10 (2016): 1108; L. M. Mainwaring, M. Hutchison, S. M. Bisschop, P. Comper, and D. W. Richards, "Emotional Response to Sport Concussion Compared to ACL Injury," *Brain Injury* 24, no. 4 (2010): 589–597.

15. B. M. Asken, M. J. Sullan, S. T. DeKosky, M. S. Jaffee, and R. M. Bauer, "Research Gaps and Controversies in Chronic Traumatic Encephalopathy: A Review," *JAMA Neurology* 74, no. 10 (2017): 1255–1262.

16. J. Mez, D. H. Daneshvar, P. T. Kiernan, B. Abdolmohammadi, V. E. Alvarez, B. R. Huber, M. L. Alosco, et al., "Clinicopathological Evaluation of Chronic Traumatic Encephalopathy in Players of American Football," *Journal of the American Medical Association* 318, no. 4 (2017): 360–370.

17. L. de Beaumont, D. Mongeon, S. Tremblay, J. Messier, F. Prince, S. Leclerc, M. Lassonde, and H. Theoret, "Persistent Motor System Abnormalities in Formerly Con-cussed Athletes," *Journal of Athletic Training* 46, no. 3 (2017): 234–240; D. M. Ber-nstein, "Information Processing Difficulty Long After Self-Reported Concussion," *Journal of the International Neuropsychological Society* 8, no. 5 (2002): 673–682; R. D. Moore, S. P. Broglio, and C. H. Hillman, "Sport-Related Concussion and Sensory Function in Young Adults," *Journal of Athletic Training* 49, no. 1 (2014): 36–41; M. B. Pontifex, P. M. O'Connor, S. P. Broglio, and C. H. Hillman, "The Association be-tween Mild Traumatic Brain Injury History and Cognitive Control," *Neuropsycholo-gia* 47, no. 14 (2009): 3210–3216; R. D. Moore, C. H. Hillman, and S. P. Broglio, "The Persistent Influence of Concussive Injuries on Cognitive Control and Neuroelectric Function," *Journal of Athletic Training* 49, no. 1 (2014): 24–35; H. G. Belanger and R. D. Vanderploeg, "The Neuropsychological Impact of Sports-Related Concussion: A Meta-Analysis," *Journal of the International Neuropsychological Society* 11, no. 4 (2005): 345–357; R. S. Moser, P. Schatz, and B. D. Jordan, "Prolonged Effects of Concussion in High School Athletes," *Neurosurgery* 57, no. 2 (2005): 300–306; G. L.

Iverson, M. Gaetz, M. R. Lovell, and M. W. Collins, "Cumulative Effects of Concussion in Amateur Athletes," *Brain Injury* 18, no. 5 (2004): 433–443.

18. Arnold Starr, https://www.arnoldstarrart.com.

19. C. Grillon, R. Ameli, and W. M. Glazer, "Brainstem Auditory-Evoked Potentials to Different Rates and Intensities of Stimulation in Schizophrenics," *Biological Psychiatry* 28, no. 9 (1990): 819–823; J. Källstrand, S. F. Nehlstedt, M. L. Sköld, and S. Nielzén, "Lateral Asymmetry and Reduced Forward Masking Effect in Early Brainstem Auditory Evoked Responses in Schizophrenia," *Psychiatry Research* 196, no. 2–3 (2012): 188–193; E. Lahat, E. Avital, J. Barr, M. Berkovitch, A. Arlazoroff, and M. Aladjemm, "BAEP Studies in Children with Attention Deficit Disorder," *Developmental Medicine and Child Neurology* 37, no. 2 (1995): 119–123; S. Otto-Meyer, J. Krizman, T. White-Schwoch, and N. Kraus, "Children with Autism Spectrum Disorder Have Unstable Neural Responses to Sound," *Experimental Brain Research* 236, no. 3 (2018): 733–743; N. M. Russo, E. Skoe, B. Trommer, T. Nicol, S. Zecker, A. Bradlow, and N. Kraus, "Deficient Brainstem Encoding of Pitch in Children with Autism Spectrum Disorders," *Clinical Neurophysiology* 119, no. 8 (2008): 1720–1731; N. M. Russo, T. G. Nicol, B. L. Trommer, S. G. Zecker, and N. Kraus, "Brainstem Transcription of Speech Is Disrupted in Children with Autism Spectrum Disorders," *Developmental Science* 12, no. 4 (2009): 557–567; G. M. Bidelman, J. E. Lowther, S. H. Tak, and C. Alain, "Mild Cognitive Impairment Is Characterized by Deficient Brainstem and Cortical Representations of Speech," *Journal of Neuroscience* 37, no. 13 (2017): 3610–3620; H. Tachibana, M. Takeda, and M. Sugita, "Brainstem Auditory Evoked Potentials in Patients with Multi-Infarct Dementia and Dementia of the Alzheimer Type," *International Journal of Neuroscience* 48, no. 3–4 (1989): 325–331; H. Nakamura, S. Takada, R. Shimabuku, M. Matsuo, T. Matsuo, and H. Negishi, "Auditory Nerve and Brainstem Responses in Newborn Infants with Hyperbilirubinemia," *Pediatrics* 75, no. 4 (1985): 703–8; V. Wahlström, F. Åhlander, and R. Wynn, "Auditory Brainstem Response as a Diagnostic Tool for Patients Suffering from Schizophrenia, Attention Deficit Hyperactivity Disorder, and Bipolar Disorder: Protocol," *JMIR Research Protocols* 4, no. 1 (2015): e16; H. Tachibana, M. Takeda, and M. Sugita, "Short-Latency Somatosensory and Brainstem Auditory Evoked Potentials in Patients with Parkinson's Disease," *International Journal of Neuroscience* 44, no. 3–4 (1989): 321–326; G. Paludetti, F. Ottaviani, V. Gallai, A. Tassoni, and M. Maurizi, "Auditory Brainstem Responses (ABR) in Multiple Sclerosis." *Scandinavian Audiology* 14, no. 1 (1985): 27–34; T. White-Schwoch, A. K. Magohe, A. M. Fellows, C. C. Rieke, B. Vilarello, T. Nicol, E. R. Massawe, N. Moshi, N. Kraus, and

J. C. Buckey, "Auditory Neurophysiology Reveals Central Nervous System Dysfunction in HIV-Infected Individuals," *Clinical Neurophysiology* 131 (2020): 1827–1832; E. Castello, N. Baroni, and E. Pallestrini, "Neurotological Auditory Brain Stem Response Findings in Human Immunodeficiency Virus-Positive Patients without Neurologic Manifestations," *Annals of Otology, Rhinology, and Laryngology* 107, no. 12 (1988): 1054–1060.

20. P. McCrory, W. Meeuwisse, J. Dvorak, M. Aubry, J. Bailes, S. Broglio, R. C. Cantu, et al., "Consensus Statement on Concussion in Sport—the 5th international Conference on Concussion in Sport Held in Berlin, October 2016," *British Journal of Sports Medicine* 51 (2017): 838–847.

21. F. J. Gallun, A. C. Diedesch, L. R. Kubli, T. C. Walden, R. L. Folmer, M. S. Lewis, D. J. McDermott, S. A. Fausti, and M. R. Leek, "Performance on Tests of Central Auditory Processing by individuals Exposed to High-Intensity Blasts," *Journal of Rehabilitation Research and Development* 49, no. 7 (2012): 1005–1025.

22. E. C. Thompson, J. Krizman, T. White-Schwoch, T. Nicol, C. R. LaBella, and N. Kraus, "Difficulty Hearing in Noise: A Sequela of Concussion in Children," *Brain Injury* 32, no. 6 (2018): 763–769; C. Turgeon, F. Champoux, F. Lepore, S. Leclerc, and D. Ellemberg, "Auditory Processing After Sport-Related Concussions," *Ear and Hearing* 32, no. 5 (2011): 667–70; P. O. Bergemalm and B. Lyxell, "Appearances Are Deceptive? Long-Term Cognitive and Central Auditory Sequelae from Closed Head Injury," *International Journal of Audiology* 44, no. 1 (2005): 39–49; J. L. Cockrell and S. A. Gregory, "Audiological Deficits in Brain-Injured Children and Adolescents," *Brain Injury* 6, no. 3 (1992): 261–266.

23. L. A. Nelson, M. Macdonald, C. Stall, and R. Pazdan, "Effects of Interactive Metronome Therapy on Cognitive Functioning after Blast-Related Brain Injury: A Randomized Controlled Pilot Trial," *Neuropsychology* 27, no. 6 (2013): 666–679.

24. C. C. Giza and D. A. Hovda, "The New Neurometabolic Cascade of Concussion," *Neurosurgery* 75, suppl. 4 (2014): S24–33.

25. Y. Aoki, R. Inokuchi, M. Gunshin, N. Yahagi, and H. Suwa, "Diffusion Tensor Imaging Studies of Mild Traumatic Brain Injury: A Meta-Analysis," *Journal of Neurology, Neurosurgery, and Psychiatry* 83, no. 9 (2012): 870–876.

26. A. A. Hirad, J. J. Bazarian, K. Merchant-Borna, F. E. Garcea, S. Heilbronner, D. Paul, E. B. Hintz, et al., "A Common Neural Signature of Brain Injury in Concussion and Subconcussion," *Science Advances* 5, no. 8 (2019): eaau3460.

27. M. Thériault, L. De Beaumont, N. Gosselin, M. Filipinni, and M. Lassonde, "Electrophysiological Abnormalities in Well Functioning Multiple Concussed Athletes," *Brain Injury* 23, no. 11 (2009): 899–906; S. J. Segalowitz, D. M. Bernstein, and S. Lawson, "P300 Event-Related Potential Decrements in Well-Functioning University Students with Mild Head Injury," *Brain and Cognition* 45, no. 3 (2001): 342–356; R. Pratap-Chand, M. Sinniah, and F. A. Salem, "Cognitive Evoked Potential (P300): A Metric for Cerebral Concussion," *Acta Neurologica Scandinavica* 78, no. 3 (1988): 185–189; N. Gosselin, M. Thériault, S. Leclerc, J. Montplaisir, and M. Lassonde, "Neurophysiological Anomalies in Symptomatic and Asymptomatic Concussed Athletes," *Neurosurgery* 58, no. 6 (2006): 1151–1161.

28. R. M. Amanipour, R. D. Frisina, S. A. Cresoe, T. J. Parsons, Z. Xiaoxia, C. V. Borlongan, and J. P. Walton, "Impact of Mild Traumatic Brain Injury on Auditory Brain Stem Dysfunction in Mouse Model," *Conference Proceedings: Annual International Conference of the IEEE Engineering in Medicine and Biology Society,* (2016): 1854–1857; J. H. Noseworthy, J. Miller, T. J. Murray, and D. Regan, "Auditory Brainstem Responses in Postconcussion Syndrome," *Archives of Neurology* 38, no. 5 (1981): 275–278; F. Ottaviani, G. Almadori, A. B. Calderazzo, A. Frenguelli, and G. Paludetti, "Auditory Brain-Stem (ABRs) and Middle Latency Auditory Responses (MLRs) in the Prognosis of Severely Head-Injured Patients," *Electroencephalography and Clinical Neurophysiology* 65, no. 3 (1986): 196–202; A. Matsumura, I. Mitsui, S. Ayuzawa, S. Takeuchi, and T. Nose, "Prediction of the Reversibility of the Brain Stem Dysfunction in Head Injury Patients: MRI and Auditory Brain Stem Response Study," in *Recent Advances in Neurotraumatology,* ed. N. Nakamura, T. Hashimoto, and M. Yasue (Tokyo: Springer Japan, 1993), 192–195.

29. S. K. Munjal, N. K. Panda, and A. Pathak, "Relationship between Severity of Traumatic Brain Injury (TBI) and Extent of Auditory Dysfunction," *Brain Injury* 24, no. 3 (2010): 525–532; Y. Haglund and H. E. Persson, "Does Swedish Amateur Boxing Lead to Chronic Brain Damage? 3. A Retrospective Clinical Neurophysiological Study," *Acta Neurologica Scandinavica* 82, no. 6 (1990): 353–360; C. Nölle, I. Todt, R. O. Seidl, and A. Ernst, "Pathophysiological Changes of the Central Auditory Pathway After Blunt Trauma of the Head," *Journal of Neurotrauma* 21, no. 3 (2004): 251–258.

30. E. C. Thompson, J. Krizman, T. White-Schwoch, T. Nicol, C. R. LaBella, and N. Kraus, "Difficulty Hearing in Noise: a Sequela of Concussion in Children," *Brain Injury* 32, no. 6 (2018): 763–769.

31. N. Kraus, E. C. Thompson, J. Krizman, K. Cook, T. White-Schwoch, and C. R. La-Bella, "Auditory Biological Marker of Concussion in Children," *Scientific Reports* 6 (2016): 39009.

32. G. Rauterkus, D. Moncrieff, G. Stewart, and E. Skoe, "Baseline, Retest, and Post-injury Profiles of Auditory Neural Function in Collegiate Football Players," International-al Journal of Audiology (2021), https://doi.org/10.1080/14992027.2020. 1860261; K. R. Vander Werff and B. Rieger, "Brainstem Evoked Potential Indices of Subcortical Auditory Processing After Mild Traumatic Brain Injury," *Ear and Hearing* 38, no. 4 (2017): e200–214.

33. J. P. L. Brokx and S. G. Nooteboom, "Intonation and the Perceptual Separation of Si-multaneous Voices," *Journal of Phonetics* 10, no. 1 (1982): 23–36; V. Summers and M. R. Leek, "F0 Processing and the Separation of Competing Speech Signals by Lis-teners with Normal Hearing and with Hearing Loss," *Journal of Speech, Language, and Hearing Research* 41, no. 6 (1998): 1294–1306.

34. N. Kraus, T. Lindley, D. Colegrove, J. Krizman, S. Otto-Meyer, E. C. Thompson, and T. White-Schwoch, "The Neural Legacy of a Single Concussion," *Neuroscience Let-ters* 646 (2017): 21–23.

35. S. Abrahams, S. M. Fie, J. Patricios, M. Posthumus, and A. V. September, "Risk Fac-tors for Sports Concussion: An Evidence-Based Systematic Review," *British Journal of Sports Medicine* 48, no. 2 (2014): 91–97.

36. T. White-Schwoch, J. Krizman, K. McCracken, J. K. Burgess, E. C. Thompson, T. Nicol, N. Kraus, and C. R. LaBella, "Baseline Profiles of Auditory, Vestibular, and Visual Functions in Youth Tackle Football Players," *Concussion* 4, no. 4 (2020): CNC66; T. White-Schwoch, J. Krizman, K. McCracken, J. K. Burgess, E. C. Thomp-son, T. Nicol, C. R. LaBella, and N. Kraus, "Performance on Auditory, Vestibular, and Visual Tests Is Stable Across Two Seasons of Youth Tackle Football," *Brain Injury* 34 (2020): 236–244.

第十四章

1. P. Weinberger and C. Burton, "The Effect of Sonication on the Growth of Some Tree Seeds," *Canadian Journal of Forest Research–Revue Canadienne De Recherche For-estiere* 11, no. 4 (1981): 840–844.

2. H. Takahashi, H. Suge, and T. Kato, "Growth Promotion by Vibration At 50 Hz in

Rice and Cucumber Seedlings," *Plant and Cell Physiology* 32, no. 5 (1991): 729–732.

3. M. Gagliano, M. Grimonprez, M. Depczynski, and M. Renton, "Tuned In: Plant Roots Use Sound to Locate Water," *Oecologia* 184, no. 1 (2017): 151–160.

4. M. Gagliano, S. Mancuso, and D. Robert, "Towards Understanding Plant Bioacoustics," *Trends in Plant Science* 17, no. 6 (2012): 323–325.

5. S. Buchmann, "Pollination in the Sonoran Desert Region," in *A Natural History of the Sonoran Desert*, ed. M. A. Dimmit, P. W. Comus, S. J. Phillips, and L. M. Brewer (Oakland: University of California Press, 2015), 124–129.

6. T. A. C. Gordon, A. N. Radford, I. K. Davidson, K. Barnes, K. McCloskey, S. L. Nedelec, M. G. Meekan, M. I. McCormick, and S. D. Simpson, "Acoustic Enrichment Can Enhance Fish Community Development on Degraded Coral Reef Habitat," *Nature Communications* 10, no. 1 (2019): 5414.

7. A. T. Woods, E. Poliakoff, D. M. Lloyd, J. Kuenzel, R. Hodson, H. Gonda, J. Batchelor, G. B. Dijksterhuis, and A. Thomas, "Effect of Background Noise on Food Perception," *Food Quality and Preference* 22, no. 1 (2011): 42–47.

8. C. Spence, C. Michel, and B. Smith, "Airline Noise and the Taste of Umami," *Flavour* 3, no. 2 (2014): 1–4.

9. M. Cobb, *The Idea of the Brain: The Past and Future of Neuroscience* (New York: Basic Books, 2020); V. S. Ramachandran and S. Blakeslee, *Phantoms in the Brain: Human Nature and the Architecture of the Mind* (New York: William Morrow, 1998).

10. A. D. Patel, "Evolutionary Music Cognition: Cross-Species Studies," in *Foundations in Music Psychology: Theory and Research*, ed. P. J. Rentfrow and D. Levitin (Cambridge, MA: MIT Press, 2019): 459–501.

11. J. Blacking, *How Musical Is Man?* (Seattle: University of Washington Press, 1973).

12. G. Gigerenzer, *Gut Feelings: The Intelligence of the Unconscious* (New York: Viking, 2007).

13. R. G. Geen, "Effects of Attack and Uncontrollable Noise on Aggression," *Journal of Research in Personality* 12, no. 1 (1978): 15–29.

國家圖書館出版品預行編目(CIP)資料

大腦這樣「聽」：大腦如何處理聲音,並影響你對世界的
認識/妮娜‧克勞斯（Nina Kraus）著；李承宗, 陸維濃譯.
-- 第一版. -- 臺北市：遠見天下文化出版股份有限公司,
2022.12
400面；17 x 23公分. --（科學天地；182）
譯自：Of sound mind : how our brain constructs a
meaningful sonic world

ISBN 978-626-355-022-3（平裝）

1.CST: 聲音 2.CST: 聽覺生理

416.812   111020261

科學天地 182

大腦這樣「聽」
大腦如何處理聲音，並影響你對世界的認識

Of Sound Mind:
How Our Brain Constructs a Meaningful Sonic World

作者 —— 妮娜・克勞斯（Nina Kraus）
譯者 —— 李承宗、陸維濃
科學叢書策劃群 —— 林和（總策劃）、牟中原、李國偉、周成功

總編輯 —— 吳佩穎
編輯顧問 —— 林榮崧
責任編輯 —— 吳育燐、林韋萱
校對 —— 呂佳真
封面設計 —— Bianco Tsai
版型設計 —— 江儀玲

出版者 —— 遠見天下文化出版股份有限公司
創辦人 —— 高希均、王力行
遠見・天下文化 事業群榮譽董事長 —— 高希均
遠見・天下文化 事業群董事長 —— 王力行
天下文化社長 —— 林天來
國際事務開發部兼版權中心總監 —— 潘欣
法律顧問 —— 理律法律事務所陳長文律師
著作權顧問 —— 魏啟翔律師
社址 —— 台北市 104095 松江路 93 巷 1 號
讀者服務專線 —— (02) 2662-0012｜傳真 —— (02) 2662-0007；(02) 2662-0009
電子郵件信箱 —— cwpc@cwgv.com.tw
直接郵撥帳號 —— 1326703-6 號 遠見天下文化出版股份有限公司

電腦排版 —— 立全電腦印前排版有限公司
製版廠 —— 東豪印刷事業有限公司
印刷廠 —— 鴻源彩藝印刷有限公司
裝訂廠 —— 聿成裝訂股份有限公司
登記證 —— 局版台業字第 2517 號
總經銷 —— 大和書報圖書股份有限公司｜電話 ——(02) 8990-2588
出版日期 —— 2022 年 12 月 27 日第一版第 1 次印行
　　　　　　2023 年 6 月 1 日第一版第 2 次印行

定價 —— NT 550 元
ISBN —— 978-626-355-022-3（平裝）
EISBN —— 9786263550278（PDF）；9786263550261（EPUB）
書號 —— BWS182
天下文化官網 —— bookzone.cwgv.com.tw

天下文化
BELIEVE IN READING